足诊与足针手法

钟士元　钟维佳　主编

SPM 南方出版传媒

广东科技出版社｜全国优秀出版社

·广州·

图书在版编目（CIP）数据

足诊与足针手法 / 钟士元，钟维佳主编. —广州：广东
科技出版社，2019.9
ISBN 978-7-5359-7215-6

Ⅰ. ①足… Ⅱ. ①钟… ②钟… Ⅲ. ①足诊 ②足针
Ⅳ. ①R269.8

中国版本图书馆CIP数据核字（2019）第067206号

足诊与足针手法

Zuzhen yu Zuzhen Shoufa

出 版 人：朱文清
责任编辑：丁嘉凌
装帧设计：友间设计
责任校对：李云柯　杨崚松
责任印制：彭海波
出版发行：广东科技出版社
　　　　　（广州市环市东路水荫路11号　邮政编码：510075）
销售热线：020-37592148 / 37607413
http://www.gdstp.com.cn
E-mail：gdkjzbb@gdstp.com.cn（编务室）
经　　销：广东新华发行集团股份有限公司
印　　刷：广州市彩源印刷有限公司
　　　　　（广州市黄埔区百合三路8号201栋　邮政编码：510700）
规　　格：787mm×1 092mm　1/16　印张21.5　字数400千
版　　次：2019年9月第1版
　　　　　2019年9月第1次印刷
定　　价：128.00元

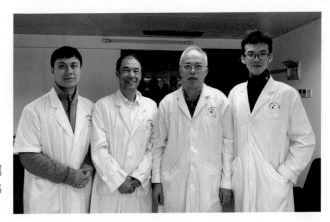

图1 广州中医药大学第一附属医院副院长 广东省名中医何伟（右2）教授传承工作室合影

前 言

　　足针，由于医生在临床上专用这种疗法的不多，人们并不熟悉。而足疗是保健、休闲的一种方法，应用较广。足疗与足针之间有一定的联系。

　　20世纪80年代末，足疗的方法由台湾传到香港，香港的电视综艺节目上，采用边做足疗，边做游戏的方式，使得这一传统技术广为人知，再传入内地。足疗又叫足反射区疗法，由吴若石老师所推广，故又称若石疗法。

　　在运用传统中医骨伤手法和龙氏手法的基础上，1992年我参加了广州医学院首届足反射区手法学习班，该学习班由解剖教研室的王植南等教授任教。足疗对诊断治疗有一定的帮助，但是由于操作时间过长，在门诊比较难实施，所以也就慢慢放了下来。2005年，我到成都参加全国手法学习班，与从事足疗的刘连仲老师同住一个房间。当时他肩膀痛、难抬举，我用铍针给他解决了问题。据刘老师介绍，用手在脚上触摸，能够发现脊椎错位。当时，我只觉得这是天方夜谭。触诊的结果，令我惊讶不已。从此，我俩便结下了不解之缘。通过20多年的研究，刘连仲老师提出了"西红柿理论"——掉在地上的西红柿，表皮完整，但是肉陷下去了，用手触摸足部软的反应点，根据其反射区的部位，就能诊断和治疗疾病。这个与传统足部触诊，以及中西医脊椎触诊时要找硬结的诊治相反的方法，引起我的极大兴趣。

　　刘连仲老师根据20多年的实践、观察、总结、提高，并在全国推广，反馈的结果是：诊断和治疗的结果很有效。有次我与他随诊一位中年妇女，仅望诊，就判断她有子宫肌瘤，直径约7cm。对此，被惊讶到目瞪口呆的那位阿姨说："早上做彩超检查的结果就是子宫肌瘤，直径有6.5cm！"

　　足疗诊治有效果，但因为费时，在医院难以实行。刘连仲老师在足疗按摩的部位和治疗手法上已经做了明显的改革和创新：对一半的按摩部位进行了调整；

原来按摩的力度让被按者感到钻心痛，改进后力度则比挠痒稍大一点，反复进行200～300下。

既然用如此轻的刺激就能取得疗效，那么能不能把用手的按摩改为用针刺的方法呢？

在中医经络理论的指导下，再结合新的足反射区部位，我用0.19mm的针灸针进行针刺，再带针结合踝关节的运动，取得了效果。

按照扳机点的理论，对下肢和足部疼痛的病例，如小腿抽筋、姆趾外翻、足跟骨刺等，用针刺产生抽搐的办法，也有效。

对踝关节扭伤、趾间关节脱位，用抖针的方法进行解痉止疼，同样见效。

对于脚跟长骨刺、姆趾外翻，可以用易罐牵拉，易棒按压。

而对于足部的损伤，除了软组织伤之外，还有一些是结构方面的改变，如跖骨骨折、踝关节错位、胫距关节错位等。可以用中医传统的正骨手法治疗，也可以用美式手法复位。对于陈旧性的足部关节损伤，周围的韧带肌肉比较紧张，甚至是僵硬，采取铍针，或毫火针软坚散结，解痉止痛，再用关节松动术治疗。

2018年初，"易罐临床技术实践基地（易罐疗法示范基地）"在广州中医药大学第一附属医院三骨科保髋病区（全国中医髋关节病重点专科）成立，得到副院长何伟教授和治疗组的大力支持（图1至图3）。在基地中，科研团队运用易罐疗法治疗下肢骨科疾病（股骨头坏死、膝关节痛等）及术后的康复，并就易罐疗法立项科研，且在国内发表了多篇论文。故邀请袁颖嘉治疗师的治疗组团队参与本书的编写，为本书增添了不少新技术和新理论，在此表示衷心感谢！

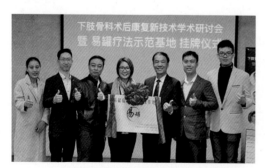

图2 "易罐临床技术实践基地（易罐疗法示范基地）"在广州中医药大学第一附属医院进行挂牌仪式

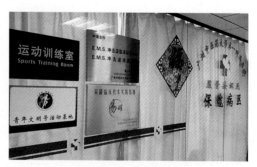

图3 "易罐临床技术实践基地"在广州中医药大学第一附属医院三骨科保髋病区

钟士元

2019年春节于广州

序言一

　　足部按摩是我国传统医学的宝贵遗产，在商代殷墟出土的甲骨卜辞中就有"足部按摩"的文字记载。

　　我从事足部按摩近30年了，师从中华预防医学会足部健康法专业委员会主任、首都医科大学宣武医院、编著《实用足反射学》提出"足反射疗法"第一人的陈意麟教授。经过不断实践总结，在创新西红柿足部无痛触诊方法和足部望诊方法后，凭借长年累月的实践经验和专业知识编写了《刘氏足道》，并在全国各地办学习班。

　　我和钟士元教授相识有十多年了，当时在全国手法学习班上我讲足疗课，晚上与钟士元教授同住一个房间。闲谈中得知他在20世纪90年代初期，若石疗法刚传入国内时就学习了足反射区治疗。这也许是缘分，真是"他乡遇知音"，从此我俩结下不解之缘。以后在每年的全国学术会议，或者他到北京讲课学习，以及平时的沟通中，我们常常相互交流足部治疗全身疾病的窍门。

　　在足疗按摩中，我发现了很多新的反射区，同时纠正了不符合解剖学的传统位置。模仿运用中医传统的"望、闻、问、切"（切，就是触摸）的检查方法，对女性月经问题研究20多年，能区分病灶属于"发生、发展、高峰、缓解、消失"的具体阶段。

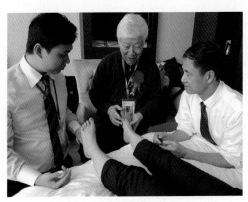
笔者与刘连仲老师相互交流

　　女性月经是健康状况的反应，其过程

表现为：正常、提前、推迟、量多或少、行经时间长或短、月经初痛、中间痛、后痛、不舒服、间断性来等12种状态。通过触诊足部下腹部的反射区便能准确告知患者具体状况和相应的有效调理方法。

同样道理，脊椎及四肢的病变，也可以通过触诊足部的反射区找到反应点做出诊断及进行治疗。

钟士元教授勤于学习，善于思考，能举一反三。当熟悉触诊足部判断脊椎侧弯后，结合X线片诊断，竟然发现了在足部触诊还能判断腰椎滑脱！这令我刮目相看。更使我感到自豪的是，他把足疗手法按摩，改革创新为用针刺或毫火针，大大地缩短了治疗时间，提高了疗效，很适合医院使用。另外，钟士元教授还运用现代科学技术手段，结合红外热成像技术连续录像观察，用图像及数字变化证实了在足反射区的局部刺激，能够治疗全身的疾病。

"传承不离古，创新不离宗。"对《足诊与足针手法》这本书的出版，我由衷地表示祝贺。希望该书能让更多的读者在行万里路之前，调理好身体。

刘连仲

2018年12月28日于北京

序言二

初识钟士元医生是在2017年初，当时我参加康复科袁颖嘉医生牵头举办的"马拉松常见损伤的物理治疗对策"学术沙龙，钟士元老师是受邀授课嘉宾，他的演讲报告"易罐在马拉松运动损伤的应用"给我留下了深刻印象，叹服"易罐疗法"对关节疼痛和运动损伤方面的奇特效果。会后袁颖嘉医生负责的股骨头坏死保髋病区治疗组便引进并开展了"易罐疗法"，钟士元医生也带领其团队经常到我科进行学术活动与交流，两个团队之间逐步建立起深厚的友谊。2018年我科成立"易罐临床研究中心及易罐教育与临床实践基地"，自此易罐疗法成为我科的常规治疗手段。大量临床实践表明，"易罐疗法"能够有效地缓解和改善患者的疼痛及关节运动的功能障碍，提高了我科对股骨头坏死等髋关节疾病、膝关节疾病及各种骨关节手术后患者的康复效果，这种无创、绿色、安全、费用低廉的治疗方法深受我科医务人员和患者的认可。

由钟士元医生主编新作《足诊与足针手法》，诚挚邀请我科治疗组参与编写工作。书中详细介绍了他和他的团队在足诊与易罐疗法方面的宝贵经验，也将我科运用这项新技术在股骨头坏死保髋及下肢关节疾病的治疗康复经验呈现给大家，希望更多的医护人员特别是广大基层医务工作者能够掌握这项很有创意的新技术，造福更多的患者！

我作为这项技术的亲历者，乐于为之作序。

何伟

2019年4月25日

于广州中医药大学第一附属医院

广州中医药大学髋关节研究中心

何伟教授简介

现为广州中医药大学第一附属医院教授、副院长、中医骨伤科学博士生导师、博士后合作导师，主任医师，广东省名中医，广州中医药大学国家重点学科中医骨伤科学科带头人，广州中医药大学髋关节研究中心主任，享受国务院特殊津贴专家，是国内著名的股骨头坏死等髋、膝关节专家。兼职中华中医药学会骨伤科分会常委、中国中西医结合学会骨伤科分会骨坏死专家委员会主任委员、中国中医药促进会骨伤科专业委员会副主任委员、中国康复医学会修复与重建专业委员会保髋学组副组长、中国医师协会骨科分会髋关节工作组委员会委员、保髋工作组副组长，广东省中西医结合学会关节病专业委员会主任委员，广东省康复医学会骨关节与风湿病专业委员会副主任委员等。先后主持包括国家自然基金、广东省中医优势病种突破项目——股骨头坏死在内的多项省部级以上科研课题。

序言三

这已经是我第4次为钟士元教授著的书写序言了。

钟士元于1985年毕业于广州中医药大学，已从事中医骨伤科工作40多年。在20多年前，我在全国办班推广《脊椎病因治疗学》时，钟士元是我的助手，辅导学员进行正骨手法的理论学习和实践技术操作。后来他逐步独立教学，先后在全国大多数的省、市学习班讲学，并已担任香港中医骨伤学院副院长，广州市越秀区名中医，中国针推协会副会长，在广州中医药大学、广州医学院、香港中文大学中医学院、香港大学兼任客座教授进行教学。在坚持临床实践的基础上，钟士元教授通过学习、教学、思考、写作，动手能力和理论水平日渐增强，实现了教学相长。

在2003年，为钟士元第1本书《脊柱相关疾病治疗学》作序时，高兴地看到"脊椎病因"的理论已经引起了重视。迄今，这本书已经多次再版、重印，并被港澳台地区引进出版，美国、澳大利亚和东南亚等地的医生参考学习。

2012年，钟士元在骨伤诊疗及脊椎相关疾病的临床实践中，悟出硬中有软，软中有硬的道理，用软硬结合的方法来治疗椎周软组织病，并发明了易罐疗法用于临床，出版了

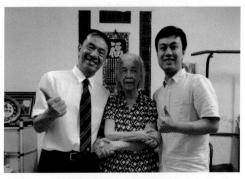

笔者与93岁龙层花教授合影

第2本书《人体经筋病治疗与扳机点图解》。如今，易罐疗法不但在医院得到应用，在部队的中医保健中也被广泛推广使用。该书也被港澳台地区引进出版。并且，易罐也走出了国门，在美国、澳大利亚、马来西亚的学习班上得到介绍。

2017年，钟士元在学习国外肌筋膜损伤理论、诊疗技术治疗方法的基础上，运用易罐牵拉肌腱膜。消除皮神经卡压所引起的疼痛，从而治疗了众多疾病。他与美国的江山红医生及其太太杨鸾（美国神经科博士）一起写出了《肌筋膜易罐易棒手法调理术》第3本著作，出版才半年多就印刷第2次。

现在，钟士元教授又在学习创新的足反射区理论的基础上，根据X线片结合红外热成像技术进行诊断，将传统手法按摩改进为在运用中医针灸理论的指导下，对足部穴位针刺刺激，既省时省力，又提高了疗效。此外，他还结合40多年骨伤、软组织伤、脊椎相关疾病临床手法的实践，加上国外的关节松动术、肌内效贴、拉伸等技术，写下了这本《足诊与足针手法》，对治疗全身运动系统疾病及内科、外科、妇科、儿科疾病都具有很高的临床指导意义。

我很欣赏钟士元教授持之以恒地从事临床工作，孜孜不倦地学习，不耻下问地向行家请教，把中西医诊治技术融会贯通，再进行创新的精神，所以乐于为他的书第4次作序。

龙层花

2018年10月25日

目 录
CONTENTS

第六章　足诊与足针临床综合应用 / 199

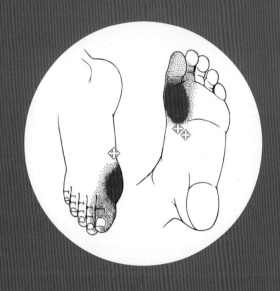

第一章

足针疗法概述

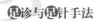

{第一节} 足针和足部手法

　　足针，是一种治疗足部或全身疾病的针刺方法，其理论根据有十二经脉等，选用的治法有传统的毫针、铍针、毫火针、抖针、浮针、浮刺、筋针等方法，但是由于临床上专门在足部进行针刺治疗用的方法不普遍，人们因此并不熟悉。而足疗则是很常见的保健、休闲、治疗亚健康的一种方法。它们之间还是有一定的联系。

　　足部手法是治疗足部损伤的方法，一般是用来治疗扭挫伤、骨折、脱位的骨伤科手法。分为传统中医骨伤手法、中医按摩手法和国外手法（澳式松动术手法和美式整脊手法）。对于扁平足、踇趾外翻等足部畸形，国外专门有足科矫形的手法治疗。除此外，针对关节的变形与错位，有足科矫形理论，从肌筋膜的角度出发有《解剖列车》的肌肉线理论，进行治疗的有伸展加绷紧技术（拉伸手法），还有扳机点（又名激痛点、触发点）治疗和易罐疗法。另外，治疗足部的损伤还有肌效贴的专门技术，足部保健的足部反射区疗法（又名若石疗法、足疗）。

　　以上国内、国外针刺的方法，以及拉伸、肌效贴、易罐疗法（软性技术）、手法复位（硬性技术）都能治疗足部病变，都是很有效的诊疗技术，且各有长处。这些技术，就像士兵的武器，如匕首、手枪、手雷、自动步枪、冷弓、狙击步枪等，这些兵器的使用要根据不同的任务、敌情、距离、场合、环境等条件进行选择。同样道理，足部的疾病，浅的有皮肤、筋膜、韧带、肌肉，深的有骨骼。骨骼的疾病又分骨折、脱位、增生、骨性关节炎、骨科手术后遗疼痛等。从就诊时间来分，则有新伤与陈旧性损伤。诸多的病症由于病因和病位不同，都要有针对性的治疗才能见效，这就正如士兵的武器虽多，但并不是所有的都能派上用场。

第二节　足针和足部手法的由来

介绍足针和足部手法的由来，得从足部按摩法讲起。

中国足部按摩法的理论源于《黄帝内经》经络腧穴学说。方法源于中国古代的导引、按摩和指针法。手法涉及摩擦、拍打、点压、掐揉、转旋，自隋唐起，已经成为独立的养生保健方法。后来，随着中医药知识一起传到海外，在世界各地得到发展，出现了不少的名称。

1. **足反射疗法**　着重治疗的一种方法，同时它包括所有的刺激手段，是广泛的称谓。

2. **足部按摩**　仅指手法推拿的一种手段。这是足反射疗法中最基础，也是最普遍应用的手段。医学界称之为足部推拿。

3. **足道**　来自日本的称谓，指的是足部推拿。

4. **若石健康法**　吴若石先生根据流传在国外的中国古代足部按摩方法，总结创立的一种以预防保健为主的方法。

20世纪80年代末，足部按摩的方法由台湾传入香港，利用香港艺人边做足部按摩保健，边唱歌而走调的演出效应，迅速红遍了香港，再传入内地。该方法又叫足反射区疗法，是由吴若石先生总结推广，故又称若石健康法。

在运用传统中医骨伤手法和龙氏手法（即广州军区广州总医院龙层花教授在《脊椎病因治疗学》中使用的治脊疗法的简称）的基础上，1992年笔者参加了广州医学院首届足反射区疗法学习班，由当时解剖教研室的王植南等教授任教。足疗对诊断治疗有一定的帮助，但是，操作时间过长，在门诊比较难实施，所以也就慢慢停下来了。2005年，笔者到成都参加全国手法学习班，与从事足疗的刘连仲老师同住一个房间。当时刘连仲老师肩膀痛、难以抬举。笔者用铍针给他解决了困扰。随后，刘连仲老师提出了用手在脚上检查，能够发现脊椎错位的观点。当时，笔者只觉得这是天方夜谭。但是，触诊的结果却令人惊讶不已。从此，笔者与刘连仲老师就结下了不解之缘。十几年来，刘连仲老师通过临床实践，总结提出了一套足部触诊理论——"西红柿理论"，其原理主要是以掉在地上的西红柿，表皮完整，但是肉陷下去作为类比，解释足部对疾病反应。

刘连仲老师的这种触诊理论，颠覆了脊椎触诊时主要找硬结、条索样物、痉挛点及压痛点的方法，而是要找凹下去的反应点——气血灌注不足的病变点。

足部的反应点有软硬之分，这是根据刘连仲老师20多年的实践、观察、总结、提高，并在全国推广的技术。学员反馈的结果是：诊断和治疗的结果很灵。笔者有次与刘连仲老师随诊一位中年妇女，仅通过望诊，就判断出她有子宫肌瘤，直径约7cm。那位中年妇女顿时目瞪口呆，说："早上刚做过彩超检查，结果就是子宫肌瘤，直径6.5cm！"

足疗诊治虽然有效，但存在费时费力的缺点，医院难以实行。刘连仲老师对足疗按摩的部位和治疗手法已经做了较大的改革和创新：一半的按摩部位进行了调整。按摩的力度原来被按者感到钻心痛，改进后力度则比挠痒稍大一点，反复进行200～300次，患者能在舒适的状态下进行治疗。

既然用如此轻的按摩刺激能取得疗效，那么能不能把用手按摩足反射区的做法，改为用针刺激的方法呢？这样治疗是否能增强对反射区的刺激，缩短治疗时间，减轻劳动强度，拓展针刺治疗的范围？笔者跟随刘连仲老师学习十多年后，逐渐萌发了新的思路。

《素问·阴阳应象大论篇第五》云："故邪风之至，疾如风雨，故善治者治皮毛，其次治肌肤，其次治筋脉，其次治六府，其次治五藏。治五藏者，半生半死也。" 根据中医经络理论，外邪侵袭人体，是由表入里，由轻到重，步步深入的，其传变的一般顺序依次是皮毛、肌肤、筋脉、六腑、五脏。传至五脏，终至难治。所以感受外邪，必须早期诊断，早期治疗。易罐从筋膜阶段阻断病势，善治者治皮毛，不待入脏腑无策可用。笔者曾遇一病例，女，提重物引起有右肘关节外侧疼痛1个月，对其行查体提示，右肘关节外侧压痛，右腕关节背伸抗阻试验阳性。诊断为右侧网球肘。查足提示，右侧足部肘部反射区（相当于右侧第五跖骨基底附近）触及筋膜增厚，压痛明显。治疗：用0.19mm×25mm的针刺反射区（图1-1），在右肘关节吸上易罐，再带针配合踝关节和肘关节的

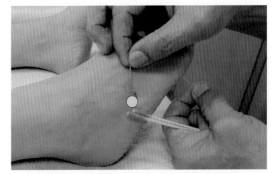

图1-1 针刺右侧足部肘关节反射区

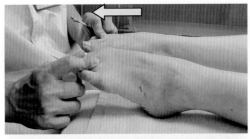

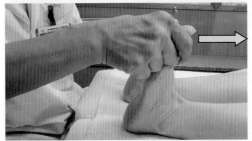

图1-2 带针配合踝关节反复做屈伸运动

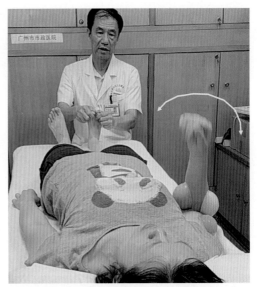

图1-3 肘关节反复做屈伸运动

屈伸运动（图1-2、图1-3），第1次治疗约10分钟，肘部疼痛已经不明显了，仅治疗2次就恢复了正常。

细想一下，这种治疗方法，可以体现足反射区的原理，也可以用中医针灸理论来说明，还能用肌肉线（肌肉链）来解释。首战告捷，鼓舞了笔者继续探讨。

常规诊断足部病损是用望诊、触诊、活动度等功能检查，必要时拍X线片、CT、MRI。根据红外热成像检查显示的颜色、温度可以即时反映身体局部血液循环、肌肉松紧状态的特点，在治疗前后进行观察发现，疼痛部位治疗前颜色是红色（表面温度稍低），甚至是蓝色（表面温度很低）。治疗后疼痛缓解，损伤部位颜色呈白色（表面温度恢复正常）。说明疼痛部位治疗前由于肌肉紧张，血液循环差；治疗后肌肉松弛，血流改善，疼痛也缓解。这种治疗前后的检查结果，对疗效的判断、治疗经验的总结提供了数字化的依据。有位65岁颈痛、吞咽不畅的男性，查体提示圆背、头前倾、双肩前翻、胸小肌紧张压痛。X线片显示第3、第4颈椎前缘鸟嘴样增生达11mm，第4、第5颈椎前缘形成骨桥（图1-4）。诊断：食管压迫

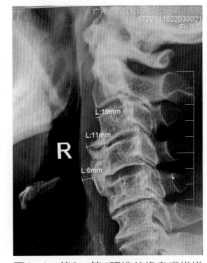

图1-4 第3、第4颈椎前缘鸟嘴样增生，第4、第5颈椎前缘形成骨桥

型颈椎病。治疗时偶然发现患者胸骨前有一长21cm的手术瘢痕，周围肌肉紧张，用手推瘢痕与胸骨粘连并压痛。追问病史，原来是8年前曾做心脏搭桥术。重新拍X线片显示胸骨有金属固定丝（图1-5）。红外热成像检查（图1-6）显示右心前区呈蓝色，温度29.2℃。补充诊断：心脏搭桥术后前胸肌筋膜病损。采取铍针松解粘连和针刺低温区加易罐牵拉，保健理筋床大面积做颈背、胸腹筋膜的松解。第2次治疗后，右心前区呈浅蓝色，温度30.8℃，颈部不适感明显缓解。第3次治疗后，右心前区呈红色，温度33.5℃，颈部不适感基本消失。本病例用红外热成像检查发现患者低温区

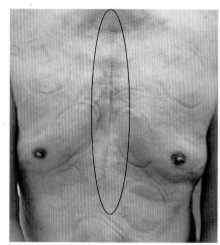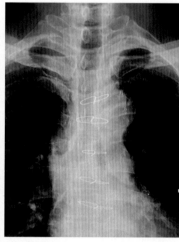

图 1-5　胸部手术瘢痕与X线片

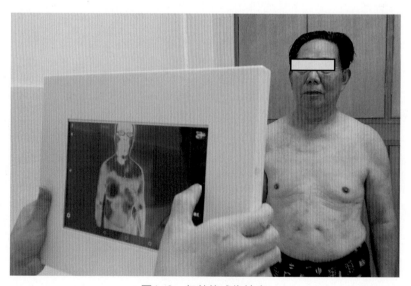

图1-6　红外热成像检查

从29.2℃，治疗后上升到33.5℃，增加4.3℃，并且症状明显缓解（图1-7）。这说明红外热成像检查除了能反映局部血液循环、新陈代谢、温度等量化指标外，还可以为寻找病灶、痛点提供定位导航。

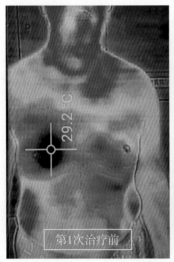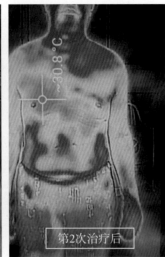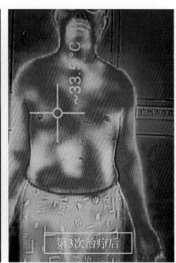

图1-7 治疗前后红外热成像检查的变化

在足部治疗除了可以采用针刺反射区的方法外，临床上还有其他的疗法：

按照扳机点的理论，对下肢和足部疼痛的病例，如小腿抽筋、踇趾外翻、足跟骨刺等，用针刺产生抽搐的办法，再加伸展、绷紧技术进行肌肉锻炼，也会有效。

对踝关节扭伤、趾间关节脱位，用抖针、毫火针的办法进行解痉止痛，再加肌能贴固定，同样见效。

此外，足跟长骨刺、踇趾外翻，可以用易罐牵拉、易棒按压。

对于足部的损伤，除了软组织伤之外，还有一些是结构方面的改变，如距骨骨折、踝关节错位、胫距关节错位等。既可以用中医传统的正骨手法治疗，也可以用美式手法复位。对于陈旧性的足部关节损伤、创伤性关节炎，周围的韧带肌肉比较紧张，甚至是僵硬，适宜采取铍针或毫火针，软坚散结，解痉止痛，再用松动术治疗。

编这本书的初衷，是把国内外各种治疗足部病损软的、硬的有效方法，逐一进行介绍，以期用"十八般武艺"，扬长避短，采取"组合拳"的形式来解决人类行走之困扰。

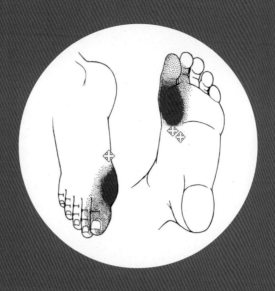

第二章

足部反射疾病的
定位与诊断

第一节 查足（望、触、活动度）

一、踝足部一般检查

（一）姿势、形态

站立时有无内"八"字或者外"八"字脚，有无跛行，负重点是否正常，足弓有无塌陷、消失或者升高。检查足弓的方法可用足底沾水、墨水、滑石粉等，踏于地面、木板或者白纸上印出脚印，然后辨别（图2-1、图2-2）。

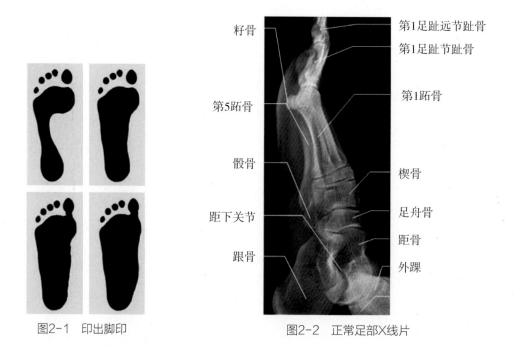

图2-1　印出脚印

图2-2　正常足部X线片

（X线片标注：籽骨、第5跖骨、骰骨、距下关节、跟骨、第1足趾远节趾骨、第1足趾节趾骨、第1跖骨、楔骨、足舟骨、距骨、外踝）

（二）畸形

足部常见的畸形有如下几种：

1. **马蹄足**　足的前部不能提起，故站立时足跟悬空，只能以前足部着地站立，形如马蹄，故称为马蹄足或尖足（图2-3）。

常见于脊髓灰质炎、下肢痉挛性瘫痪、脊柱裂、多发性神经炎、踝关节疾患或长期卧床者等。

2. **仰趾足**　又称跟足，因足部先天性畸形、跟腱断裂、脊髓灰质炎等致腓肠肌瘫痪，踝关节固定于背屈位，前足抬高，不能着地，只能以足跟走路或站立（图2-4）。

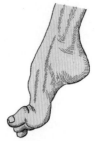
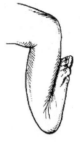

图2-3　马蹄足　　　图2-4　仰趾足

3. **弓形足（高弓足）**　弓形足又称高弓足。因足纵弓过高，所以站立时，足底中部始终不能着地。前高弓足，主要是由于第一跖骨小头下沉所致，故上推第一跖骨小头时，可使此畸形消失。后高弓足是因为跟骨位置异常的垂直位之故（图2-5）。

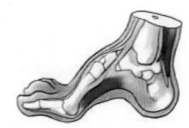

图2-5　弓形足

弓形足常见于下肢神经麻痹（如偏瘫）、脊柱裂、遗传性共济失调症等。

4. **扁平足**　又称平底足，因跟外翻和前足外展，也就是足关节呈旋前畸形位。所以患足纵弓减低或消失，舟骨结节处明显隆起。

如此种畸形在足部提起不负重时，畸形现象消失的，说明为非强直性扁平足（图2-6）。

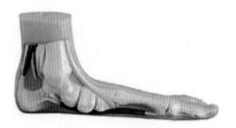

图2-6　扁平足

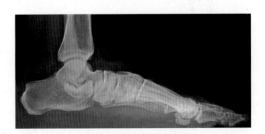

图2-6　扁平足X线片

扁平足常见于肌无力、下肢瘫痪、肌痉挛、跟腱过短，或继发于膝外翻、胫内旋和足底韧带松弛，或先天性扁平足。

5. **内翻足**　内翻足畸形的足处于内翻内收畸形，外踝异常隆起，且外踝比健侧更低而近于地面（图2-7）。

此畸形可见于腓总神经麻痹、足内肌痉挛，或因胫骨下端骨骺线受损，生长受阻而变短之故。

6. **外翻足** 外翻足畸形的足因定于外展外翻的畸形位置，内踝异常隆起，且比外踝低（正常人外踝比内踝低）（图2-8）。

外翻足畸形可见于脊柱裂、腓骨缺如（先天性）、脊髓灰质炎、胫神经麻痹、胫骨下段骨折、跖长韧带松弛、足骨间关节炎等。

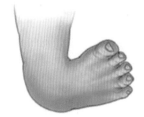 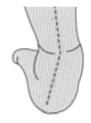

图2-7 内翻足　　　　图2-8 外翻足

7. **踇趾外翻** 足弓的前横弓减弱或消失的平底足，常引起第1跖骨远端向内移位，踇趾即成过度内收（即外翻）畸形，踇趾的跖趾关节异常突出（图2-9）。

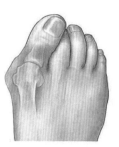 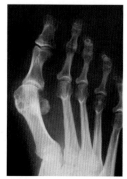

图2-9 踇趾外翻　　图2-9 踇趾外翻X线片

8. **草鞋足** "草鞋"足畸形为踇趾与第2趾间缝过大，犹如穿草鞋时的足。在足底，此二趾之间有一深凹的褶痕。

9. **锤状趾** 锤状趾畸形，常见于第2趾，其跖趾关节过伸（即过度背屈），趾关节跖屈，故形如锤状；其趾背常有痛性胼胝（图2-10）。

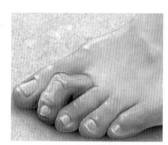

图2-10 锤状趾

10. **爪状趾** 爪状趾畸形为跖趾关节过度背屈，趾关节屈曲。可见于胫神经麻痹或多趾畸形。

11. **叠趾畸形** 多见于小趾重叠于第4趾之上。可能因穿鞋太小、发育异常或下肢瘫痪所致。

（三）踝部肿胀

1. **踝周围全部肿胀** 可见于踝关节急性扭伤、创伤性关节炎、结核、风湿性关节炎、类风湿关节炎或化脓性关节炎等。

2. **踝下方肿胀** 可能韧带扭伤或断裂，或肌腱鞘炎。

3. **跟结节处肿胀** 可见于跟腱周围炎、类风湿性骨炎等。

4. 踝关节前方肿胀　可能为距骨头与距骨颈部骨质增生（如骨性关节炎）、腱鞘炎、腱鞘囊肿等。

5. 内踝或外踝异常隆起　可见于胫腓骨下端分离、内踝或外踝骨折、扁平足、外翻足等。

6. 舟骨结节处隆起　可能为扁平足或舟骨籽骨存在。

（四）足底

足底有无鸡眼、胼胝及窦道、溃疡等。一侧鞋底磨损过多者常有跛行，鞋底外侧磨损过多为内翻足，鞋跟磨损少常为马蹄足。

（五）足痛

足痛病因很多，根据其疼痛或压痛的部位，可见于下列几种：

1. 足跟内侧痛　可能为跟骨骨髓炎、距下关节炎、内侧副韧带损伤、踝管综合征、内踝骨折、扁平足等。

2. 足跟后痛　见于跟腱周围炎（在跟腱两侧）、跟腱损伤、跟腱滑囊炎、跟骨骨骺炎或骨膜炎等。

3. 足跟下痛　可能为跟骨骨疣、跟下脂肪垫压痛、跖筋膜炎等。

4. 外踝下痛　可能为外侧副韧带损伤、外踝骨折等。

5. 舟骨结节压痛　可能为舟骨子骨或扁平足。

6. 第5跖骨粗隆处压痛　可能为局部挫伤或骨折。

7. 第2或第3跖骨头隆起和触痛　可能为跖骨头无菌性坏死或骨软骨炎。

8. 第2～3跖骨干触痛　可见于长途步行的疲劳性骨折或横扁平足。

9. 第1跖骨头内侧压痛　可能为踇展肌滑囊炎。

10. 前足放射样疼痛　横行挤压5个跖骨头时，出现前足放射样疼痛者，可能为跖痛病、跖骨痛、横扁平足等。

二、踝关节与足关节运动检查

（一）踝关节运动检查

1. 中位　即小腿中轴与足底呈垂直状态，为0°。

2. 背屈　实际是伸，故也可称为背伸。背屈时足的中轴应朝向膝部方向，幅度为40°～50°。

3. 跖屈　即朝足底方向屈曲，幅度为20°～30°。

（二）足关节运动检查

足关节是踝关节与距下关节联合运动时的称呼。可做内翻（即足底朝内）和外翻（即足底朝外）的动作。据其外踝尖至第5跖骨粗隆的距离，作为内翻和外翻运动幅度的标准，以便两侧对比。

（三）踝关节与足关节被动运动检查法

检查者一手握住其足跟，另手握住其足的中部，然后做屈、伸、内翻、外翻动作。

（四）第1跖趾关节运动检查

第1跖趾关节正常背屈60°～90°。大于90°或小于60°即属异常。

第二节 红外热成像检查

　　21世纪，随着科技的发展，医学与科技的结合，医学影像成为临床医学重要的信息参考途径。目前，临床常用的检验手段包括X线、B超、CT、磁共振等。医学影像学的发展提高了临床诊断率，为临床的检查、治疗提供靶向。

　　红外热成像，是由红外技术向医学应用领域转化而研发的医学功能影像技术。

（一）临床应用原理

　　绝对零度以上的物体都是热能辐射源，源源不断向周围散发红外辐射。人体也是一样，由于人体内各组织的代谢功能不同，反映到体表温度并不一致，但都有各自的正常范围。当人体发生某种病变，该处就会因血流和代谢的变化而产生异常的温度变化。

　　人体器官的细胞代谢热会通过人体辐射到体表，形成一定的热辐射分布，人体热辐射通过红外热成像诊断系统后进行图像的接收和重建，最后生成人体热图，显示热点温度，为我们的治疗提供方向（图2-11）。

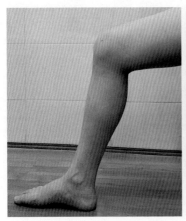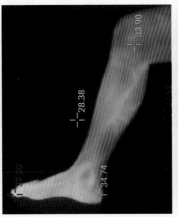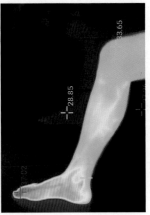

图2-11　通过红外热成像，清晰显示右下肢的热量，甚至能清晰地显示大隐静脉

（二）临床红外热成像检查的特点

红外热成像仪能极其敏感地（小于0.01℃）接收人体细胞新陈代谢过程中所产生的热辐射信号，通过测定体内异常热源的分布、深度、强度、形态及走势，从而全面、真实、动态地反映由人体代谢热所表达的整体健康状况。红外热成像仪正是通过接收这些代谢热的信息来评估人体的功能状态，诊断疾病。

红外热成像仪所反映的是人体各个部位细胞代谢热的强度。一个细胞的代谢热通常不足以为红外热成像仪所接收反应，必定是一个细胞群落甚至是整个机体。当机体受损时，打破机体代谢的规律，所呈现的温度必然与常规不同。

【病例1】

主诉：男，45岁，左侧小腿挫伤致疼痛伴活动受限半天。

患者充分暴露下肢，观察挫伤后两侧下肢红外热成像图（以下简称热图）的区别。热图提示，患侧腓肠肌温度明显下降，继而患侧下肢温度整体下降（图2-12）。

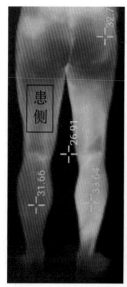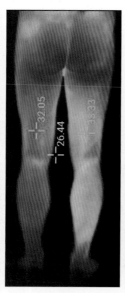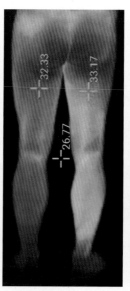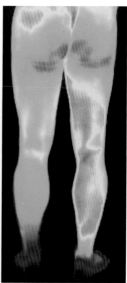

图2-12　左侧小腿挫伤热图

拍摄时环境温度约为26℃；患侧左下肢温度依次显示31.66℃、32.05℃、32.33℃；健侧温度依次显示33.64℃、33.33℃、33.17℃

（三）如何看热图

男，20岁，健康。室温恒定23℃拍摄红外热图（图2-13）。

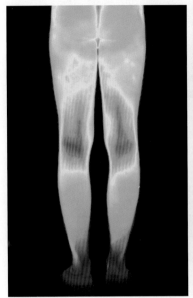 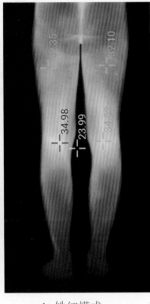 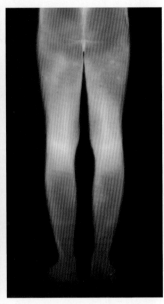

a. 彩虹模式　　　　　　b. 铁红模式一　　　　　　c. 铁红模式二

图2-13　20岁健康男性下肢，室温恒定23℃拍摄红外热图

　　一张红外热图，可有多种表现形式，随着软件的升级开发，颜色越是丰富或色彩差更加明显，更利于临床应用与分析。颜色由深至浅的变化，温度模式下有最高温度、最低温度、目标位温度。彩虹模式下（图2-13a），腘窝为中心表现为深红色，温度最高，深红外围表现为橙黄色，温度低于深红。橙黄色周边为绿色，温度低于橙黄色。下肢远端（如足跟）表现为深蓝色，温度低于绿色。铁红模式下（图2-13b、图2-13c）温度更加显眼，能一眼看到温度最高点与温度最低点。

　　从图2-13左右下肢比对可以分析出，左右下肢血液循环正常，腘窝血管丰富的温度与臀部血管较少部位的温度差异，再到跟腱处肢体最低温区。

（四）便携式红外热成像检测仪

　　便携式红外热成像检测仪（图2-14）质量在1.5kg左右，可长时间、不间断稳定工作，没有耗材，无后续使用成本。具有如下特点：

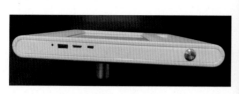
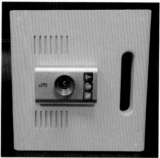

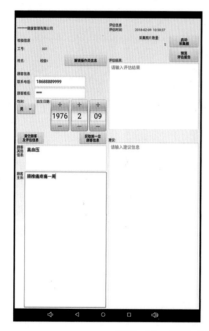
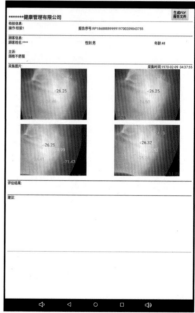

图2-14 便携式红外热成像检测仪

1. 图像清晰度

常见的民用级红外热成像仪分辨率为160dpi× 120dpi。随着技术的发展，更先进的便携式红外热成像检测仪采用384dpi×288dpi分辨率的非制冷红外探测器，清晰度是民用级的5.7倍，在临床使用时可以看到静脉血管（图2-15），加上专业图像处理技术，红外图像更精细、更清晰。

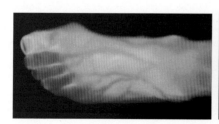
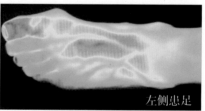

左侧患足

图2-15 高分辨率热图，可显示患者静脉血管

2. 温度分辨率和测量精度

温度分辨率可达60mK，测量精度±5%，采用温度补偿校正技术，提高临床使用的环境适应性。

3. 应用分析软件功能强大

红外热成像检测仪所应用的测温和分析软件具有良好的人机界面，具备多点测温，自动抓取高低温功能，可存贮带有数据信息的图片以供分析比较。

4. 检查快捷、简单

设备检测过程不产生任何射线，无需放射性标记药物，检查无接触、无痛、无创，对医患双方均无任何伤害和副作用，即查即出结果，是真正的"绿色仪器"。

5. 检查应用范围广

凡引起人体组织温度改变的疾病都可以用其进行检查，应用范围广，临床价值高。

6. 环境适应性好

设备的工作温度范围宽，对使用环境的要求低，适应性好。

7. 使用方便

设备可以双手操作，也可放在支架上单手操作，方便针灸科、康复科等医师随时检测患者异常体温区，施针的同时监测温度变化、针灸效果。

（五）便携式红外热成像检测仪的使用

1. 启动

首先按电源键，启动热像仪，检查电量，最佳的工作电量应保持在20%以上，使用前预热30分钟，精度更佳。

打开镜头盖，启动热成像分析软件，填写患者信息，点击启动采集器，开始采集图像。在预览窗口观察图像，调整镜头保证对焦准确、图像清晰。

2. 选择模式

选择合适的色板模式，进行图像实时渲染。观察异常的部位。

3. 测量温度

在异常的区域，启动测温功能，进行定点测温。

4. 拍照记录

点击拍照，画面自动保存，拍摄完毕之后，点击返回。在评估栏填写评估结果，输入改善建议。点击预览报告，即可生成患者专属的报告页面。

（六）红外热成像检测的机制

1. 产热过程

机体代谢过程中释放的能量，只有约5%参与代谢的消耗，其余都以热能形式发散至体外。产生热能最多的器官是内脏（尤其是肝脏）和骨骼肌。内脏所产生的热能约占机体总产生热能的52%；安静时骨骼肌产生的热能约占25%；运动时，肌肉所产生的热能剧增，可达总热能的75%～80%。冷环境刺激可引起骨骼肌的寒战反应，使热能增加4～5倍。产热过程主要受交感-肾上腺系统及甲状腺激素等因子的控制。因热能来自物质代谢的化学反应，所以产热过程又叫化学性体温调节。

2. 散热过程

体表皮肤可通过辐射、传导和对流以及蒸发等物理方式散热，所以散热过程又叫物理性体温调节。辐射是将热能以热射线（红外线）的形式传递给外界；传导是将热能直接传递给予身体接触的较冷物体；对流是将热能传递给予体表接触的较冷空气层，使其受热膨胀而上升，与周围的较冷空气形成相对流动而散热，空气流速越快则散热越多。这3种形式发散的热能约占总散热能的75%，其中以辐射散热最多，占总散热能的60%。散热的速度主要取决于皮肤与环境之间的温度差，皮肤温度与环境温度相差越大，则散热越快。当环境温度与皮肤温度接近或相等时，上述3种散热方式则减缓或停止。如环境温度高于皮肤温度，则机体反而会从环境中吸收热能。变温动物即常从环境中获得热能。

蒸发是很有效的散热方式。每克水蒸发时可吸收2 428焦耳（0.58千卡）的汽化热。常温下体内水分经机体表层透出而蒸发掉的水分叫作无感蒸发。其量每天约为1 000毫升。其中通过皮肤蒸发600～800毫升；通过肺和呼吸道呼出200～400毫升。一般在环境气温升到25～30℃时，汗腺即开始分泌汗液，叫作出汗或显汗——可感蒸发。环境气温等于或高于体温时，汗和水分的蒸发即成为唯一的散热方式。出汗是人类和有汗腺动物在热环境中主要的散热反应。无汗腺的动物，如狗等，主要以热喘及流涎等方式来增加蒸发散热。汗腺分小汗腺和大汗腺两种，小汗腺分布于人体全身皮肤，以手掌、足跖和前额最密。猴、猫、鼠等动物的汗腺主要分布于足跖部，受交感神经的胆碱能纤维支配。大汗腺开口于毛囊的根部，分布于动物全身皮肤，而人类则较不发达，局限于腋窝、外阴部等处，受肾上腺素能纤维支配。出汗反射也分两类：①由温热刺激引起的为温热性发汗。②由精神紧张或疼痛引起的为精神性发汗。

3. 温度调节

皮肤温度决定于皮肤的血流量和血液温度。皮肤血流量主要受交感－肾上腺系统的调节。当局部循环功能障碍时，加速了代谢的速度，促使局部的温度升高。当机体（如肌肉）受到损伤、出现炎症时，也因炎症因子的聚积提高了人体温度。

当运动时肌肉产热剧增，皮肤及汗腺功能正常时便开始了正常的散热。一旦散热渠道障碍，代谢产物便不能有效排出，淤堵于皮下、肌肉、筋膜形成化脓性炎症进而发展成脓肿、痛等，届时患处温度又处于上升状态。

因此人体有一个很好的体温调节机制，有效保障了机体的温度平衡。每个正常的人体温度都是相对稳定的，通过红外热成像能提早发现异常，为临床的治未病提供治疗方向。

为此，患者所感受的温热、寒凉、酸胀、疼痛等都与人体的血液系统、肌肉系统、感觉系统有着密切的关系。通过调节循环、改善肌张力的平衡，缓解神经系统的卡压都是临床常用的治疗方法。

利用红外热成像的优势在于发现散热不均的区域，循环障碍的肌群，结合红外热成像检测为导向，通过针对性强的物理治疗为靶点，强强联合，事半功倍。

（七）红外热成像检测仪的临床应用范围

红外热成像检测仪专用于记录人体热场的分布，动态地、客观地监控人体由于功能变化而引起的热场分布的变化，通过自带的软件进行分析比较，实现热诊断、热测定、热研究的功能，为临床诊断、治疗、保健、预防提供客观的热场变化信息。在辅助诊断腰、背、臀及四肢的软组织损伤，以及组织损伤源性病变有广阔的应用前景。它能发现疾病早期出现病灶区的温度改变，从另一个视角使许多疾病规律得到更全面认识，疾病性质得到更确切诊断。

1. 血循环障碍诊断与疗效观察

在临床中，红外热成像检测仪常用于检测脑血管病变、心肌供血不足以及糖尿病、静脉曲张、血栓闭塞性脉管炎等疾病，相较于其他检测手段，效果尤其显著。

2. 针灸原理和经络现象的临床应用及研究

红外热成像技术对祖国传统医学的研究很有价值，它是研究针灸原理和经络现象的有效手段。在对患者进行针刺治疗过程中，红外热成像检测仪可记录下针刺前、留针中和起针后各阶段的热图，比较其升温幅度、升温区域的范围和升温的特点。例如，中国中医研究院的研究人员在用针灸治疗面瘫和甲状腺疾患的过程中，应用红外热成像技术进行了实际观察和分析，以研究面瘫患者面部病理特征，以及针刺对面部温度的影响及其疗效；应用红外热成像技术探索针刺结节性甲状腺肿瘤和良性甲状腺瘤的治疗机制，各种针刺方法（手针、火针和电针等）治疗效果的观察和比较，以及留针时间长短的影响等。上述研究，均是通过对热图资料进行计算机统计、分析，对比针灸前后体温分布及其变化，从而加深了医生对针灸治疗面瘫和甲状腺疾病的作用机制、对针法和手法的效应，以及对穴位的功能作用及经络穴位的特殊温度性质的了解。研究表明，红外热成像技术在这一领域具有较高的实用价值。

中医理论中的阴阳平衡、百脉畅通，其核心要点就是：人体血液循环要通畅，温度要恒定，脏器功能要运行正常，如果受损就会引发相应的功能障碍。体表温度的变化是人体对疾病的一种较为敏感的外在表现，如炎症期的发热，末端循环功能障碍造成的坏死等。

红外热成像检测仪用于记录人体热场的分布，动态地、客观地监控人体由于功能变化而引起的热场分布的变化，通过自带的软件进行分析比较，实现热诊断、热测定、热研究的功能，为临床诊断、治疗、保健、预防提供客观的热场变化信息。例如，在静脉滴注时，低于体温的液体进入血液，肢体副头静脉的温度也发生相应变化（图2-16）。

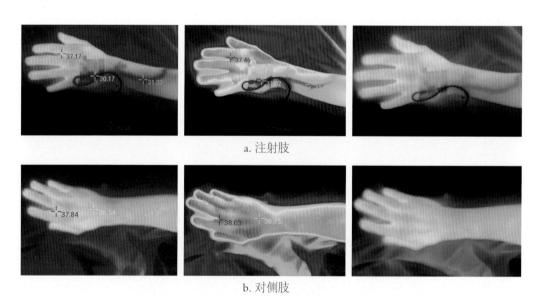

a. 注射肢

b. 对侧肢

图2-16　静脉滴注时，注射肢与对侧肢温度对比
a. 注射肢：30.17℃、31.02℃；b. 对侧肢：36.54℃、36.75℃

（八）红外热成像检测技术的临床应用与研究的实际案例

红外热成像检测技术适用于对人体热像测温，以辅助诊断腰、背、臀、腿及四

肢的软组织损伤等组织损伤源性病变。它能发现疾病早期，在出现病灶区之前的温度改变，从另一个视角揭示了疾病的规律，使疾病性质得到更确切诊断。

【病例2】

男，37岁，左侧大鱼际挫伤肿胀3天。

红外热图（图2-17）：健侧背侧及掌侧温度34.6℃、35.5℃；患侧背侧及掌侧温度36.1℃、37.2℃。

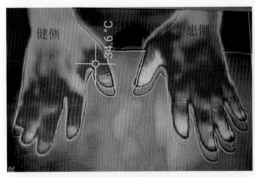

手背健侧温度34.6℃

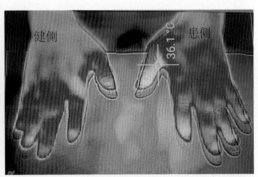

手背患侧温度36.1℃

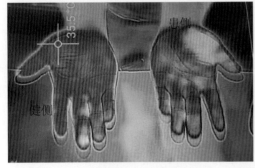

手掌健侧温度35.5℃

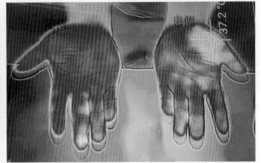

手掌患侧温度37.2℃

图2-17　病例2红外热成像

（此结果为第一代红外热成像的检测结果）

【病例3】

男，56岁，右肩疼痛伴活动受限3周。

患者俯卧位，治疗前、治疗后带针3分钟，治疗后10分钟，从热图中看到治疗前的两侧热图不均，治疗后的均匀热图。

红外热图（图2-18）：治疗前、治疗后3分钟，治疗后10分钟，左肩、胸椎、患肩的温度变化。治疗前35.41℃、34.92℃、34.27℃；治疗后3分钟35.64℃、35.60℃、35.80℃；治疗后10分钟37.25℃、37.48℃、37.24℃。

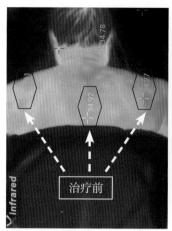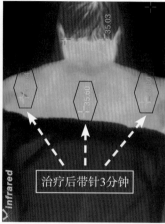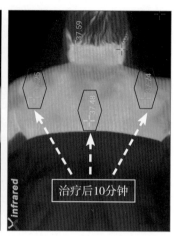

图2-18　病例3红外热成像

【病例4】

　　女，47岁，自觉右胫骨上方内侧冰凉感3个月。查体未见阳性体征。

　　红外热图（图2-19）：右下肢温度依次为35.30℃、36.32℃；左下肢温度依次为34.13℃、34.74℃。

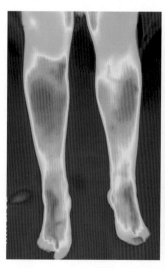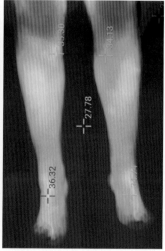

图2-19　病例4红外热成像

　　结果提示患侧下肢温度比对侧高，健侧温度则相对均匀、稳定。

讨论：为什么发凉的肢体反而温度高？为什么出现热包凉、凉包热现象？热包凉与凉包热其反映的实质就是中医机制之内外阴阳失衡，机体物质交换、功能障碍造成的外寒内热或外热内寒的一种病理现象。例如发热患者体温为40℃时出现畏寒、寒战是由于皮肤中微细血管的收缩，皮肤血流量减少，不出汗，皮肤温度降低，所以就感觉到冷。

该病例右下肢交感神经、循环系统、运动系统（肌肉损伤等）出现功能障碍，或机体修复时的代谢增加，又或是炎症反应都会出现局部温度上升，当患侧出现局部温度升高、健侧温度正常从而自觉局部发凉。

【病例5】

男，69岁，脑卒中后左侧面瘫2年。

红外热图（图2-20）：治疗的前后比对，毫火针治疗前温度36.02℃、35.29℃、35.59℃、35.99℃；毫火针治疗后3分钟温度33.53℃、33.71℃、33.71℃、33.71℃；毫火针治疗后10分钟温度31.88℃、32.95℃、32.79℃、32.53℃。

讨论：毫火针能修复肌肉功能障碍，改善局部血液循环，从而降低了机体正常需求的温度。

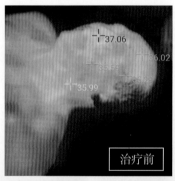

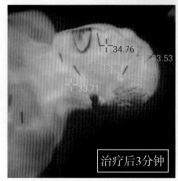
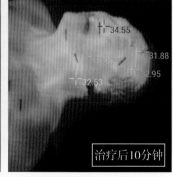

图2-20　病例5红外热成像

思考：治疗前后的温度变化与机体体温调节的关系？

痛症治疗与交感神经的关系？

【病例6】股骨头坏死的临床应用

男，71岁，主诉右侧髋关节痛3年，查体提示Thomas征阳性、4字实验阳性。X线检查示右侧股骨头缺血性改变（图2-21）。

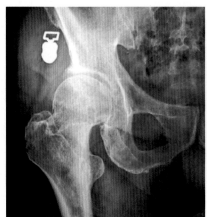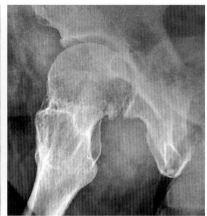

图2-21　病例6 X线检查

红外热图（图2-22）：治疗前髋关节前后温度依次为健侧32.12℃、34.73℃，患侧31.63℃、33.88℃；治疗后髋关节前后温度依次为健侧34.50℃、33.34℃，患侧33.08℃、34.53℃。

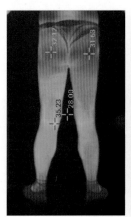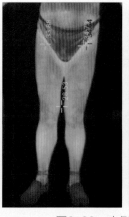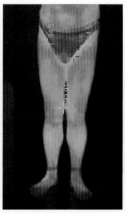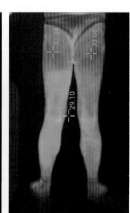

图2-22　病例6红外热成像

关于股骨头坏死的分期及其相关治疗，请查阅本书第六章第二节股骨头坏死非手术保髋治疗案例。

【病例7】踝关节微创术后肿胀

男，48岁。主诉扭伤后左踝反复肿胀6年。查体示左踝踝周肿胀，压痛，足背静脉网充盈明显，功能活动尚可（图2-23）。

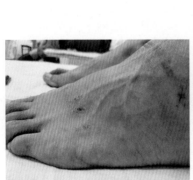
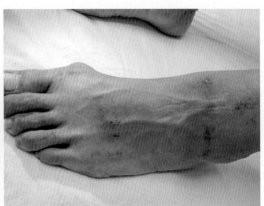

图2-23　病例7足部外观

红外热图（图2-24）：治疗前后热图比对提示治疗前的足背静脉网回流不畅，血管腔内血液淤积，导致血管网与周边温度温差明显。治疗后改善了下肢的回流，减少了血管腔内的血液淤积。复查红外热成像显示足背血液循环改善，静脉网扩张改善，足背温度较之前均匀，足踝肿胀明显缓解。

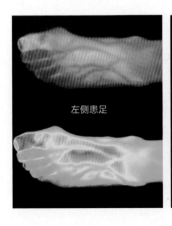

左侧患足

一次治疗后的热图

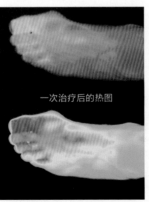
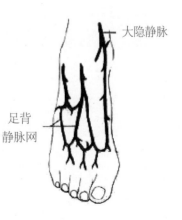

大隐静脉

足背
静脉网

图2-24　病例7红外热成像

治疗后足背静脉网的充盈明显较之前消退，患者的肿胀也得以缓解。

【病例8】内科疾病的应用，克罗恩病

克罗恩病是一种原因不明的肠道炎症性疾病，在胃肠道的任何部位均可发生，好发于末端回肠和右半结肠。本病和慢性非特异性溃疡性结肠炎两者统称为炎症性肠病（IBD）。本病临床表现为腹痛、腹泻、肠梗阻，伴有发热、营养障碍等肠外表现。病程多迁延，反复发作，不易根治。本病又称局限性肠炎、局限性回肠炎、节段性肠炎和肉芽肿性肠炎。

目前尚无根治的方法，许多患者出现并发症，需手术治疗，而术后复发率很高。本病的复发率与病变范围、病症侵袭的强弱、病程的延长、年龄的增长等因素有关，死亡率也随之增高。

男，16岁，克罗恩病6个月。肠镜检查示升结肠、横结肠有散在点状红肿。降结肠黏膜红肿，散在疣状隆起。乙状结肠远端至直肠上段，距肛门10~25cm处有一长约10cm的纵行瘢痕，表面糜烂，该段肠管黏膜明显红肿，见多发片状、线状糜烂灶，血管影消失。直肠中下段黏膜红肿，未见糜烂或溃疡，血管影减少（图2-25）。

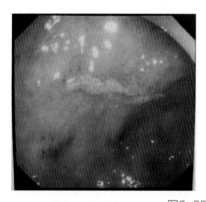
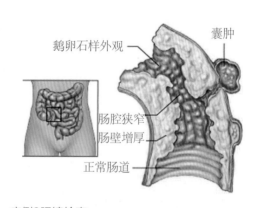

图2-25　病例8肠镜检查

克罗恩病发病期常见临床表现为发热、恶心、呕吐、腹痛、腹泻、排便困难、脓血便、里急后重等症状。经生物制剂疗法治疗之后患者病情趋于稳定，腹痛、腹泻消失。

红外热图（图2-26）：腹部，肚脐中心35.72℃，脐右侧35.50℃，脐左侧34.92℃；腰骶部，脊柱中心36.40℃，右腰骶部36.08℃，左腰骶部35.92℃。

思考：患者患处体表温度低于周边温度，结合克罗恩病反复难愈合的特点，是

否与肠管局部血运较差有关？待临床进一步深入研究。

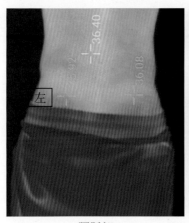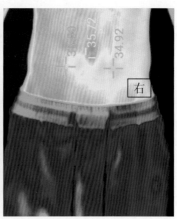

腰骶部　　　　　　　　　　腹部

图2-26　病例8红外热成像

【病例9】女性乳腺红外热成像分析

在乳腺肿瘤的筛查方面，CT等影像技术在形成2mm以上实质病灶后方可辨别，红外热成像仪通过体表温度的检测，可提早发现异常体温变化，对乳腺肿瘤的诊断提供了有力的预警作用。

笔者曾利用红外热成像仪对60例健康女性进行乳腺红外热扫描，获得乳腺体表的温度分布。结果表明健康女性左右乳腺的体表温度基本呈对称分布，且具有高度的正相关，相关系数＞0.9。左乳的平均温度略高于右乳，两侧温差＜0.40℃。乳头区的温度与周围乳腺组织相比明显较低。乳腺体表平均温度随年龄的增长而下降。初步建立了健康女性乳腺体表温度分布特征的参考标准，实验结果为女性乳腺的健康评估和疾病诊断提供了数据参考，具有重要的临床应用价值。

正常乳腺热像表现为：

1．冷乳腺型或无血管型。乳腺显示一致的低温区，乳腺周围为高温区，无血管阴影。此类型多见于有受孕史的妇女、乳腺发育不良者、绝经后期的妇女。

2．血管型。在低温区乳腺部位出现线状的高温分布，且与近体表的血管图形相一致，两侧对称。此类型多见于正常人。

3．热型。整个乳腺呈纵横交错的状高温分布，此型多见于妊娠期归女、口服避孕药者。

异常乳腺热像表现为：

1．乳腺小叶增生。热斑（肿块）温度增高1~2℃；血管图形与热斑（肿块）不相连接；未见局限边界征象。

2．异常乳腺纤维瘤。冷斑（肿块）温度较周围组织低1℃以上；边界清晰；形态规则。

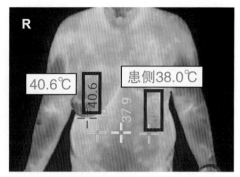

图2-27　乳腺癌术后健侧皮肤温度高2.6℃

3．乳腺癌。患侧弥漫性高温>2℃；乳晕温度增高1℃以上，并有血管图形延伸；单独增粗增热的血管图形，温差>1.5℃；热斑（肿块）温度增高>2.5℃；血管图形与热斑（肿块）相连结；有局限边界征象（图2-27）。

【病例10】易罐治疗头面部疾病的温度变化

女，45岁，颈痛伴颞颌关节紊乱6个月。颈肌稍紧，右侧斜角肌C4~C5处压痛阳性，胸锁乳突肌紧，颈椎活动功能尚可。两侧颞颌关节活动尚可，压痛阳性。

治疗：5号美容罐依次牵拉松解额肌，耳前肌，颧大、小肌，提上唇肌，提口角肌，斜角肌，胸锁乳突肌等。

美容罐治疗过程中观察相关部位的温度变化。

易罐肌筋膜松解前（图2-28）鼻翼左侧温度32.43℃，嘴角温度为28.23℃，锁骨两侧温度均为29.14℃。

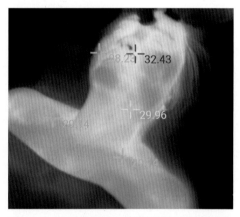

图2-28　病例10易罐肌筋膜松解前红外热成像

面部肌筋膜治疗结束，颈、上胸部肌筋膜治疗前的温度已经开始上升（图2-29），鼻翼周边35.36℃，下颌31.55℃，两侧锁骨为32.33℃、32.29℃。

左侧肩周肌筋膜治疗后，右侧肩周肌筋膜治疗结束前的温度较上一步无明显改变（图2-30）。

治疗结束后3分钟（图2-31）温度开始回落，颈部温度降至31.82℃，两侧锁骨温度分别为31.62℃、31.09℃。

治疗结束后10分钟（图2-32）鼻周温度固定为33.91℃，颈部温度31.09℃，两侧锁骨温度为30.60℃、30.33℃。

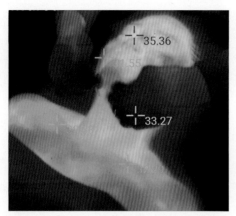

图2-29　病例10面部肌筋膜治疗后红外热成像

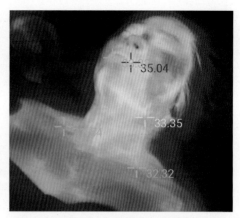

图2-30　病例10左侧肩周肌筋膜治疗后，右侧肩周肌筋膜治疗结束前红外热成像

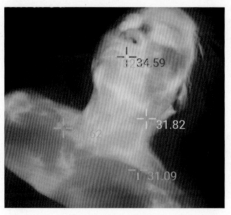

图2-31　病例10治疗结束后3分钟红外热成像

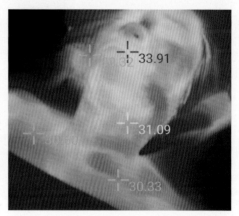

图2-32　病例10治疗结束后10分钟红外热成像

　　思考：易罐松解肌筋膜的机制，通过吸附、提拉促进皮肤、筋膜的血液循环、交换，增加了患处肌肉及筋膜的血供，促进愈合。其温度也随循环的改变而发生升降变化，初期循环汇集，温度升高，供血饱和、平稳后温度随之回落、趋于平稳。

【病例11】透针（中医针法）对机体局部的作用

　　在针刺入某一穴位后，斜刺或直刺将针尖刺抵相邻近的穴位或经脉部位。因为是用1针同时穿透2个以上的经脉或穴位，所以称为透针，又称透经或透穴。这种透针深刺的方法，多用于需要较强刺激的情况，起到疏通局部经气的作用能够改善局部症状。

　　女，35岁，脸肌痉挛2年。观察用传统针灸透针法穿刺地仓穴穿透颊车时，机体温度的变化（图2-33）。

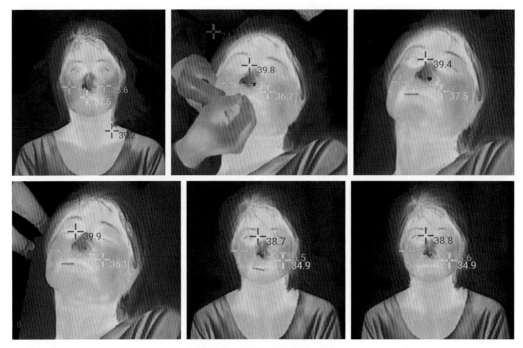

图2-33　病例11红外热成像

【病例12】拔火罐、易罐对皮肤温度的影响

拔火罐是以罐为工具，利用燃火、抽气等方法产生负压，使之吸附于体表，造成局部瘀血，以达到通经活络、行气活血、消肿止痛、祛风散寒等作用的疗法。拔罐疗法在中国有着悠久的历史，早在西汉时期的帛书《五十二病方》中就有关于

"角法"的记载，角法类似于现代的拔火罐疗法。而国外古希腊、古罗马时代也曾经盛行拔罐疗法。

拔火罐是用95%的酒精在玻璃罐内燃烧，在罐内形成负压，使罐吸附在皮肤上。拔火罐对感冒、发烧有一定疗效，甚至能使体温恢复正常。这种物理治疗方法要加热燃烧，拔罐究竟能使体温升高还是降低呢？笔者用红外热成像进行了观察（图2-34至图2-40）。

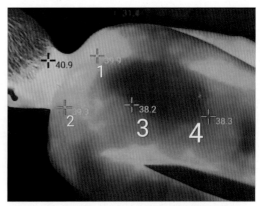

图2-34　拔火罐前的皮肤温度

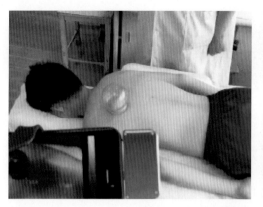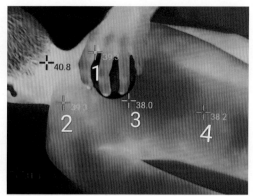

图2-35 左侧肩背部拔火罐及吸附区的皮肤温度

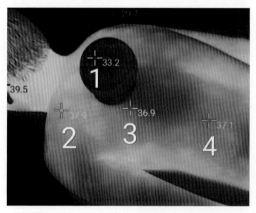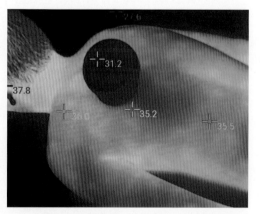

图2-36 拔火罐1分钟后的皮肤温度　　　　图2-37 拔火罐3分钟后的皮肤温度

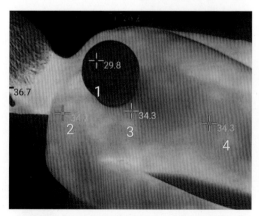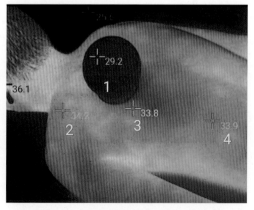

图2-38 拔火罐5分钟后的皮肤温度　　　　图2-39 拔火罐6分钟后的皮肤温度

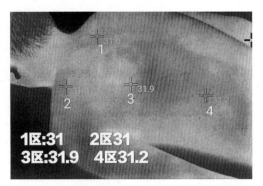

图2-40　拔火罐起罐10分钟后的皮肤温度

为了减少拔火罐治疗过程中，烧火后拔罐对皮肤温度造成的影响，笔者改用了源于拔火罐原理的、一按罐底就产生负压、直接吸附在皮肤上的易罐代替玻璃火罐进行观察（图2-41至图2-47）。

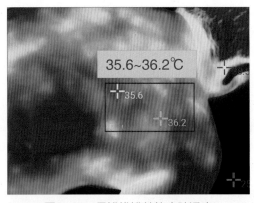

图2-41　易罐拔罐前的皮肤温度

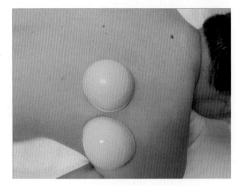

图2-42　右侧肩背部易罐拔罐

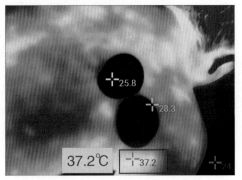

图2-43　易罐拔罐时的皮肤温度

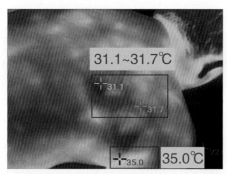

图2-44　易罐起罐时的皮肤温度

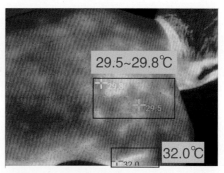

图2-45　易罐起罐后12分钟的皮肤温度

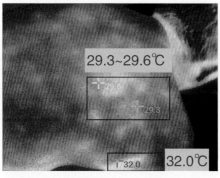

图2-46　易罐起罐后15分钟的皮肤温度

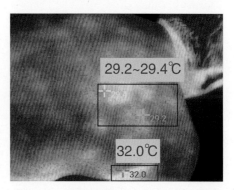

图2-47　易罐起罐后16分钟的皮肤温度

物理治疗是为了加速机体的血液循环、加快代谢，从而起到康复愈合的目的。通过红外热成像分析，拔火罐、易罐后温度均有所降低，对病灶的康复起到促进作用。

【病例13】针刺对皮肤温度的影响

针灸学是以中医理论为指导，研究经络、腧穴及刺灸方法，探讨运用针灸防治疾病规律的一门学科。针灸学是祖国医学的重要组成部分，其内容包括经络、腧穴、针灸方法、临床治疗、针灸医经医籍、实验针灸等部分。针灸具有适应证广、疗效明显、操作方便、经济安全等优点，数千年来深受广大劳动人民的欢迎，对中华民族的繁衍昌盛做出了巨大的贡献。针灸学的历史悠久。据考证，它起源于我国原始社会的氏族公社制度时期。古书里保存着一些关于针灸起源的传说资料，如皇甫谧《帝王世纪》里记载太皞伏羲氏"尝味百药而制九针"，罗泌《路史》则说："太皞伏羲氏'尝草治砭，以制民疾'。"又皇甫谧《针灸甲乙经·序》说："黄帝咨访岐伯、伯高，少俞之徒……而针道生焉"，孙思邈《备急千金要方·序》则说："黄帝受命，创制九针。"

针灸经络分布于人体各部，内联脏腑，外布体表肌肉、骨骼等组织。正常的机体，气血在经络中循环，循序运行，如果由于风、寒、暑、湿、燥、火等外因的侵袭，人体或局部气血凝滞，经络受阻。经络不通时，气血运行受阻，就会产生疼痛，麻木，肿胀等症状和一系列功能障碍。此时，灸治一定的穴位，针刺后血液循环改善，疼痛减轻或消除了，可以起到调和气血，疏通经络，平衡机能的作用。临床上可用于疮疡疖肿、冻伤、瘫闭、不孕症、扭挫伤等，尤以外科、伤科应用较多。

针灸针法是把针刺入穴位后，用捻、提等手法来治疗疾病。抖针是笔者使用了十几年的针法，按照针刺方法平刺，就像治疗面瘫时用针刺针从地仓穴透颊车穴一样在皮下做沿皮浅刺，为了牵拉筋膜，做了一点改变，即将3寸针刺进入皮肤2寸后，再刺穿皮肤，用止血钳夹住针尖上下抖动。这是牵拉筋膜的一种治法，由于皮下疏松组织的神经、血管很少，因此这样的治疗是几乎没有疼痛的，还能消除皮神经卡压引起的诸多疼痛，消除肌筋膜损伤导致的骨骼肌功能障碍产生的扳机点，有解痉止痛快，患者痛苦小的特点。

通过红外热成像技术，研究对针刺皮肤温度的影响如下。

用左臀部疼痛的患者作抖针观察，针刺前右侧（健侧）皮温是37℃，疼痛测试部皮温是37.9℃，腰部最高皮温是39.4℃（图2-48）。将3寸针平刺透皮后做抖针（图2-49）。

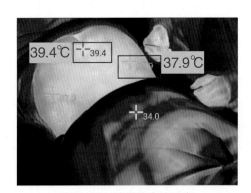
图2-48　针刺前皮肤温度

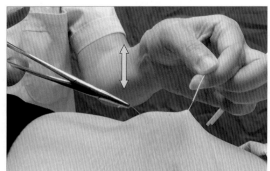
图2-49　将3寸针平刺透皮后做抖针

拔针后3分钟，右侧皮肤温度36℃；测试部皮肤温度36.6℃，皮肤温度下降了1.3℃；腰部最高温度是37.8℃，降低了1.6℃（图2-50）。

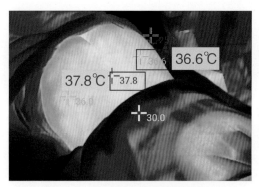

图2-50 拔针后3分钟的皮肤温度

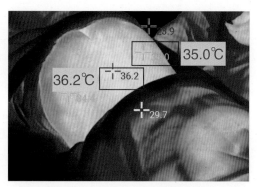

图2-51 拔针后5分钟的皮肤温度

拔针后5分钟，右侧皮肤温度34.4℃，降低了2.6℃；测试部皮肤温度35.0℃，皮肤温度下降了2.9℃；腰部最高皮温是36.2℃，降低了3.2℃（图2-51）。

拔针后7分钟，右侧皮肤温度33.6℃，降低了0.8℃；测试部皮肤温度34.3℃，比治疗前的皮温下降了3.6℃；腰部最高皮肤温度35.5℃，比治疗前降低了3.9℃（图2-52）。

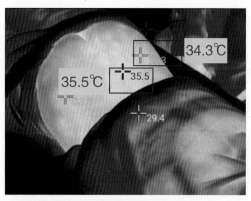

图2-52 拔针后7分钟的皮肤温度

休息15分钟后，患者左侧腰部的疼痛缓解，双侧腰部的皮温恢复到37℃。

思考：用抖针刺后，双侧皮肤温度同时下降，其中健侧皮肤温度下降了3.4℃，患侧皮肤温度下降3.6℃。腰部最高皮肤温度降低最为明显，达到3.9℃。休息后双侧皮肤温度恢复到37℃。提示针刺能够调节两侧腰部的温度，是中医阴阳平衡的道理。

由此可以看出，针刺也能使的皮肤温度有所下降，这与易罐、玻璃火罐的温度变化相一致。

第三节 足部反射区与足针

本章节中所介绍的足针，既有应用中医针灸学的足部针灸的理论和穴位进行治理，也有在足反射区理论基础上，把传统用手法按摩足底，改变为针刺刺激足反射区，以此减轻劳动强度，缩短治疗时间，提高疗效。

对腰痛的患者，用足疗的方法检查，是用双手拇指在患者的足部内侧，即沿着足弓的胸椎、腰椎、骶椎反射区触摸（图2-53）。腰椎的反射区是由双脚内侧楔骨至足舟骨内侧，分为5等份，每一份对应一节腰椎，从蹞趾端至跟骨方向依次排列为第1到第5腰椎。如果是扭伤或腰椎骨质增生者，在腰部的反射区可以找到条索、结节、颗粒或硬块，有压痛，如果反应点最靠近足舟骨内侧，是属于第5腰椎的问题。

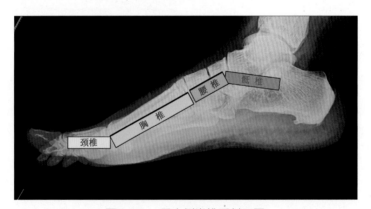

图2-53　足内侧脊椎反射区图

【病例1】

某髋关节置换术患者，查足提示足部腰椎反射区左侧脚有颗粒、硬块并稍微隆凸，有压痛感；右侧相应部位稍微凹陷，压痛不明显（图2-54）。X线检查示腰椎退行性变，腰椎右侧弯（凸）（图2-55）（注意：左侧髋关节可见髋关节置换术史）。

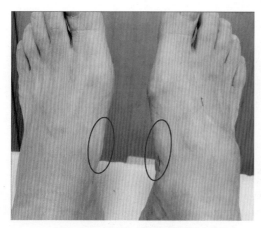

图2-54　腰椎反射区左侧凸右侧凹

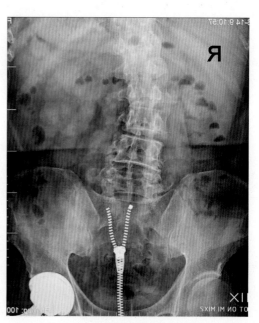

图2-55　X线检查示腰椎右侧弯

治疗的方法：术者拇指涂适量润滑剂，顺着患者足弓内侧的腰椎反射区，由足趾向足跟方向轻轻按摩200~400次，做完一侧再做另一侧。

【病例2】

笔者某次在香港讲课，当天讲的内容是"腰腿痛的扳机点治疗"。讲课当晚，香港骨伤学会70多岁的老会长，突然向笔者求治腰痛。当时还尚不清楚，他已经在某位知名专家那儿接受了十几天治疗，但效果都不明显。

由于时间有限，常规做了查体。但是在腰腿部找不到明显的硬结和压痛反应点。此时，笔者并没有随身携带针灸针，无法进行扳机点治疗。既找不到痛点，又没了治疗的工具，笔者当时陷入了两难的境地。着急时，笔者突然想起刘连仲老师所教"常规检查找不到痛点时，可以在足底查找"的诊疗思路。

果然，在足底前1/3的内侧、足底胃反射区找到了一个硬结。再把蹞趾做背伸，屈指肌腱紧张并压痛。

笔者在手上涂抹润滑剂后，握起拳头，用4个手指从蹞趾向足跟方向刮200下（不熟练的操作者，保险起见可以刮200~600下）。并嘱老会长，次日早上7点钟再做1次治疗。

次日清晨，患者告知腰痛得到明显好转，十几天的睡眠障碍首次得到明显改善，一觉能够睡到天亮，真是不可思议。

通过进一步的了解，原来老会长发病前曾吃生蚝等海鲜过多，感受寒凉。于是，检查腹直肌，呈紧张状态，在剑突下有硬结并压痛。终于明白了该病症的发病机制是胃受寒凉，引起腹直肌紧张，是扳机点的牵涉痛导致腰痛（图2-56），由于病灶在腹部，而疼痛却在腰部的，所以在腰部找不到压痛点。按摩足底胃反射区减轻了腰痛证实了这一诊断。从另一角度来看，治疗足部胃的反射区与针刺腹直肌的扳机点能够治疗腰痛，说明两者之间有共通性。在患者腹部剑突的反射点扎了两针并引起了几次抽搐（一组横跨过扳机点的紧张肌肉纤维在受到针刺激时，有时局部会引起抽搐反应，这说明抽搐反应是扳机点的特征之一），腰就舒服了。

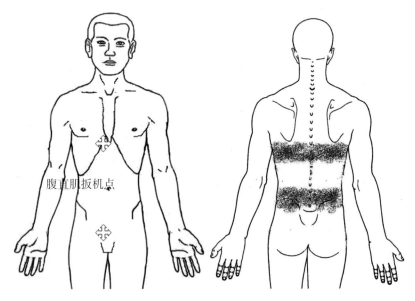

图2-56 腹直肌扳机点及牵涉痛

2个月以后，患者来电话告知足部反射区治疗后再也没腰痛了。

思考：足底胃部反射区在第1跖骨的中下段（图2-57），恰巧是下段胸椎的反射区。剑突位于第10胸椎的水平面上，腹直肌在剑突旁的扳机点，也就是在第10胸椎上。因此，按摩患者的胃反射区，就相当于按摩了胸椎反射区，也对腹直肌上的扳机点产生治疗作用。

肌筋膜机能障碍导致的扳机点（又称激痛点、触发点）所产生的疼痛学说，是国外筋膜疼痛治疗的理论基础。

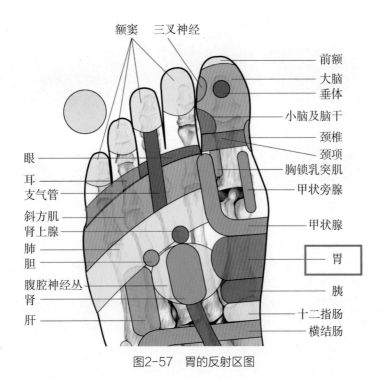

额窦　三叉神经

前额
大脑
垂体
小脑及脑干
颈椎
颈项
胸锁乳突肌
甲状旁腺
甲状腺
胃
胰
十二指肠
横结肠

眼
耳
支气管
斜方肌
肾上腺
肺
胆
腹腔神经丛
肾
肝

图2-57　胃的反射区图

治疗扳机点国外常用方法有：

1. 喷雾技术。如喷雾冷剂（凉水喷雾）。

2. 牵拉（拉伸）。被动牵拉和主动牵拉。

3. 扳机点注射（空针针刺，加利多卡因等局麻药或用类固醇、肉毒杆菌毒素A等）。

4. 等长收缩后放松，肌肉能量技术，肌筋膜松解，缺血性压迫，手法压制。

上述方法都直接在扳机点上进行治疗，但是用手在远离病变的部位，上病下治，同病异治，按摩足部反射区也能消除扳机点，这是笔者在此次诊疗过程的一个意外收获。用流传数百年的足部按摩，能治疗现代的肌筋膜疼痛，这也充分体现了中医的博大精深。

【病例3】

女性，14岁，双肩不等高、臀部歪向左侧（图2-58），脊椎左侧弯，胸椎腰椎交界处压痛明显，双脚不等长，弯腰试验阳性。右足腰椎反射区隆起，压痛。左足胸椎腰椎交界处压痛（图2-59）。X线检查示胸椎侧弯，腰椎侧弯，耻骨上支不对称（图2-60、图2-61）。

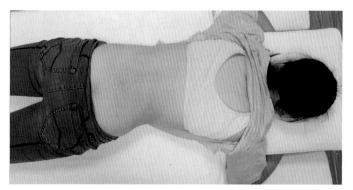

图2-58 病例3，脊椎左侧弯

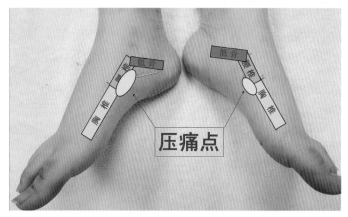

图2-59 胸椎腰椎侧弯的足部压痛点位置

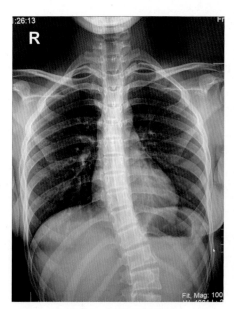

图2-60 下段胸椎侧弯

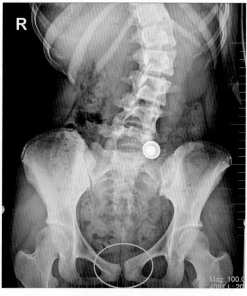

图2-61 腰椎左侧弯，耻骨上支不对称

诊断为脊椎侧弯，骨盆旋移（耻骨上支不对称）。把两侧足部反射区的压痛点与X线检查侧弯角度最大的部位进行对照，可相互印证。

治疗除了用足针刺反射区结合做足部屈伸动作外，还针对骨盆旋移做骨盆矫正技术，脊椎侧弯的易罐牵拉治疗。嘱患者坚持做易罐悬吊蹬腿操，核心肌群锻炼等。

【病例4】

女性，33岁，背部疼痛反复10年，加重5个月，伴胸闷、气短、手麻。背部不对称，肩胛骨左低右高（图2-62），颈部、腰部肌肉紧张、压痛。足部胸椎、腰椎、胸部、肩部反射区有硬结压痛。X线检查示上段胸椎侧弯，胸2~4椎融合，双侧第2~4肋椎关节不对称（图2-63）。CT检查示上段胸椎侧弯，胸2~4椎融合，双侧第1~5肋椎关节不对称（图2-64），胸2~4椎椎管狭窄（图2-65）。

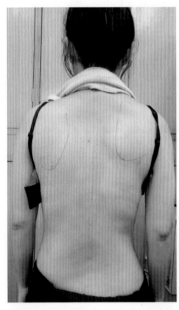

图2-62 病例4，背部不对称，肩胛骨左低右高

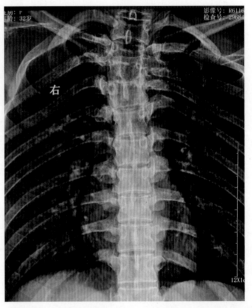

图2-63 X线检查示上段胸椎侧弯，胸2~4椎融合，双侧第2~4肋椎关节不对称

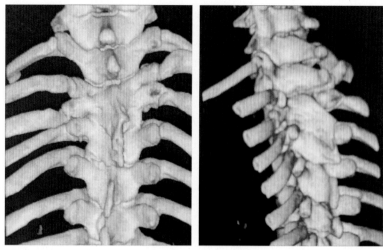

图2-64　CT检查示上段胸椎侧弯，胸2~4椎融合，双侧第1~5肋椎关节不对称

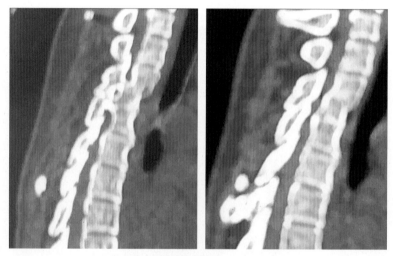

图2-65　CT检查示胸2~4椎椎管狭窄

诊断：胸2~4椎融合，胸椎上段侧弯。

治疗：

1．在患者足反射区用毫针针刺，在足部胸椎、腰椎反射区有硬结压痛（图2-66）。

2．用铍针在胸椎融合周围进行皮下剥离（图2-67）。

3．用易罐在颈背部、腰部、胸腹部大面积对拉，用易罐牵拉-抗阻技术松弛肌肉（图2-68、图2-69）。

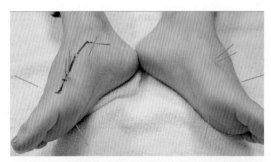

图2-66　在足部胸椎、腰椎反射区有硬结压痛

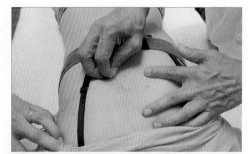

图2-67　用铍针在胸椎融合周围进行皮下剥离

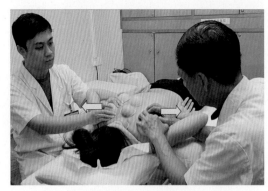

图2-68　易罐对拉，松弛颈背部肌肉

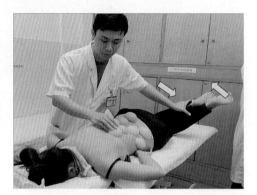

图2-69　用易罐牵拉-抗阻技术松弛肌肉

4. 背部痛点做毫火针。

5. 用提拉手法纠正胸2~4椎融合椎体之上、下椎错位。

6. 单杠悬吊蹬髋操锻炼等。经过3个疗程治疗，症状明显缓解。嘱患者坚持锻炼，防止复发。

【病例5】

　　女性，22岁，重度脊椎侧弯，患者长期坚持做瑜伽、单杠悬吊、易罐操等多种脊椎康复运动锻炼。脊椎侧弯明显（图2-70），双肩不等高，腰臀歪向右侧，肚脐呈T字形，偏向一侧（图2-71、图2-72）。腰背肌肉仅稍微紧张，没有明显压痛，向前弯腰时双手可以摸到地面。足部压痛点在胸椎与腰椎的交错位（图2-73），但压痛不明显，这说明运动锻炼对脊椎侧弯治疗的重要性。

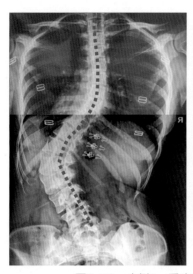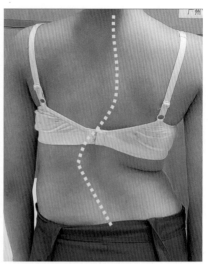

图2-70　病例5，重度脊椎侧弯体征及其X线检查

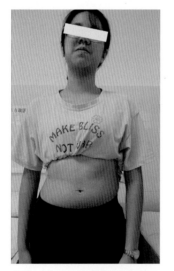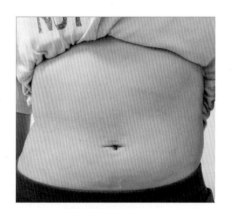

图2-71　重度腰椎侧弯体征　　图2-72　肚脐不居中，呈T字形，偏向一侧

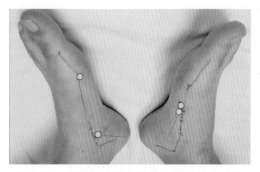

图2-73　足部压痛点在胸椎与腰椎的交错位

【病例6】

男性，62岁，久坐后腰痛1个月。曾经做X线检查，诊断为腰椎骨质增生，在腰部敷药、针刺、按摩效果均不明显。腰部肌肉紧张，腰曲变直，压痛，腰部屈伸明显受限。腹部在50年里分别进行了3次手术（图2-74），手术瘢痕稍硬，与皮下组织粘连，稍微有压痛。红外热成像显示右侧足部胃及太冲穴的反射区温度偏低（图2-75、图2-76）。足部压痛点在胃、胰、十二指肠反射区。

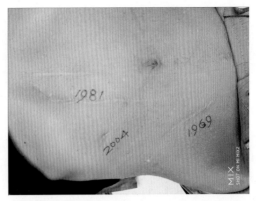

图2-74 病例6，50年内做过3次手术的瘢痕

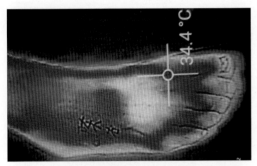

图2-75 红外热成像显示太冲穴温度偏低

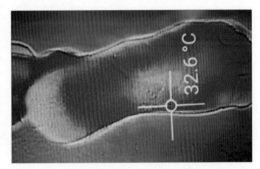

图2-76 红外热成像显示足底胃反射点温度偏低

治疗：用毫火针刺右足胃、胰、十二指肠反射区（图2-77），带针抗阻牵拉（图2-78），踝关节矫正术（图2-79）。另外，在腹部用易罐牵拉筋膜。

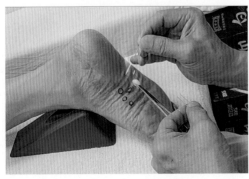

图2-77 毫火针刺右足部反射区

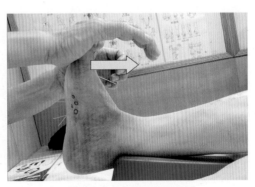

图2-78 带针抗阻牵拉

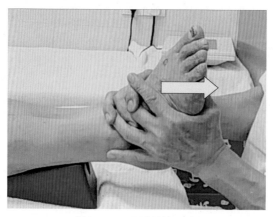

图2-79　踝关节矫正术

思考：该病例痛在腰上，有腰椎骨质增生，但腰部治疗不明显。查体腹部有手术瘢痕，红外热成像提示腹部有低温区，查足痛点在腹部反射区，这说明是腹部筋膜紧张（相当于弓箭上的弦）引起的反射性腰痛（相当于弓箭上的弓），治疗足底相当于松开了弦，弓（腰）自然就不痛了。这就是"弓痛治弦"的道理。

【病例7】

女孩，8岁，习惯性眨眼、努嘴、耸肩，注意力不集中，在多家三甲医院诊断为小儿多动症，连续治疗2年，症状未见好转。询问患者家属得知患儿曾用针灸、推拿、理疗等治疗，但是都着重在头颈部。观察患儿，面部不对称，耳朵贴满耳针（图2-80），颈背腰肌肉紧张，压痛，以枕骨附近尤为明显，腰背骶髂有压痛点，双下肢不等长（这些体征均指向颈椎、腰椎、骶椎和骶髂关节的病变）。颈椎、胸椎、腰椎、太冲穴（相当于胸椎的外侧）有压痛点（图2-81）。X线检查示枕寰关节、寰枢关节不对称，枢椎棘突偏左（图2-82），胸椎后关节紊乱，双侧髂骨不对称（图2-83）。

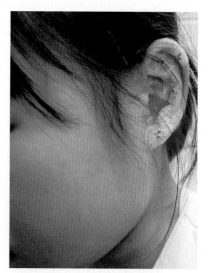

图2-80　病例7，耳朵上的耳针

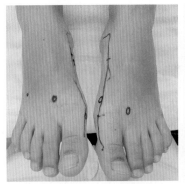
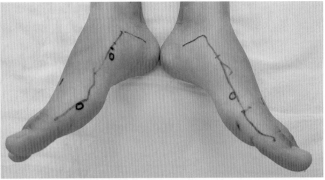

图2-81　足部的压痛点在颈椎、胸椎、腰椎、太冲穴

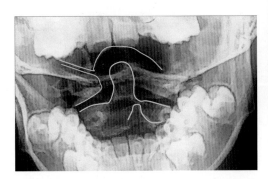

图2-82　枕寰、寰枢关节不对称，枢椎棘突偏左

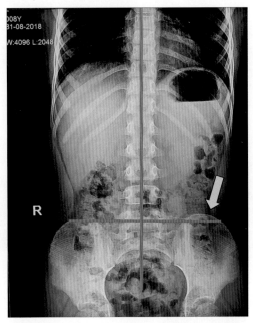

图2-83　胸椎后关节紊乱，双侧髂骨不对称

　　诊断：多动症，枕寰枢三关节错位，骨盆旋移。

　　思考：从脊柱相关疾病的理论看，多动症的原因与上段颈椎错位，导致头面部不适，引起本体感觉异常兴奋传导而出现感觉性抽动有关。但本例患者按照常规治疗2年效果仍欠佳，查体、查足和X线检查均提示枕寰枢三关节错位，胸椎后关节紊乱，骨盆旋移。因此，除了要纠正枕寰、寰枢关节错位外，还得调理整条脊椎和骨盆。

治疗：运用针对脑神经的肌筋膜技术——颅骶椎、腹部筋膜、肌筋膜力学结构手法做颈胸腰骨盆调理（图2-84、图2-85），由于儿童畏惧针刺，把足部针刺治疗改为揉按。经过6次治疗，加上核心肌群锻炼后，诸多症状消除。该病例在外院治疗时间已长达2年，主要是按照常规思路。但经过实际查体、查足和X线检查，提示该病症的病变范围已经涉及脊椎和骨盆，因此应该做整体治疗才能见效。

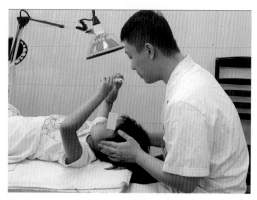

图2-84　颅骶椎手法调理术

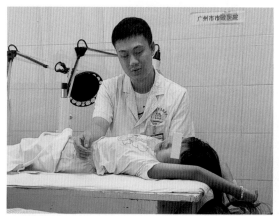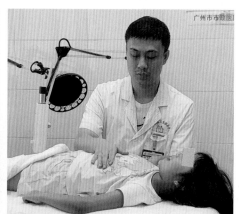

图2-85　腹部肌筋膜手法调理术

【病例8】

女性，30岁，澳洲治疗师。从悉尼乘飞机14小时到广州后，双下肢肿胀，不痛，原因不明。经过内科医生检查及化验，排除了泌尿系统病变。腰臀部肌肉紧张，腰曲变直，腰1~5椎棘突偏右，压痛明显。腰部屈伸及旋转受限。双侧髂前下棘及耻骨上支可以触及小块状硬结，压痛。双下肢肿胀明显，按下

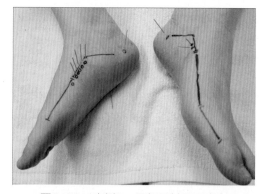

图2-86　病例8，足部反射区压痛点

不会凹陷。双侧足部腰1~5椎及子宫反射区处（可能是耻骨联合的反射区）有压痛，以右侧为明显（图2-86）。X线检查示腰椎生理曲度变直，腰1~5椎棘突右旋（图2-87、图2-88）。

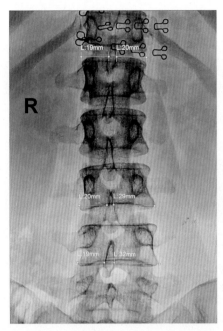 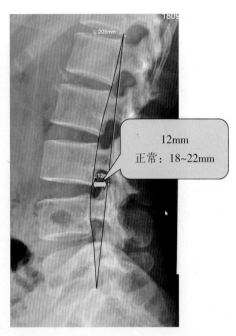

图2-87　X线检查示腰1~5椎棘突右旋　　图2-88　X线检查示腰椎生理曲度变直

诊断：腰椎引起水肿。

治疗：在足部反射区针刺（运动针），吸上易罐后做仰卧位及俯卧位摇腿揉腰，松弛腰肌，纠正腰椎的旋转式错位。再配合腰椎复位。治疗当天晚上，双侧下肢肿胀引起皮肤的绷紧感觉减轻，第2天患者减轻了1kg。总共治疗9次后，腰臀不适及双侧下肢水肿消失。嘱患者注意工作姿势，平时要坚持全身锻炼，尤其是核心肌群锻炼，防止复发。

【病例9】

女性，52岁，有腰突症病史5年。早上起床后突然腰部剧烈疼痛，弯腰弓背不能伸直。患者双手搭扶着女同事的肩膀，用腹部顶着同事的背囊，一步一步挪进诊室（图2-89），不能平卧，牙齿咬着毛巾还在不断呻吟（图2-90），好不容易躺下后双下肢只能屈曲（这是髂腰肌损伤的特征之一。由于髂腰肌痉挛，曲起双腿可以减少对髂腰肌的牵拉，从而减轻疼痛）。查足，反射区在第12胸椎、腰椎和骶骨中段（髂腰肌包括腰大肌和髂肌。髂腰肌起于第12胸椎，髂肌起于髂骨，共同止于小转子。其中骶骨中段的压痛点推想相当于小转子。图2-91）。X线检查示第4腰椎失稳，腰5/骶1椎间盘突出（图2-92）。

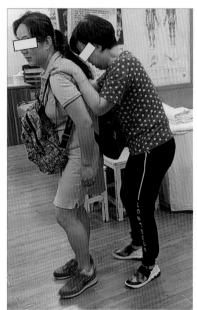

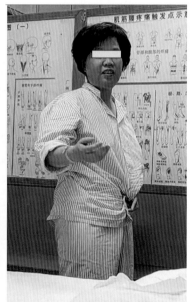

图2-89　病例9治疗前后表情变化

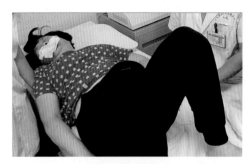

图2-90　牙齿咬着毛巾还在不断呻吟

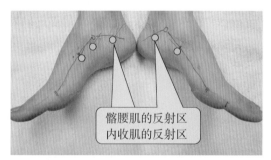

髂腰肌的反射区
内收肌的反射区

图2-91　足部反射区位置

治疗：在足部反射区针刺，吸上易罐后做髂腰肌的牵拉和龙氏摇腿揉腰法后（图2-93），不用人扶就可以自行走动。第2天就能上下楼梯了。

思考：该病例X线检查诊断为腰椎间盘突出，主要是根据腰椎反张。引起反张的原因是髂腰肌痉挛导致了弯腰弓背，当针刺和牵拉后，髂腰肌松弛后，腰椎就恢复

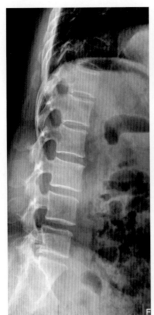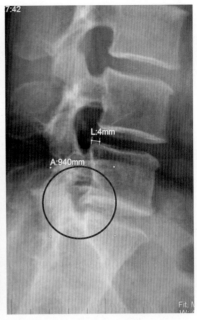

图2-92　X线检查示第4腰椎失稳，腰5/骶1椎间盘突出

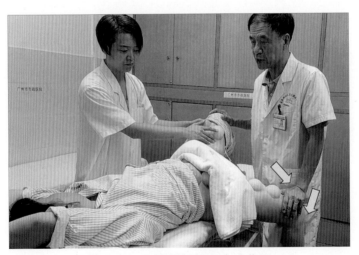

图2-93　易罐牵拉髂腰肌与内收肌

正常的曲度。所以没有直接治疗腰椎间盘突出，仅仅是治疗肌肉就消除了疼痛。

人体有206块骨头，而双脚就有52块骨头，占了全身骨头的1/4。从上述的病例可以看出，足反射区治疗方法的应用，为临床各种病症的诊断与治疗提供了新的尝试，并显示出独特的疗效。

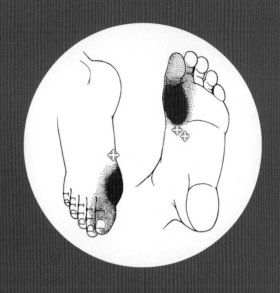

第三章
足踝常用治疗方法

第一节 足部相关的扳机点

扳机点又称为肌筋膜激痛点，是骨骼肌或肌筋膜高张力束内最易受激惹的区域，有压痛反应，能引起特异点的牵涉痛，以及引起自主神经反射。扳机点，还可见于韧带、关节囊、骨膜和皮肤、脂肪组织，但这些组织不像肌筋膜扳机点那样固定不变。此外这些点不会引起牵涉痛。

扳机点分为活跃的扳机点与潜在的扳机点2种。前者在活动及静止时发生疼痛，局部有压痛；后者平均不痛，查体时有压痛。肌肉在充分牵拉后，扳机点可以由活跃的转化为潜在的；反之，肌肉受伤后，潜在的扳机点，会转化为活跃的扳机点。

一、胫前肌

（一）牵涉痛

胫前肌（图3-1）牵涉痛和压痛的肌筋膜扳机点主要位于足踝前内侧以及大足趾的背侧内侧面。此外，有时疼痛（扩散区域）可以从扳机点向下沿胫骨延伸至足踝和足的内侧。扳机点通常出现于胫前肌的上1/3部分。

（二）症状

包括足踝前内侧和蹑趾的牵涉痛和压痛、足踝的运动性疼痛、足尖下垂或踝关节无力，以及走路时由于背屈无力而导致的绊跤或跌倒。

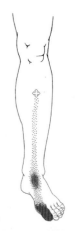

图3-1 胫前肌

二、腓骨肌（腓骨长肌、腓骨短肌、第3腓骨肌）

（一）牵涉痛

腓骨长肌和腓骨短肌的扳机点疼痛和压痛区域主要是在踝关节的外踝上方、后方以及下方；还可沿足的外侧延伸一小段距离。腓骨长肌扳机点可覆盖的中1/3的外

侧。第3腓骨肌牵涉痛及压痛的触发点沿踝
的前外侧，有时扩散至外踝后方到足跟外
侧（图3-2）。

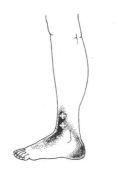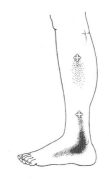

图3-2　腓骨肌

（二）症状

踝关节疼痛和无力。

三、腓肠肌

（一）牵涉痛

腓肠肌的扳机点疼痛和压痛区域是从同侧足背延伸至踝后内侧及小腿、膝盖后
侧及远端大腿后侧。最常见的扳机点是位于腓肠肌内侧头的内侧缘近肌腹中点。

（二）症状

夜间阵发性小腿抽筋及间歇性跛行。膝盖背侧痛或足背痛（图3-3）。

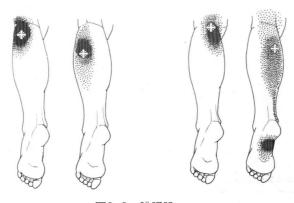

图3-3　腓肠肌

四、比目鱼肌和跖肌

（一）牵涉痛

通常发生在足后部和足底表面，并常涉及跟腱远端。疼痛也可放射至同侧骶髂
关节区域。比目鱼肌近端的肌筋膜扳机点常引起小腿背侧的放射痛。跖肌的牵涉痛
和压痛主要集中在膝关节背侧；疼痛可延伸至小腿背侧和大腿中部。

（二）症状

主要是足跟牵涉痛和压痛，以及踝背屈受限。牵涉痛与压痛可能会十分剧烈以
至于患者行走困难或行走不能，尤其是上坡或上下楼梯时（图3-4）。

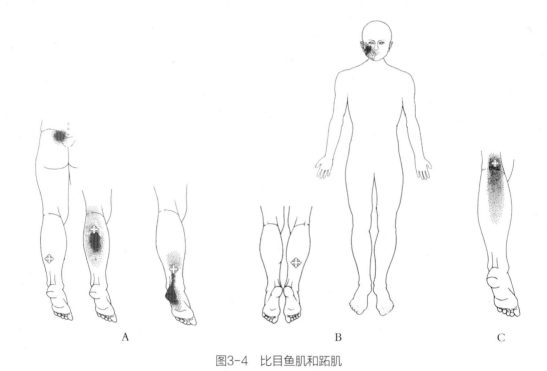

图3-4　比目鱼肌和跖肌

A　　　　　　　　　　　B　　　　　　　　　　　C

五、胫后肌

（一）牵涉痛

主要集中在足跟上方跟腱的近端。扩散范围从小腿筋膜扳机点往下延伸至整个足跟，以及足和足趾的跖面。

（二）症状

包括跑步或者步行时，特别是在凹凸不平的表面上行走时足底的疼痛。足弓、跟腱疼痛最为严重，足跟、足趾和小腿的疼痛程度较小。还需要考虑与胫后肌筋膜扳机点相关其他情况，包括胫骨夹板、后深筋膜综合征、慢性胫后肌肌腱腱鞘炎以及肌腱断裂（图3-5）。

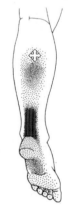

图3-5　胫后肌

六、足趾的伸肌（趾长伸肌与姆长伸肌）

（一）牵涉痛

主要表现为足背部疼痛。趾长伸肌上扳机点引起的牵涉痛集中在足背外侧并可延伸至中间3个足趾的末端。姆长伸肌上扳机点引起的牵涉痛集中在第1跖趾关节并可延伸至姆趾的末端。

（二）症状

足背部持续性的疼痛、步行过程中有时足跖（底）突然落地、足趾长伸肌的夜间痉挛以及儿童的"生长痛"。鉴别诊断包括同时存在的其他肌筋膜疼痛综合征、肌肉力量不平衡造成的锤状趾或爪形趾（图3-6）。

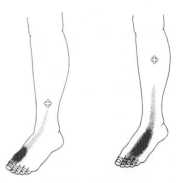

图3-6　足趾的伸肌

七、足趾的长屈肌（趾长屈肌和蹈长屈肌）

（一）牵涉痛

趾长屈肌的扳机点牵涉痛主要出现于靠近4个小足趾的前足足底的中间，并可扩散至这些足趾的跖面。蹈长屈肌的扳机点牵涉痛集中于蹈趾的跖面和第1跖骨的头部。

（二）症状

足痛，尤其是负重时。鉴别诊断包括其他筋膜疼痛综合征、胫骨应力综合征、慢性骨筋膜室综合征和蹈长屈肌腱断裂（图3-7）。

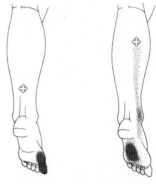

图3-7　足趾的长屈肌

八、足部的浅表肌群（趾短伸肌、蹈短伸肌、蹈外展肌、趾短屈肌、小趾外展肌）

（一）牵涉痛

足趾小的伸肌、趾短伸肌以及蹈短伸肌上的扳机点引起的压痛会放射至足背的特定区域。而蹈外展肌的扳机点沿着足背的中线可以放射至足跟。小趾外展肌扳机点引起的疼痛集中在第5跖骨的底面，并可能蔓延至邻近的足底及足前部的外侧面。趾短屈肌的疼痛与压痛集中于第2至第4跖骨的前端。

（二）症状

行走时足酸和足痛，如果严重还会出现静息时的深部痛。鉴别诊断应该包括具有类似牵涉痛范围的其他肌筋膜疼痛综合征、足底的肌筋膜炎、先天性肌肥大和肌肉附着点的撕脱性骨折（图3-8）。

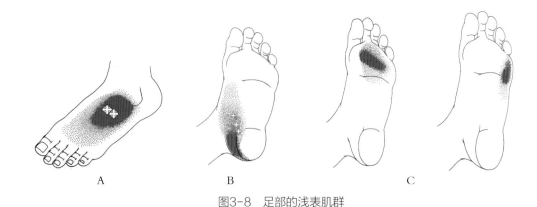

图3-8　足部的浅表肌群

九、足部的深肌群（跖方肌和蚓状肌、蹞短屈肌、蹞收肌、小趾短屈肌和骨间肌）

（一）牵涉痛

跖方肌上的扳机点引起的牵涉痛和压痛位于足跟处。蹞收肌的斜肌和横肌的头则牵涉到跖骨的区域中的前掌跖面。从蹞短屈肌转移的疼痛覆盖了第一跖骨头的足底内侧面，并可能波及包括所有的第1趾和第2趾。在骨间肌的牵涉痛和压痛主要沿着该侧的足趾分布，这里有每块肌肉的附属点和相应的跖骨头跖面。

（二）症状

扳机点引起足深部肌肉疼痛和压痛源于疼痛或难以忍受鞋内行走矫形器而造成的行走方式改变。临床上有必要将上述深部肌肉的疼痛症状区分于肌筋膜的器质性疼痛症状、足底筋膜炎、关节功能障碍和籽骨受伤（图3-9）。

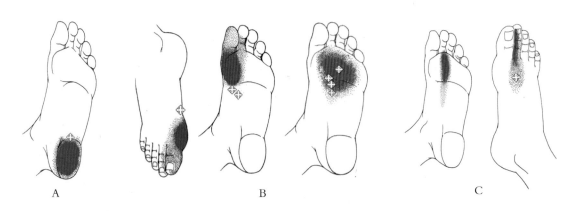

图3-9　足部的深肌群

第二节　毫火针疗法

火针，是用火烧红的针尖迅速刺入穴内，以治疗疾病的一种方法。早在《灵枢·官针》中就有记载："淬刺者，刺燔针则取痹也。"《伤寒论》中也论述了火针的适应证和不宜用火针医治的病候。《千金翼方》有"处疔痈疽，针惟令极热"的论述。《针灸大成》中总结了明朝以前用火针治疗的经验。20世纪50年代后期，改进了火针针具，火针疗法的基础性研究也取得了一定成果。如贺普仁的《针具针法》《火针疗法图解》，刘保延的《火针》，郑学良的《中华火针疗法》等。火针疗法获得了强有力的生命，在近10年中得到了继承和发展。火针疗法是在针刺法和直接灸法的基础上产生的一种治疗方法，具有温经散寒，通经活络作用，在临床可用于对虚寒痛肿等症的治疗。

毫火针疗法则是刘恩明教授在传统针刺法、直接灸法的基础上创新的新治法。他改革了烧针的方法和针具，提出毫火针是把热量带进身体内的载体，除了有温经散寒，通经活络作用外，还增加了8大功用。在传统火针对虚寒痛肿等症治疗的基础上，开拓了内、外、骨伤、肿瘤、皮肤、美容等治疗病种，成为治疗诸多种疑难病症的有效方法。

20世纪90年代，笔者在学习班上观看火针，老师演示将直径1.2mm的盘龙针用酒精灯烧红后，直接刺到腰椎间盘突出症的患者患处，疼痛很快缓解，弯腰也利索了，这种当场见效的治疗方法令人惊讶。但诊治过程中患者要忍受剧烈疼痛及皮肤灼伤的风险，因此临床上难以推广。

2013年在广州召开的一次学术会议上，笔者有幸聆听了刘恩明教授毫火针疗法学术报告，并与一同到会的洪章仁教授（台湾，肌肉疼痛医学泰斗）进行了深入的学术交流和探讨。在两位专家的启发下，笔者当时产生了一种设想——若能把两位知名学者的理论和治疗方法结合在一起，必定会产生一加一大于二的疗效。

刘恩明教授的创新除了在理论上有新的突破，在操作上也进行了改良。他将传统酒精灯加热，改为使用止血钳夹95%酒精棉球烧针体，使用直径0.25~0.50mm的针刺针，既充分发挥火针原有的优势，又减少烧针时热量的散失，还能明显减轻疼痛，故命名为毫火针（图3-10）。

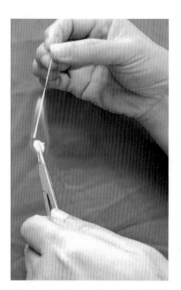

图3-10　毫火针，使用止血钳夹95%酒精棉球烧针体

洪章仁教授在临床上主张骨骼肌功能失调，导致形成肌筋膜疼痛扳机点。这一理论使临床医生开拓了思路，改变了医学界长期以来只是重视通过药物减少疼痛的诊疗思路，把目光投向消除引起疼痛的病理因素的研究。

一、毫火针功效

（一）解痉止痛

毫火针能够治疗因为寒、湿或风邪引起的肿痛，以及椎间盘突出、骨折、外伤后引起的疼痛，对痹症、风湿关节炎、腰腿疼痛，尤其是中风后遗症、顽固性风湿病、痛风结节有特殊的疗效。

【病例1】

男性，99岁，左侧第11肋骨不完全性骨折，疼痛3天，转身、举手、呼吸都困难，用2支毫火针对骨折处及相应错位的胸椎进行针刺，再进行易罐牵拉抗阻（图3-11至图3-14），治疗5次而康复。

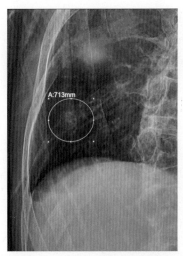

图3-11 病例1患者X线检查示
左侧第11肋骨不完全性骨折

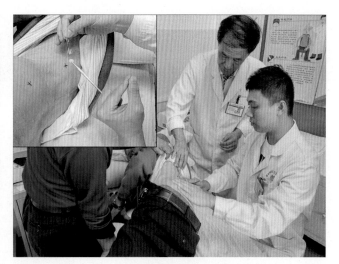

图3-12 毫火针双针刺左侧第11肋

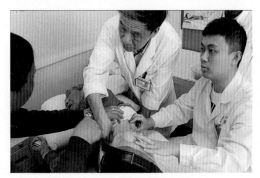

图3-13 易罐牵拉腰腹部筋膜

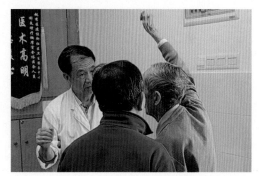

图3-14 咳嗽、举手也不痛

（二）手术后疼痛

毫火针对多种手术后遗疼痛效果明显。

【病例2】

女性，77岁，腰背疼痛、明显侧弯，40年前因左侧乳腺癌行手术治疗，切口瘢痕达29cm，周围有硬结并压痛，脊椎呈S形，弓腰弯背。X线检查示胸椎、腰椎退行性变，胸椎、腰椎侧弯。诊断为胸腰椎退行性变，胸腰椎侧弯；胸腰部肌筋膜病（图3-15）。

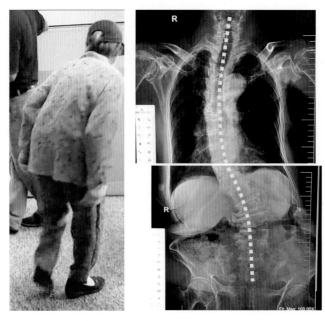

图3-15　病例2患者，X线检查示胸椎、腰椎退行性变，胸椎、腰椎侧弯

分析：左侧乳腺癌手术瘢痕的粘连挛缩（相当于弓箭上的弦），牵拉脊椎，导致了脊椎侧弯（相当于弓箭的弓）（图3-16）。

治疗：用毫火针刺弦周围的瘢痕和反应点，再用易罐牵拉，消除引起脊椎侧弯的病因，腰背疼痛自然就消除。经过4次治疗后，不适感消失（图3-17）。

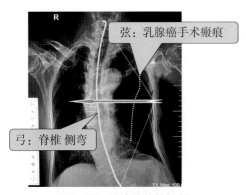

图3-16　弓痛治弦的机制

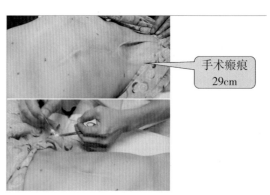

图3-17　毫火针刺手术瘢痕周围的反应点

【病例3】

女性，53岁，颈静脉孔区神经纤维瘤术后伴头颈疼痛、手臂不适4年。1个月前接受按摩治疗后症状加重。MRI检查示第3~4颈椎、第4~5颈椎、第5~6颈椎、第6~7颈椎椎间盘突出，第5~6颈椎双侧椎间孔及椎管狭窄，脊髓受压伴轻度变性。用毫火针做颈部、背部、胸部治疗，加颅骶椎手法调理术治疗10次后，症状明显缓解（图3-18至图3-20）。

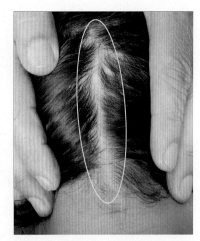

图3-18 病例3，颈静脉孔区神经纤维瘤术后瘢痕

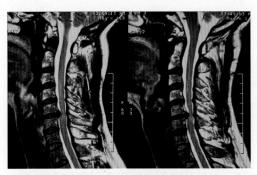

图3-19 MRI检查示第3~4颈椎、第4~5颈椎、第5~6颈椎、第6~7颈椎椎间盘突出，第5~6颈椎双侧椎间孔及椎管狭窄，脊髓受压伴轻度变性

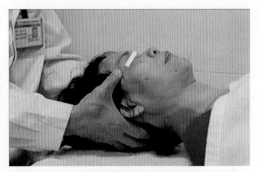

图3-20 毫火针针刺后做颅骶椎手法调理术

【病例4】

男性，59岁，颈痛，双肩沉重，伴双手麻2个月。2个月前因脊髓型颈椎病，行第3~6颈椎椎板切除减压术，侧块螺钉内固定，并行植骨融合术（颈椎内固定术）。术后8周，颈背疼痛未缓解，双肩沉重。

治疗：在颈部手术瘢痕及颈部、背部反应点用毫火针针刺，并用铍针刺割方法剥离颈部、背部筋膜的粘连处。然后，吸上易罐后做颈部、肩部锻炼及扩胸锻炼后5周，疼痛和不适感基本缓解（图3-21至图3-23）。

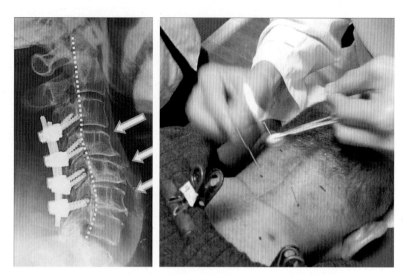

图3-21 病例4，毫火针治疗颈椎内固定术后疼痛

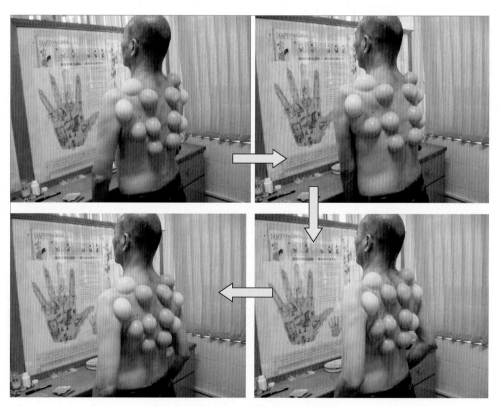

图3-22 吸易罐，做颈部、肩部锻炼

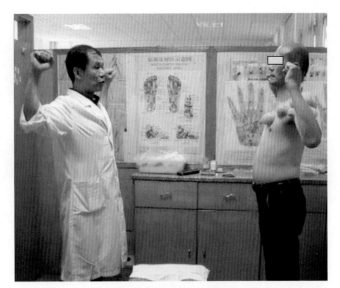

图3-23 易罐扩胸锻炼

【病例5】

女性，35岁，鼻咽癌放疗后1年多，肌纤维化引起听力下降、颈部疼痛，运动受限，这是该类患者常见的棘手问题。耸肩试验和低头、侧头试验阳性，判断为斜方肌和斜角肌损伤。

治疗：毫火针刺面部、颈部、背部反应点，加易罐牵拉，颈部、背部推拿治疗9次后，颈部活动受限缓解，听力改善（图3-24至图3-27）。

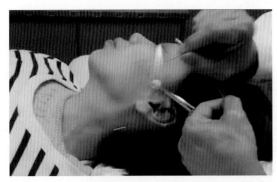

图3-24 病例5，毫火针治疗鼻咽癌放疗后颈部疼痛及听力减退

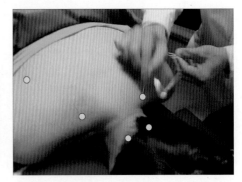

图3-25 毫火针刺颈部、背部反应点

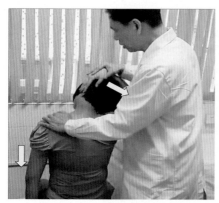

图3-26 指导患者做自我牵拉斜方肌、
斜角肌

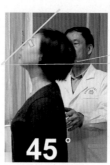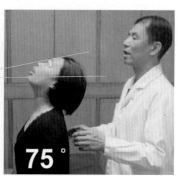

治疗前　　　　　　　治疗后

图3-27 治疗前后仰头角度改变

（三）止痒

笔者在应用毫火针治疗各种以瘙痒为主要症状的皮肤病，如神经性皮炎、牛皮癣、药物过敏、湿疹（图3-28至图3-30）等，也取得了一定疗效。

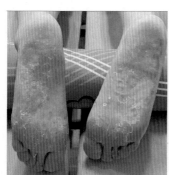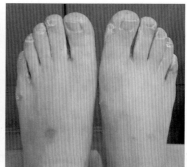

图3-28 湿疹（治疗前）

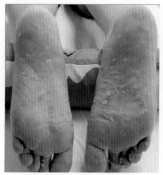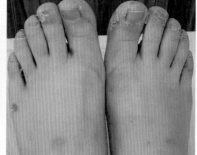

图3-29 湿疹治疗1次后

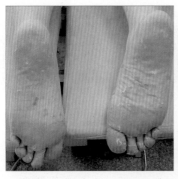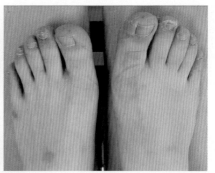

图3-30　湿疹治疗两次后

（四）止麻

毫火针可用于治疗腰椎间盘突出症、颈椎病引起的麻木。

【病例6】

青年男性，做颈椎手法治疗失败，致颈部受伤，引起颈部、背部疼痛，后枕部麻木7个月。红外热成像检查示后枕部低温区35.5℃，该区也是压痛点。用3支1寸毫火针齐刺后10分钟，温度升为36.2℃，麻木和疼痛明显缓解，背部的白色区（督脉）明显延长（图3-32、图3-33）。

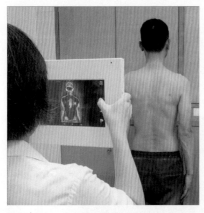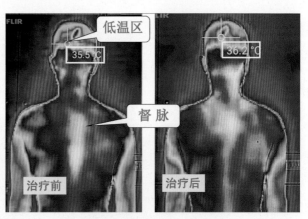

图3-31　病例6，做颈椎手法治疗失败，致颈部受伤患者

图3-32　毫火针治疗前后对比，毫火针治疗10分钟后，头部低温区（压痛点）与督脉温度的变化

（五）止挛

面部肌肉及腿部痉挛，是神经麻痹的常见临床症状，多发于癌症放疗后肌纤维化者。

【病例7】

鼻咽癌患者，放疗后面颊部、颈部肌肉纤维化11年，张口受限，吃一顿饭要3个小时。

治疗：在颈部及面部硬结处用毫火针刺，次日患者反馈进食时间减少了一半（图3-33）。

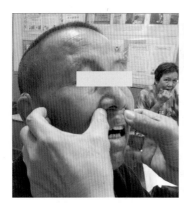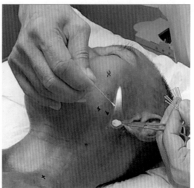

图3-33　毫火针治鼻咽癌术后张口受限11年

（六）止泻、通便

毫火针在治疗肠易激综合征、慢性结肠炎所致腹胀腹泻、便秘等疾病具有一定疗效。根据脊椎相关疾病理论，第10胸椎至第2腰椎发出的自主神经支配结肠，当脊椎错位后，对应的脊神经受刺激可引起便秘或腹泻。用毫火针刺错位椎体旁和腹部的反应点，吸上易罐做龙氏摇腿揉腰，松弛肌肉，纠正错位，使结肠功能恢复正常。一般来讲，第12胸椎偏左易引起便秘，偏右易引起腹泻（图3-34）。

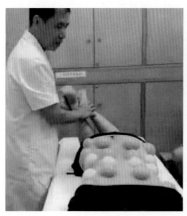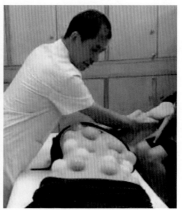

图3-34　吸上易罐做龙氏摇腿揉腰

（七）止咳定喘

笔者应用毫火针治疗老年性慢性支气管炎、哮喘也取得了一定疗效。治疗时，可采取上下同治的方法，既针刺患者背部的腧穴，又在足部的肺部反射区进行针刺（图3-35、图3-36）。

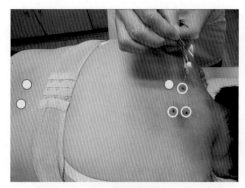

图3-35　哮喘患者的毫火针治疗

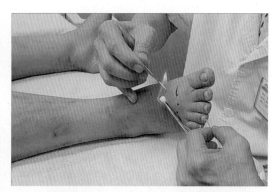

图3-36　毫火针刺足部的肺部反射区

（八）泻火解毒

笔者曾应用毫火针治疗带状疱疹后遗神经痛（图3-37、图3-38）、乳腺炎等症，取得了满意疗效。

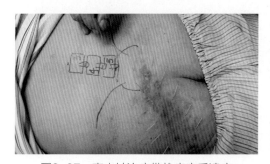

图3-37　毫火针治疗带状疱疹后遗痛

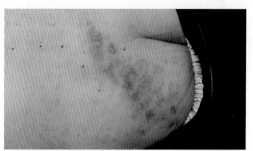

图3-38　毫火针治疗带状疱疹后遗痛后第2天

（九）去瘀除腐

毫火针治疗对外科性疾病，如静脉曲张、血栓性静脉炎、痤疮、多发性毛囊炎（图3-39）、痈疮、痔疮等有特殊的疗效。

（十）软坚散结

笔者应用毫火针治疗扳机指、血管瘤、脂肪瘤、纤维瘤、疣、腱鞘囊肿、足背囊肿（图3-40）、子宫肌瘤、卵巢囊肿，软骨瘤（图3-41至图3-43），均取得满意

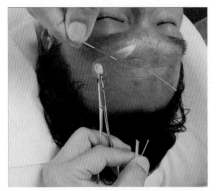

图3-39 毫火针治疗多发性毛囊炎

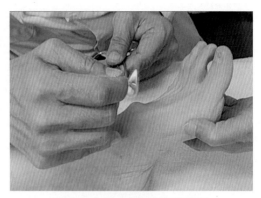

图3-40 毫火针治疗足背囊肿

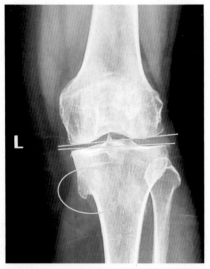

图3-41 左胫骨外生软骨瘤患者X线检查

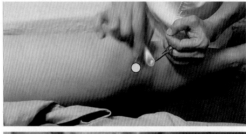

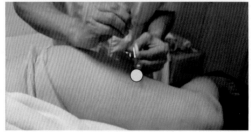

图3-42 毫火针刺左胫骨外生软骨瘤患者反应点

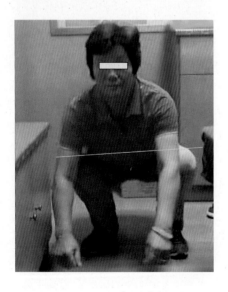

图3-43 左胫骨外生软骨
瘤患者接受毫火针治疗后
当场可以下蹲

疗效。

（十一）壮阳补虚

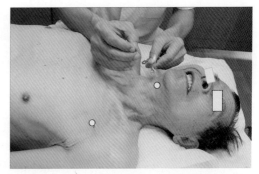

图3-44　毫火针刺廉泉穴治中风后流涎

毫火针治疗对子宫下垂、腰膝酸软、阳痿、痛经、尿失禁、尿漏、胃下垂、肌肉麻痹、中风后遗症等各种痿症（图3-44）有一定疗效。

【病例8】

女性，30岁，漏尿3年，甚至咳嗽也会发生，因担心尴尬状况不敢出门。外出时，即使天气炎热口渴也畏惧喝水，喝水后必须马上上洗手间。

治疗：用毫火针刺腰骶部和耻骨联合上缘曲骨穴（图3-45、图3-46），以及

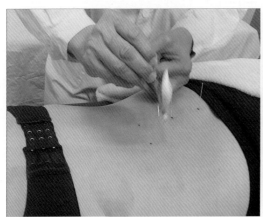
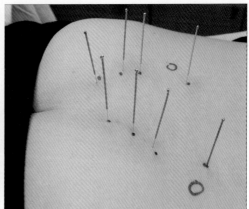

图3-45　病例8，毫火针刺腰骶部

手法纠正腰骶椎错位后康复。因该患者长期缺乏锻炼，颈、肩、腰、腿疼痛，在冈下肌和臀中肌上的劳损点用毫火针刺后，做双侧上肢反复上举、双侧膝关节反复屈曲的动作，激发肌肉的活动性，让"惰性"的肌肉参加工作（图3-47）。

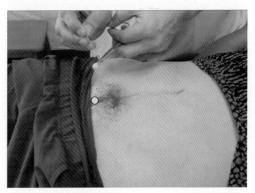

图3-46　毫火针刺耻骨联合上缘曲骨穴治疗漏尿

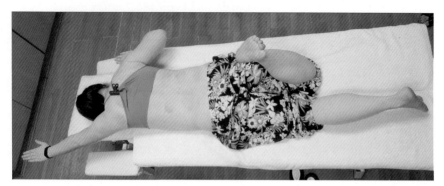

图3-47　毫火针刺冈下肌和臀中肌，并做双侧上肢反复上举、双侧膝关节反复屈曲的动作

（十二）温通经络

肌筋膜机能障碍激痛点（扳机点）产生的局部张力过高、导致的皮神经卡压引起的疼痛或牵涉痛，可以通过毫火针的针体把热量带进体内，从而破坏扳机点（激痛点），消除疼痛。

例如，某肾脏切除术后腰部疼痛的患者（图3-48），在手术瘢痕附近有多个扳机点，用毫火针治疗后，疼痛消失。

顽固性颞颌关节功能紊乱者，在面部的扳机点用毫火针治疗，对于消除紧张的颞肌有明显的作用（图3-49）。

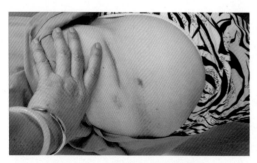

图3-48　肾脏切除术后的瘢痕

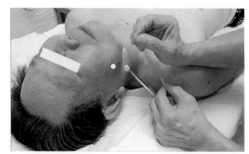

图3-49　毫火针治疗面部扳机点

某患者扭伤脚后反复疼痛3年，在扳机点用3支1寸毫火针同时针刺后，吸上易罐，做踝关节运动以消肿止痛，疏经通络（图3-50）。

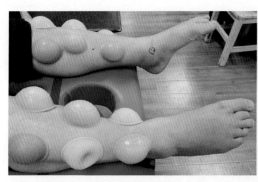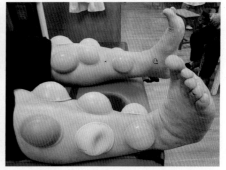

图3-50　扭伤脚后反复疼痛患者，在扳机点用3支1寸毫火针同时针刺，吸上易罐，做屈伸踝关节运动

二、毫火针的针刺方法和创新

传统火针治疗操作方法，酒精灯体积较大，离施术部位较远，将针烧红后到施术时针体已变黑，火针温度下降，易产生滞针及针后疼痛剧烈等现象。

毫火针治疗操作有所改进，首先标记好进针点，再用碘伏常规皮肤消毒后，左手持止血钳夹95%酒精棉球并点燃，靠近针刺部位，右手拇指、示指、中指夹持毫针，针尖方向呈45°指向火焰，将针尖针体在火焰上1/3烧红或烧至发白后，迅速地刺入腧穴、扳机点或瘢痕处。

垂直进针是火针特别是毫火针的原则。因此，针刺前要随时调整患者的姿势，既让患者身体舒适，自然放松，又使术者容易垂直进针。垂直进针是指针体由上向下垂直刺入，即使刺入的穴位或病灶与针体成斜面，也必须保持针体垂直向下刺入。如眉心穴，患者取坐位，使针由上向下刺入，即斜针直刺法。

（一）烧针法

用止血钳夹95%酒精棉球烧针体。酒精棉球火焰分内、中、外3层，中层火焰的顶尖部亮度最大、温度最高，是毫火针烧针的最佳位置。一般烧针的角度为30°~45°。

毫火针烧针程度要到位，即将针烧至通红白亮的地步。为了减少热能的散失，烧针时应尽可能靠近穴位或病灶处，火焰与皮肤的距离一般为3cm左右。

根据病情的需要，术者可以用右手拇指、示指、中指夹持1~2寸（0.25~0.5mm）毫针1~4支，同时在止血钳夹95%酒精棉球上烧针体（图3-51）。烧2支以上针时，酒精棉球要相对大一些。出针时，如针眼出血呈黑色或暗红色，可以加拔罐协助瘀血排出。血色鲜红时，用干棉球按压针眼即可。

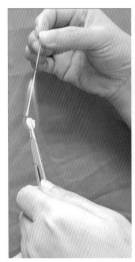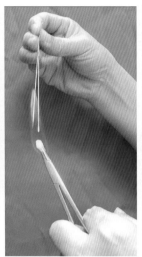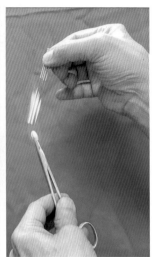

图3-51　烧针

（二）针刺的角度

1. **直刺**　针体与皮肤表面呈90°垂直刺入。此法适用于全身大部分腧穴，在足部治疗多用于小腿、跖骨的间隙处。

2. **斜刺**　针体与皮肤表面约呈45°倾斜刺入。此法适用于肌肉浅薄处或内有重要脏器处，在足部治疗多用于内外踝关节或足弓处。（图3-52）

图3-52　针刺的角度

【病例9】

患者左足疼痛，走路困难8个月，X线检查示左侧第5跖骨陈旧性粉碎性骨折，骨折线模糊。毫火针斜刺左侧第5跖骨间隙，加易罐拉罐5次后，步态恢复正常（图3-53）。

3. **横刺（平刺）**　针体与

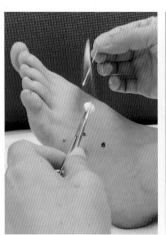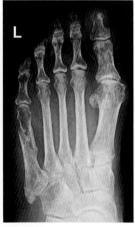

图3-53　治疗陈旧性左足第5跖骨粉碎性骨折

皮肤表面约呈15°或沿皮以更小的角度刺入（图3-54）。

针刺入皮肤后留针时间约为5分钟。

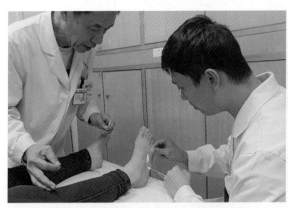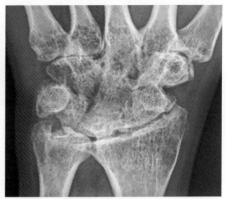

图3-54　外伤性腕关节炎疼痛10年患者，用毫火针横刺足部反射区

（三）特殊针刺

1. **双针或三针刺法**　右手拇指、示指、中指夹持1~3寸（0.25~0.75mm）毫针2~3支，每支针的距离约1mm，当针烧到红透时，按照病情及部位迅速刺进穴位（图3-55、图3-56）。

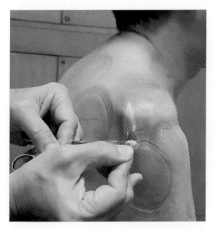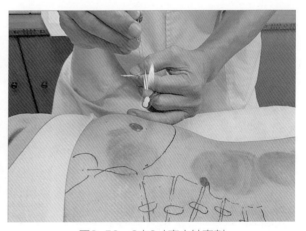

图3-55　双针直刺，治疗陈旧性肩关　　　图3-56　2支3寸毫火针直刺
节半脱位

2. **夹皮肤后进针法**　用1~2个夹子把皮肤夹起来后，定好穴位，用1~4支25~50mm毫火针做横刺（图3-57至图3-62），以加强解痉止痛、松解粘连的作用。适用于背部的肩胛间区、臀部、上腹部右侧肋弓等处。

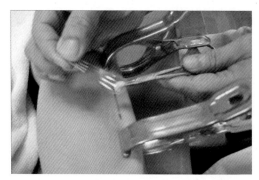

图3-57 用两个夹子把皮肤夹起来后，4支1寸毫火针齐刺小腿

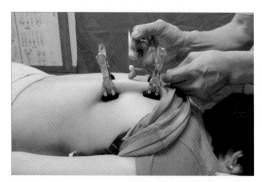

图3-58 用两个夹子把皮肤夹起来后，3支1寸毫火针横刺肩胛间区

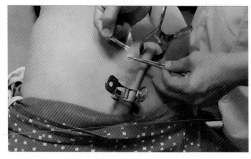

图3-59 用双夹固定，3支1寸毫火针横刺肩胛间区

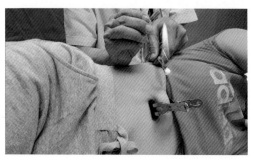

图3-60 夹起肋弓皮肤，用3寸毫火针横刺

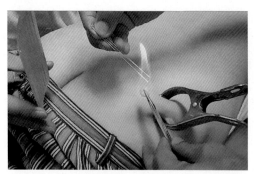

图3-61 用夹固定皮肤，3支3寸毫火针横刺臀部筋膜

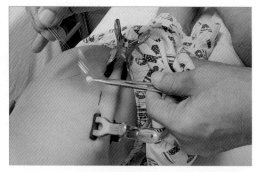

图3-62 3支3寸毫火针横刺背阔肌扳机点

3. 带针运动法 用毫火针在肌肉、穴位、扳机点进针后，患者再进行肢体运动。针刺进关节间隙后严禁使用带针运动法，以免产生弯针或其他意外。在开始被动运动时，患者针刺部位有轻微的酸胀感，一般活动3~5次后，当不适感消失，就可以进行主动运动。

带针运动法把毫火针治疗、易罐的浅筋膜牵拉、患者被动和主动的深筋膜牵拉，以及核心肌群锻炼4种治疗有机融合，各自发挥优势，实现了1+1+1+1＞4的效应。

【病例10】

一位闭孔内肌损伤引起腰痛17个月的患者，经针灸推拿效果不明显。毫火针刺后，加易罐和闭孔内肌牵拉，当场缓解疼痛（图3-63）。

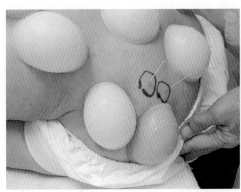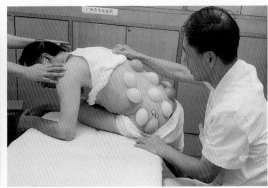

图3-63　病例10，闭孔内肌损伤的带针运动

4. 带针—易罐—摇腿揉腰　毫火针刺在腰椎错位的椎体棘突旁边，吸上易罐后，先扶着患者双下肢屈膝做左右摆动3~5次，幅度从小到大。再让患者自行做8~10次（图3-64）。毫火针有解痉止痛、松解粘连作用。龙氏摇腿揉腰法能够松弛腰臀部肌肉和筋膜，调整腰椎后关节紊乱，针刺与易罐牵拉及运动结合，相得益彰，适用于腰椎退行性变、腰椎滑脱、腰椎侧弯、腰椎间盘突出。

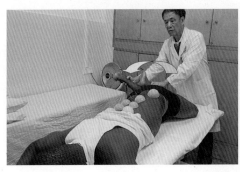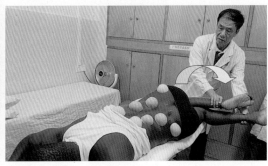

图3-64　外国患者做带针—易罐—摇腿揉腰

5. 带针—易罐—跪姿摆髋 腰部、臀部毫火针刺后，吸上易罐做跪姿动作，胸部贴床，做髋部左右摆动（图3-65）。动作要求翘臀塌腰，使腰曲增大。适用于腰椎生理曲度变直、腰椎反张或腰椎间盘膨出及突出。

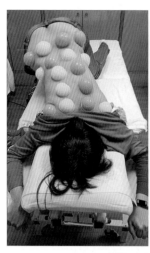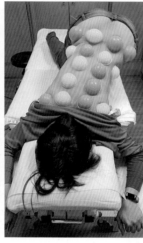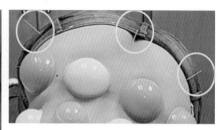

图3-65 带针—易罐—跪姿摆髋（圆圈为两寸针的位置）

6. 带针—张口、闭口 头部唯一活动关节是颞颌关节。当做张口、闭口动作时下颌骨呈S形运动。张口受限或张口时有弹响，这是颞颌关节紊乱的表现。在关节周围有压痛的穴位、扳机点毫火针刺后，让患者做由小到大的张口动作8~10次，可以起到牵拉紧张的咬合肌群作用，缓解关节紊乱（图3-66）。

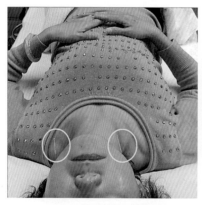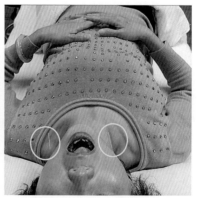

图3-66 带针做张口、闭口运动（圆圈为1寸针的位置）

7. 带针—头部、面部、颈部运动 在颞颌关节周围有压痛的穴位、扳机点刺毫火针后，让患者做幅度由小到大的低头—抬头、张口—闭口、伸舌、微笑、头部左右旋转动作，各6~8次，牵拉紧张的头部、面部、舌头、颈部、胸部筋膜（图3-67至图3-70）。适用于颞颌关节紊乱、颈椎病，颈源性头晕头痛、偏头痛、视力下降、听力减退，中风后遗症、脑震荡后遗症等病症。

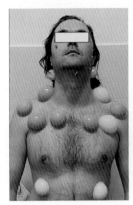 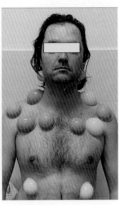

图3-67 带针—抬头运动　　　　　　　图3-68 带针—张口、闭口运动

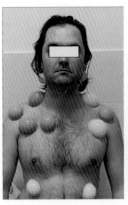 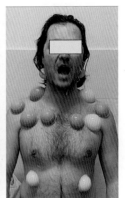

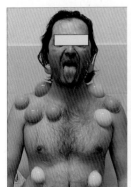 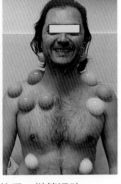

图3-69 带针—伸舌、微笑运动　　　　图3-70 带针—转头运动

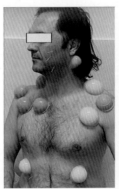 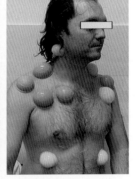

不锈钢制作的普通针灸针弹性和韧性相当好，用止血钳夹毫针做连续弯曲90°试验，要8~10次才会折断。用95%酒精烧红后，针的硬度会稍微降低，重复上述试验，也要5~8次才会折断。在临床实践中带针运动法的针是一次性使用，而且针体弯曲处不会被折成直角，只是稍微呈圆弧形，所以是不用担心针体折断。

（四）毫火针刺后小黑点的预防

用毫火针治疗后有时候患者针口处会留下小黑点，一般2~3天后会消失（图3-71）。这是毫火针针烧时针体未充分加热造成的，只要注意烧针技巧就能防止。

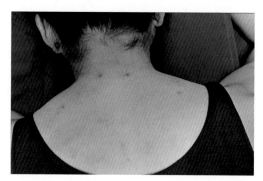

图3-71　毫火针治疗后，患者针口处的小黑点

（五）弯针的预防

毫火针是安全有效的疗法，但由于多种原因，也会出现弯针的情况。

毫火针与毫针弯针的表现形式不同，毫针只弯于皮下，而毫火针不仅会弯于皮下，还常会弯于皮上。

初学毫火针者在应用时容易出现弯针，当烧红的弯针针体接触患者皮肤时会导致轻度烫伤，严重时患者会有强烈的灼伤感。导致弯针的原因如下：

1. 针体没烧到红透，刺进皮肤阻力增大而变弯。操作时，应注意烧针的角度及火焰的高度，使针体在火焰的最高温处充分受热。

2. 针体虽烧到红透，但距离穴位较远，刺进穴位时针体的温度已经降低，刺进皮肤阻力增大而变弯。操作时，烧针火焰与穴位皮肤的距离应在3cm左右。

3. 针体的延长线与针刺运动方向不在同一条直线上，二者存在一个夹角，进针时针体受到侧向分力，发生弯针。夹角越大，弯针就越明显。操作前，术者应反复练习，用1寸针或2寸针刺卷纸，要求针能连续刺进卷纸，且卷纸边缘不起皱褶（图3-72）。

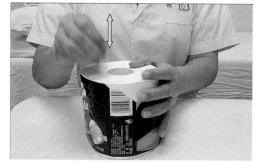

图3-72　连续用针刺卷纸，要求卷纸边缘不起皱褶

4. 普通针灸针体强度低，加热后针体强度进一步下降，一接触到皮肤马上就会弯曲。操作时，应使用专用的、硬度高的毫火针，避免弯针。

5. 针体烧到红透后，针体的硬度下降，当针尖碰到骨表面时会发生弯针。操作前，应预先准确标记进针点；进针时，要准确刺中进针点。针刺点在骨表面的，应用斜刺或平刺。

（六）弯针后的治疗

弯针通常会造成皮肤浅灼伤。

1. 灼伤面积少者，伤痕不明显，仅有轻微疼痛，过后结痂。可简单消毒伤口，贴创可贴，防止感染即可，一般不需要特殊处理。

2. 灼伤面积稍微大者，疼痛明显，应立即用消毒棉签蘸上酒精，涂在灼伤处周围，降低皮肤温度，收缩毛细血管，缓解疼痛（图3-73至图3-77）。

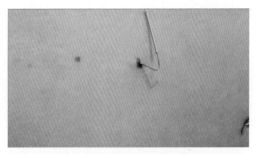

图3-73　毫火针弯针灼伤处

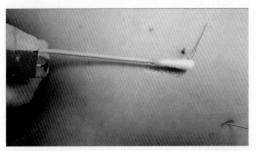

图3-74　弯针灼伤处周围立即涂酒精

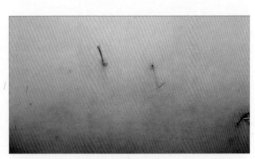

图3-75　弯针灼伤处涂酒精治疗5分钟后

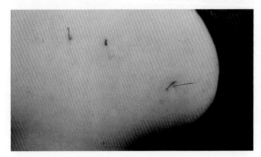

图3-76　弯针灼伤处涂酒精治疗10分钟后

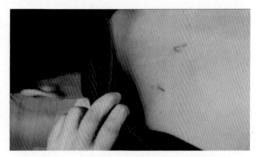

图3-77　弯针灼伤处第2天皮肤变化

（七）毫火针的禁忌证

同针灸的禁忌证。

（八）毫火针进针

毫火针治疗要求进针准确、快速。准确是指针刺穴位的位置、深度、角度要精准。快速是指针刺时间要短，尽量减少疼痛和针体热量的散失。

笔者曾通过实验，对毫火针进针速度进行测量，方法如下：

1. 在毫火针进针前准备好秒表和高速摄像机。高速摄像机镜头对准毫火针进针部位和秒表。

2. 启动秒表计时功能，并实施毫火针进针操作，当针烧到红透后，果断迅速扎进穴位。用高速摄像机将进针过程和秒表在同一镜头下进行拍摄。

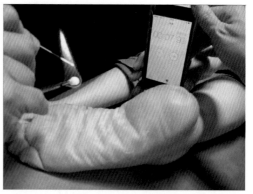

图3-78　用手机秒表功能记录毫火针进针时间

3. 通过慢镜头回看进针过程和秒表度数。（图3-78）。

4. 记录毫火针刚刺进皮肤的瞬间，以及术者的手从针柄移开的时间。二者的时间差就是进针所用的时间。

测试的结果显示，3寸毫火针的进针时间是0.06秒（图3-79）。

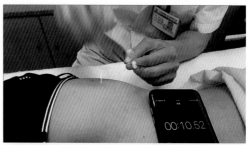

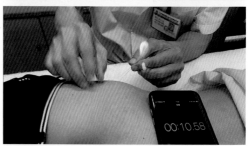

图3-79　3寸毫火针进针时间测试

毫火针疗法是以中医理论为指导，把古老的针灸技术和现代肌筋膜扳机点刺法基础上产生的一种通过针体把热量带进经络、经筋、腧穴、扳机点和足部反射区，达到防治疾病的创新治疗方法，可以明显提高临床疗效。"师古不泥古，创新不离宗"，毫火针不但能治运动系统疾病，而且对呼吸、消化、泌尿生殖、神经系统等病症都有疗效。甚至对肿瘤转移引起的疼痛，手术后遗留的疼痛，骨科内固定后的疼痛，放疗后的疼痛，以及少见的直背综合征、换气过度综合征、自病症、网瘾、肌筋膜机能障碍激痛点（扳机点）所引起的疼痛都能收到事半功倍的疗效。

第三节 抖针疗法

一、从浮针到抖针

　　浮针是由符仲华博士发明的一种新型微创肌筋膜松解术，主要对患者浅筋膜层进行扫散手法的针刺疗法。作为中医适宜技术，从2002年开始，广东省卫生厅中医药科技发展中心连续举办了多期学习班，推广浮针疗法。其对于疼痛的治疗具有简、便、验、廉、广、安全等特点。抖针疗法与浮针疗法有着深厚的渊源。

　　笔者曾应用浮针疗法治疗一位105岁高龄的老人，就诊时用轮椅推来，主诉腰痛已经10天，腰臀部肌肉紧张、压痛，患者1年前的X线片显示胸椎、腰椎明显退行性变，脊椎侧弯。用浮针治疗10分钟后居然能自行坐起来，连连向医生招手表示感谢（图3-80至图3-82）。

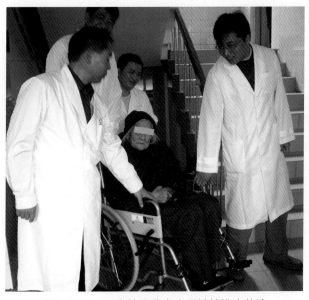

图3-80　105岁的腰痛老人用轮椅推来就诊

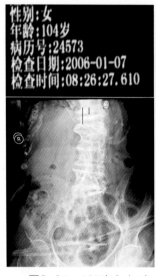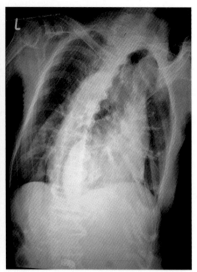

图3-81　105岁老人1年前X线片显示胸椎、腰椎退行性变

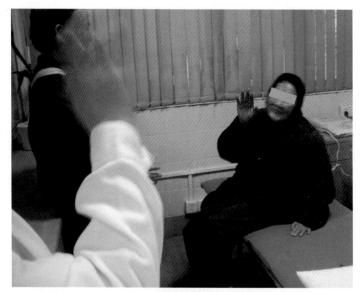

图3-82　浮针治疗后老人竟坐起来，对医生连声道谢

　　笔者在临床上运用浮针进行诊治，积累了一定经验。在某次赴香港进行学术交流时，因没有适合的针具，无法现场展示。情急之下，笔者改用一次性牙科注射针（规格0.5mm×38mm）代替浮针针具。通过这次学术交流，笔者发现，牙科注射针细且锋利，减轻了进针时给患者带来的疼痛。另外，牙科注射针为空心针管，当针头误刺血管时有回血，可立即退针并调整进针方向。这是笔者对浮针进行改进的第1

次尝试。

笔者曾经在患者面部针刺地仓穴皮下透颊车，患者并没有剧烈的疼痛感觉，所用普通针灸针进针后沿皮下向前数厘米，针尖再从前方的皮肤穿出来，扎进灭菌棉签中，医生双手分别捏住棉签及针柄向上提针与左右拉针，使其皮肤产生上提下放及左右拉动而产生疗效。这种提、拉的动作作用部位也位于皮下疏松组织区，原理与浮针相近。由于该针在皮下穿行距离较长，100mm的针皮下穿行的距离可达60mm，比浮针扫散约10mm的幅度大得多，效果更好。于是单纯用反复向上提，即抖的动作，使其震动而产生类似浮针扫散的疗效，这是笔者对浮针改进的第2次尝试（图3-83）。

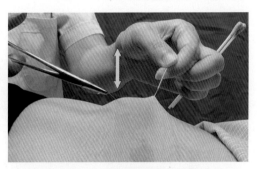

图3-83　把3寸针平刺透皮后做抖针

在临床中，浮针与抖针相比，浮针方向性强，要用专用针具，只有针尖对准病点才有效；但抖针只需在痛点周围用普通针灸就可以进行，不用对准病点也能产生疗效，不留针，针尖不必对着病灶。

一次，笔者在某位强直性脊柱炎患者身上连扎几针，正准备实施抖针治疗时其中一针沿皮下平刺前进30mm后用力稍大，针体弯曲成90°，为了避免重复操作，于是将错就错，捏着针柄直接做上下抖动（图3-84）及左右摇摆动作，发现患者并无不适，疗效不受影响。

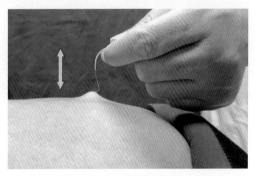

图3-84　把2寸针平刺后掰弯上提抖动

收获了这次意外的成功诊疗经验后，笔者对浮针的改进进行了第3次尝试。把针灸针扎进皮下，沿皮下向前推进数厘米后再把针体弯曲，用手捏针柄做上下抖动及左右摇摆动作。该方法比浮针方法更简单，而且施针时，术者能用双手分别捏着相邻数根针的针柄做抖动，因此对大范围的肌肉痉挛效果更显著（图3-85、图3-86），与单独施针的浮针相比，其疗效就像连发的机枪与单发步枪，效率大为提高。而且，抖针不必用专用针具，不用对准病变部位（无方向性），有针灸基础的人一看就会，更易于推广应用。笔者把这种在病痛周围的皮下疏松组织进行针刺不要求有针感，只做上下提拉及左右摇摆的针法称为抖针。

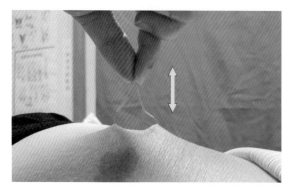

图3-85　把2支2寸针平刺后掰弯上提抖动

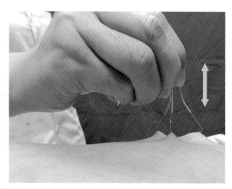

图3-86　把3支2寸针平刺后掰弯上提抖动

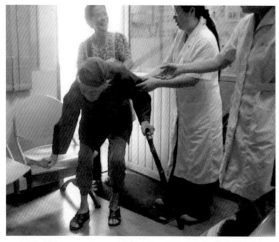

图3-87　3年后，108岁老人打完麻将后直不起腰

巧合的是，3年后，上面提及的105岁老人已经108岁了。因为连续打麻将两个多小时后直不起腰，再次来诊。走进科室时手撑拐杖，弯腰弓背，蹒跚而行。查体后诊断为髂腰肌损伤。用抖针在其腹部髂腰肌的扳机点抖动10分钟，然后用易罐分别做腰部、腹部牵拉10分钟。治疗后，老人弃拐，自行下楼梯（图3-87至图3-90）。仅治疗1次，2周后电话回访腰部无不适。

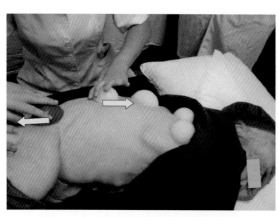

图3-88　用抖针—易罐疗法为老人治疗

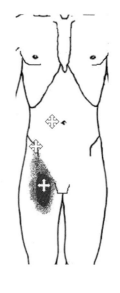

图3-89　用抖针治疗髂腰肌的3个扳机点

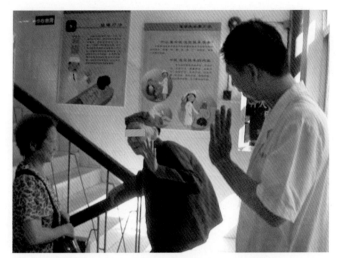

图3-90　治疗后老人弃拐杖自行下楼梯

二、抖针解痉止痛的原理及特点

（一）抖针解痉止痛的原理

抖针解痉止痛的原理是降低或消除急慢性损伤所导致肌筋膜张力过高产生的皮神经卡压。

（二）抖针的特点

解痉镇痛快，一看就学会，不用记穴位，无需专用针具，成本低廉，治疗时患者没有剧烈的疼痛感觉。

1. 疗法特点

简：简单易学。

便：操作简便。

验：经临床使用，取效快捷，一般5～10分钟见效。

廉：能明显减少治疗次数，缩短疗程，使用传统的针灸针，无需专用针具。

广：应证广泛。

安全：不锈钢制作的普通针灸具有相当好的针弹性，用止血钳夹针体连续弯曲90°的折断试验，要8～10次才会折断。实际上在治疗时用棉签压住针体再弯曲成小于90°，弯曲处呈圆弧形，所以针体折断的概率很低。

2. 疗效特点

主要用于治疗各种原因引起的痛症，取效快捷，对很多疾病有较好的远期疗效。

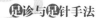

三、确定抖针进针部位

1. 在病痛部位的上、下、左、右均可选择。
2. 尽量避开浅表血管。
3. 避免皮肤上瘢痕、结节、破损等处。
4. 按照常规针灸疗法处置和预防治疗意外的发生。

四、针具

使用一次性无菌针灸针，足部针规格用（0.18～0.19mm）×25mm的针，体针用0.35mm×（25～50mm）的针。

五、针刺方法

选择常规的针灸体位，选取在足部或身体疼痛的部位周围。

按常规的针灸方法消毒。

先用直刺的方法使针尖过皮下，再把针身与皮肤呈15°，横向刺入10～40mm，然后用消毒棉签压着针身，捏着针柄把针身弯曲成90°。最后捏着针柄做上下抖动或左右拉动5～10分钟，使病变部位疼痛减轻或痉挛变松弛。

六、抖针疗法的适应证

1. **治疗四肢部的伤痛**　足部跖骨软骨炎、跖膜炎、足跟骨刺、姆趾外翻滑囊炎、跖骨骨折、跖趾关节脱位、网球肘、高尔夫球肘、桡骨茎突狭窄性腱鞘炎、髌骨软化症、髌下滑囊炎、膝关节周围炎、膝关节骨性关节炎（图3-91）、膝关节侧副韧带损伤、股四头肌损伤、腓肠肌痉挛、跟腱炎等。

2. **治疗躯干部非内脏病变引起的疼痛**　颈椎病、枕后肌群损伤、冈下肌损伤、胸小肌损伤、锁骨下肌损伤、斜角肌损伤、肩胛下肌损伤、臀中肌损伤、肋间肌损伤、胸廓出口综合征、急慢性腰扭伤、腰椎退行性变、肌筋膜炎、痛经。

3. **治疗内脏痛**　急性胃炎、急出血性胃炎、泌尿系统结石、胆石症、肾绞痛、癌性疼痛。

4. **治疗头面部疼痛**　颞颌关节紊乱症、鼻窦炎、三叉神经痛、枕大神经痛、面瘫患者（图3-92）、鼻咽癌放疗后面部肌肉紧张、张口受限者。

在临床中，抖针对运动系统的疾病疗效显著，如颈椎、胸椎、腰椎椎间盘突出症，足跟刺。此外，抖针对骨折，如指骨、趾骨、胸骨、肋骨、锁骨骨折（图3-93），

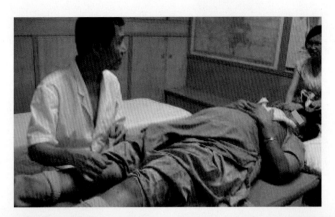

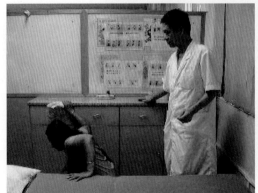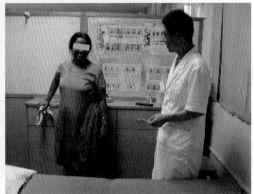

图3-91　膝关节骨性关节炎印度籍患者，抖针治疗后马上能蹲下

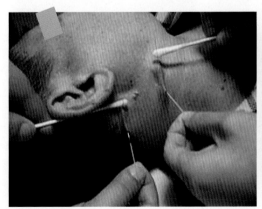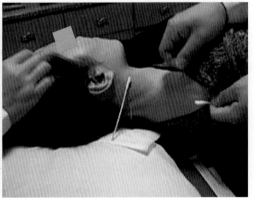

图3-92　面瘫患者接受抖针治疗

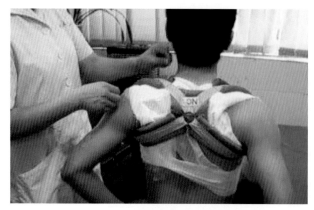

图3-93　左侧锁骨骨折患者做抖针治疗

以及胸椎、腰椎压缩性骨折、骶骨骨折、尾骨脱位、骨关节手术后（椎体成形术、枕颈植骨融合内固定术、胸腰椎内固定术、膝关节置换术、全髋置换术）引起的疼痛等均有良效，对转移癌（乳腺癌、肺癌、卵巢癌骨转移）引起的疼痛也有很好的止痛效果。

【病例1】

男性，98岁，腰痛1～2个月，弓背弯腰，坐轮椅来就诊（图3-94）。X线检查示腰椎退行性变，第4腰椎一度滑脱，腹主动脉硬化（图3-95）。红外热成像检查显示腹部大片白色，显示38.3℃高温，而腰背显示只有36.1℃（图3-96、图3-97）。腹部高温说明是该部位新陈代谢增快，属于炎症反应。触诊检查提示腹肌紧张，以下腹部为主，压痛，无反跳痛。

诊断：腰椎退行性变，第4腰椎一度滑脱；腹主动脉硬化。腹部肌筋膜炎。

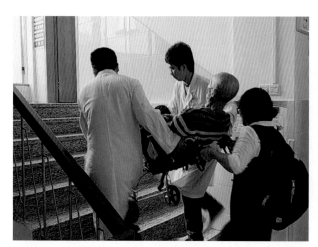

图3-94　病例1患者坐轮椅来就诊

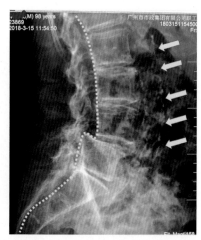

图3-95　X线检查示第4腰椎一度滑脱，腹主动脉硬化

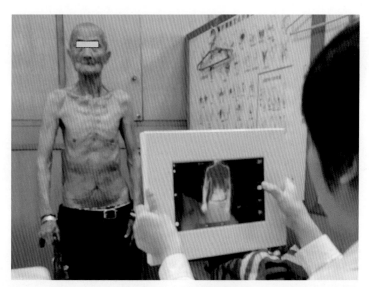

图 3-96 红外热成像检查

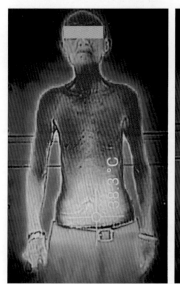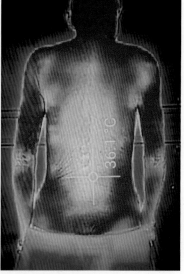

图3-97 腰腹部红外热成像

　　治疗：先在腹部吸易罐，再在腹部和脚部腰的反应点做抖针治疗（图3-98、图3-99），治疗不到7分钟，老人闭起双眼睡起觉来，其女儿连叫了几声才张开眼睛。问他舒服吗，老人连连点头。然后，再用易罐做腰部、背部牵拉及肌筋膜力学结构手法（图3-100、图3-101）。第3天来医院复诊，上楼梯时老人刻意不用拐杖，直接走来诊室。6次治疗后，老人不适感全部消失，并送来了锦旗以示感谢（图3-102）。

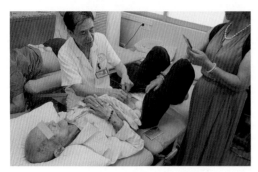

图3-98 腹部吸易罐

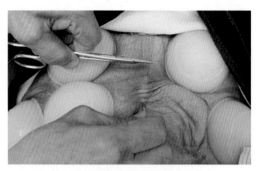

图3-99 吸易罐后在腹部做抖针治疗

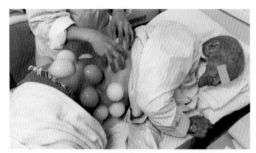

图3-100 用易罐做腰部、背部牵拉

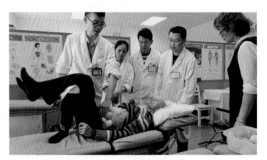

图3-101 肌筋膜力学结构手法

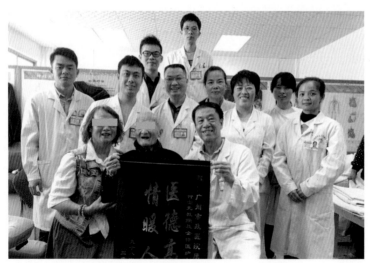

图3-102 患者送上锦旗以示感谢

【病例2】

男性，35岁，是一位来自非洲的运动员，腰痛2年，弯腰受限。X线检查示腰椎退行性变，用抖针治疗15分钟后（图3-103），疼痛缓解，再做推拿，总共4次治疗，双手可以摸到地面。

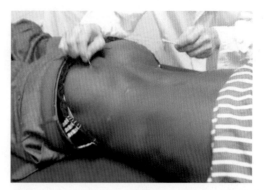

图3-103　病例2，外国腰痛患者做抖针治疗

【病例3】抖针治疗肺癌转移引起的肩臂疼痛

男性，58岁。主诉左侧上肢、左侧肩臂疼痛，活动受限3个月，曾到各大医院就诊，用针灸、推拿、局部封闭等治疗，但肩臂仍有疼痛，并且范围扩散至小手指，夜间尤甚，上肢内侧甚至时常出现火灼样疼痛。体查示左肩肌肉明显萎缩（图3-104），肩臂肌肉松软，颈肩部压痛不明显，左肩外展上举受限。X线颈椎正侧位、双斜位检查，示轻度退行性变。考虑到针对疼痛的各种治疗无效，建议患者做肺部CT检查。因为CT检查不能及时拿到结果，先给患者做左侧肩部、颈部抖针治疗15分钟（图3-105）。治疗时，患者及其家属仍然对抖针的疗效疑惑重重。可是，治疗当晚，因为疼痛得到明显缓解，患者3个月来第1次睡了一个安稳觉，一觉睡到天亮。次日CT检查结果提示肺尖癌，患者立即转诊专科医院，但患者及其家属仍然要求应用抖针继续治疗。

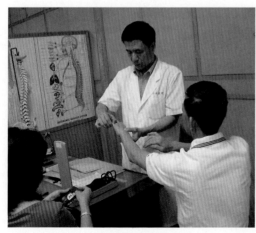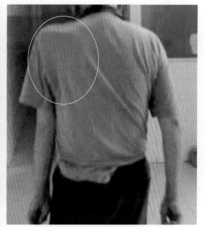

图3-104　病例3患者左肩臂疼痛，范围扩散至小指，左侧肩肌肉明显萎缩

思考：抖针治疗对肺尖癌导致的肩臂疼痛有效，这究竟是巧合，还是必然，非常值得进一步思考。肩痛大部分是肩周软组织的疾病，但也有一些是由其他的因素导致。肺尖部的癌肿称为上沟癌。由于肺尖的周边区域有许多神经末梢和神经丛，如支配颈部皮肤和肌肉的颈丛以及支配肩背部及上肢和肌肉的臂丛，当肺尖周边区域不断发展的癌肿

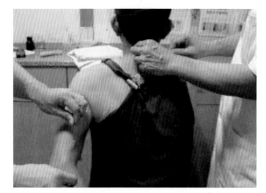

图3-105　颈部、肩部同时做抖针治疗

组织压迫或侵犯这些神经丛时，可以表现为肩部疼痛。这种疼痛常以腋下为主，并有向上肢内侧放射的火灼样疼痛，夜间尤甚，如果臂丛严重受压，则会影响肩部和上肢的活动。肺尖部的上沟癌易被误诊为肩周炎，用治疗肩周炎的方法往往不能缓解甚至可能会加重。

【病例4】

曾经治疗过一位患者，上颈部肌肉紧张，压痛明显，活动障碍。以中心线对准寰枢关做X线检查上颈段，提示类风湿性关节炎寰枢关节半脱位（图3-106至图3-108）。因为患者惧怕手术，用抖针治疗可以暂时解决颈部疼痛（图3-109），但最终仍建议患者是做寰枢椎稳定术。

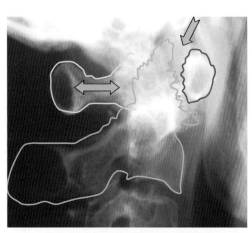

图3-106　病例4患者X线检查，提示上颈椎类风湿性关节炎寰枢关节半脱位

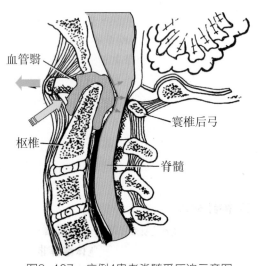

图3-107　病例4患者脊髓受压迫示意图

血管翳

寰椎后弓

枢椎

脊髓

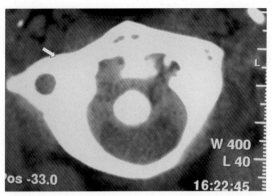

图3-108　CT检查提示寰椎前结节后缘骨赘形成

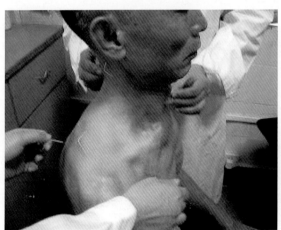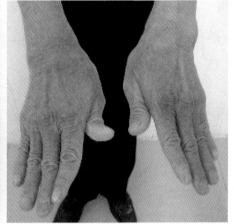

图3-109　病例4类风湿性寰枢关节半脱位患者抖针治疗

思考：类风湿性关节炎寰枢关节半脱位是颈部推拿治疗的绝对禁忌证。

类风湿性关节炎（RA）发病率较高，是一种病因不明、进展缓慢的系统性炎症，多累及滑膜，造成滑膜和关节间歇性炎症，最终导致关节破坏、畸形和不同程度的功能障碍。类风湿性关节炎好发于颈椎，有国外专家学者提出类风湿关节炎可引起枕颈脱位。在欧洲的调查发现，15岁及以上人群中RA发病率为0.8%，其中以女性多见。在美国的调查研究中同样发现RA的发病率在0.9%～1.0%。RA常见的发病部位为手、足小关节，其次是颈椎。但是，临床上往往对颈椎RA并没有给予足够的重视。

❄第四节❄ 足踝肌内效贴布疗法

　　肌内效贴布，也叫运动贴布，是一种具有延展性与皮肤相近的透气贴布。应用肌内效贴布的主要目的是为了保护肌肉及韧带，增强关节的本体感觉，优化肌肉运动的效率。目前，肌内效贴布在临床上的应用已经从运动医学扩展至康复医学领域，适用于关节病、肌肉损伤的防治及疼痛症的缓解。

一、足跟痛

（一）解剖结构及发生机制

　　运动爱好者易发足跟疼痛，从解剖结构来看，其损伤机制较为复杂，与肌肉附件、肌腱及足底筋膜的张力性因素有关。此外，足底伴发的脂肪垫轻度或持续性萎缩，从而使得跟骨挫伤，生长出应力刺激下的骨赘，这些骨赘在踝部运动时对足底肌肉、筋膜有致痛影响。初学者不恰当的踝足运动轨迹、错误的发力方式以及过高强度的锻炼常引发运动损伤。

（二）病理变化

　　因足跟受到重复性撞击，易导致足底脂肪垫持续性扁平萎缩。而足底脂肪垫的主要生理功能就是缓解接触面对整个下肢系统的冲击力，一旦脂肪垫发生扁平萎缩，其保护作用自然逐步减弱。

　　长跑爱好者因过度使用足跟处，重复性高频次的足跟机械性撞击与过度牵伸脚趾下筋膜，导致其中大部分的应力刺激发生在局部的足底筋膜与足跟移形处，易造成足底筋膜轻微撕裂，形成渗出疼痛，发生反复性的炎性反应，跟骨在不断地撞击下，伴随跟腱的长期牵拉刺激，长期的炎症浸润，进而可能出现代偿性病变，即长出骨刺型骨赘物。

（三）治疗原则

强化局部缓冲，制造筋膜流通空间，减缓疼痛。

（四）治疗贴扎细节

足跟痛范围主要集中在足跟骨附近（图3-110）。

治疗时，患者取仰卧位或坐位，足背屈。可采用两层贴布组合贴法，治疗前准备3条贴布（图3-111），第1层贴布，1条，可以Y形裁剪出2条分支，贴布其中一分支以足跟为锚点，45°斜向贴至内踝或外踝，30%拉力。另一分支，顺着跟腱方向向上提拉，30%拉力（图3-112）。

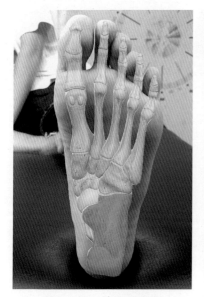 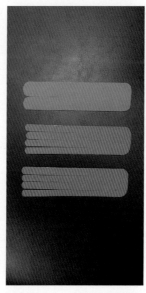 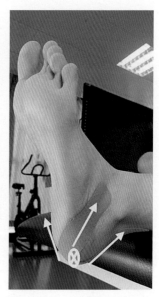

图3-110　足跟骨疼痛　　图3-111　足跟两层贴布组合贴法，准备3条贴布，裁剪为Y形及四爪形　　图3-112　足跟两层贴布组合贴法，第1层贴布

第2层贴布，2条，裁剪为四爪形，约为侧面从足底到足后跟的长度。内侧贴法，基底部锚点在足跟跟腱处，四爪朝向足底内侧呈45°分开贴至足底及足跟处，10%拉力（图3-113）。外侧贴法，基底部锚点在足跟跟腱处，四爪朝向足底外侧呈45°分开贴至足底及足跟处，10%拉力（图3-114）。内、外侧四爪于足跟处交叉重叠（图3-115）。

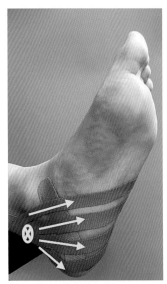 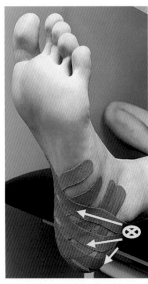 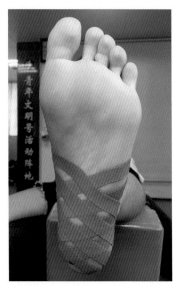

图3-113 足跟两层贴布组合贴法，第2层贴布（内侧）　图3-114 足跟两层贴布组合贴法，第2层贴布（外侧）　图3-115 完成足跟两层贴布组合贴法

二、姆长伸肌损伤

（一）解剖结构及发生机制

姆长伸肌起于胫骨前面中段1/2、骨间膜处，止于姆趾远端趾骨底。小腿肌肉多自从胫骨与腓骨发出，经由踝关节延伸，绕至足底。姆长伸肌位于小腿前方肌群，受到腓深神经的高度支配。姆长伸肌损伤的主要原因是反复高强度拉伸或过度运动导致肌肉劳损，常见于未做好充分运动准备的急跳或者长跑运动等。脚掌前1/3下落过程中若受到接触面大幅度的变形挤压或坚硬物撞击刺激，亦容易导致姆长伸肌损伤。

（二）病理变化

姆长伸肌受损后，产生大量的炎性渗出物，引起足背的肿痛。渗出物、局部疼痛及筋膜撕裂等因素导致局部神经控制及本体感觉的减弱，继而影响姆趾弯曲、足内翻、足背屈等。

（三）治疗原则

伸展足背，缓解局部挤压与疼痛，制造筋膜流通空间，提高活动度。

（四）治疗贴扎细节

姆长伸肌损伤如图3-116所示。

患者取坐位，足背及姆趾伸展。可采用两层贴布组合贴法，治疗前准备3条贴布（图3-117）。

第1层贴布，1条，裁剪为三爪形，保留3cm基底部锚点，起自小腿中段1/2处，贴布边爪经胫骨前面，止于第一趾间关节，其余两爪稍分开贴至姆趾基部，45%拉力（图3-118）。

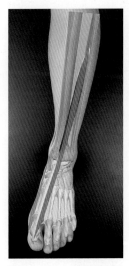
图3-116　姆长伸肌损伤

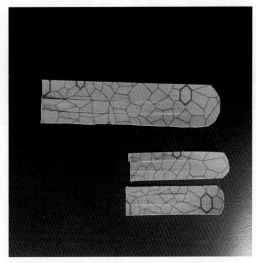
图3-117　姆长伸肌两层组贴布合贴法，准备3条贴布，裁剪为三爪形

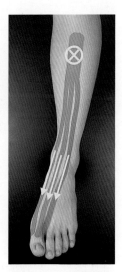
图3-118　姆长伸肌两层贴布组合贴法，第1层贴布

第2层贴布，2条，裁剪为三爪形，第1条贴布基底部锚点在第1掌趾关节底部，三爪朝向足背处呈45°，10%拉力，分开贴至足背外侧（图3-119）。第2条贴布基底部锚点在内踝，三爪朝向小腿前侧处呈45°，10%拉力，分开贴至小腿外侧（图3-120、图3-121）。

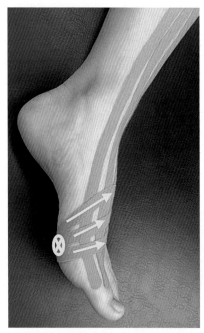

图3-119　蹬长伸肌两层贴布组合贴法，第2层贴布，基底部锚点在第1掌趾关节底部

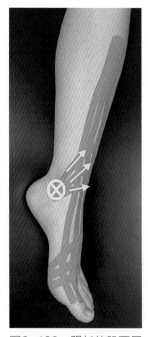

图3-120　蹬长伸肌两层贴布组合贴法，第2层贴布，基底部锚点在内踝

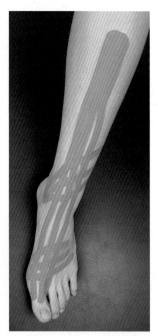

图3-121　完成蹬长伸肌两层组合贴法

三、趾长伸肌损伤

（一）解剖结构及发生机制

趾长伸肌起于胫骨外踝及腓骨前表面、骨间膜处，止于蹬趾远端趾骨底。下行经小腿横韧带和十字韧带深处，分成4腱，止于第2、第3、第4、第5趾，此外还分出1腱止于第5跖骨底（称为第3腓骨肌）。其功能是伸直脚趾并可使足背屈及外翻，当足骨固定时与其他肌肉共同收缩可使小腿前倾，受腓深神经支配。其损伤机制多见于长时间、高负荷运动导致肌肉过度劳损，或接触面引起的突发性踝外翻扭转或撞击刺激。

（二）病理变化

趾长伸肌受损后，产生大量的炎性渗出物，引起足背的肿痛，可能出现足背屈无力、疼痛，影响脚四趾弯曲、足背屈或外翻。

（三）治疗原则

缓解疼痛，制造筋膜流通空间，加速循环，激活趾长伸肌。

（四）治疗贴扎细节

趾长伸肌损伤如图3-122所示。

患者取坐位，足背伸展。可采用两层贴布组合贴法，治疗前准备3条贴布（图3-123）。

第1层贴布，1条，裁剪为四爪形，保留5cm为基底部锚点。基底部锚点起于小腿中段1/2处的胫骨前表面，止于四趾近端处，30%拉力（图3-124）。

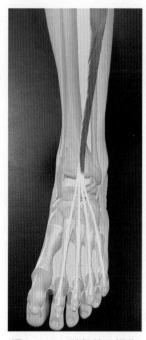

图3-122　趾长伸肌损伤

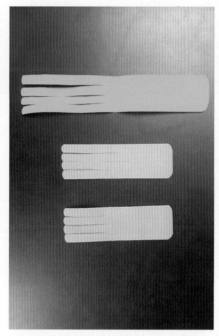

图3-123　趾长伸肌两层贴布组合贴法，3条贴布

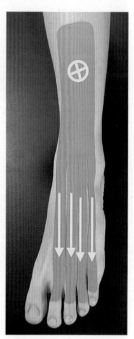

图3-124　趾长伸肌两层组贴布合贴法，第1层贴布

第2层贴布，2条，裁剪为四爪形，第1条贴布基底部锚点在外踝中心点，四爪朝向足背踇趾处，呈45°斜向足背，分开贴至足背内侧，10%拉力（图3-125）。第2条贴布基底部锚点在内踝中心点，四爪朝向足背小趾处呈45°斜向足背，分开贴至足背内侧，10%拉力（图3-126、图3-127）。

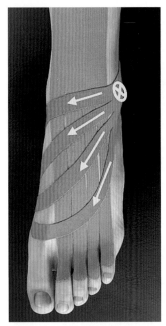
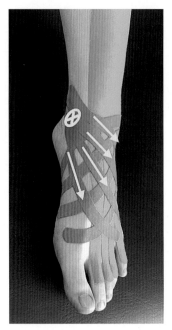
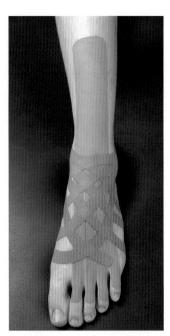

图3-125　趾长伸肌两层组贴
布合贴法，第2层贴布，基底
部锚点在外踝中心点

图3-126　趾长伸肌两层组贴
布合贴法，第2层贴布，基底
部锚点在内踝中心点

图3-127　完成趾长伸肌两层
贴布组合贴法

四、足底筋膜炎、扁平足

（一）解剖结构及发生机制

足底筋膜为扇形结构的高纤维化结缔组织，起于跟骨，止于五趾骨，拥有较强大的肌肉和肌腱附件，同时也有较厚脂肪垫，构成了足底纵弓、横弓。从肌肉解剖结构的角度来看，足底筋膜的损伤机制可能与以下几个因素有关：①长短脚；②距骨下关节过度旋前；③小腿背伸肌群功能性减弱；④足底纵弓功能性降低，缺乏弹性。

扁平足，即足底纵弓扁平化，有先天畸形所致，但常见于后天形成，如：①长期的代偿性运动姿势及错误运动模式导致；②骨盆旋转及倾斜；③距骨下关节过度旋前；④体重超标，足部负荷过度；⑤足底肌群发生病理性减弱；⑥足底部受到接触面的强烈持续性刺激。扁平足的形成一般与距骨的头部往舟骨下方及内侧移位有直接关系。

（二）病理变化

足底筋膜炎可能导致足跟内侧出现疼痛，触诊时常可发现足底内侧及跟骨粗隆处有痛点，按压时疼痛有反射性，向小腿处扩散。症状在晨起下床着地时更为显著，足背屈时也会诱发疼痛。

扁平足者长时间行走时，极易出现疲劳，足部抓地能力及平衡能力较差，容易跌倒。扁平足的主要成因为在某种外界应力刺激下，距骨下方内侧移位，导致足底纵弓消失，易发生踝扭伤。这种不正常的力学关系可能导致错误的运动方式，即在胫骨内旋状态下踝关节屈伸运动或行走，导致鞋与脚踝部的异常摩擦，最终引发诸多慢性足部疾病，如足弓疼痛、足底筋膜炎、姆趾外翻、膝盖疼痛及小腿肌肉劳损。

（三）治疗原则

制造缓冲空间、缓解足底疼痛、加速足底微循环。

（四）治疗贴扎细节

足底筋膜炎及扁平足如图3-128所示。

患者取坐位，足背屈中立位。可采用两层贴布组合贴法，治疗前准备3条贴布（图3-129）。

第1层贴布，1条，裁剪为四爪形，保留足后跟跟腱长度8cm，锚点为足底肌腱移形处，向小腿后方止于跟腱1/2处，向脚趾下方止于足底五趾间近端处，30%拉力（图3-130）。

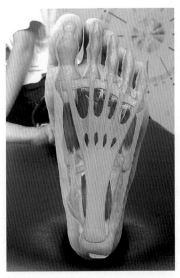

图3-128　足底筋膜炎及扁平足

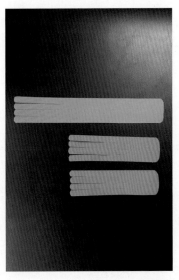

图3-129　足底筋膜炎、扁平足两层贴布组合贴法，3条贴布

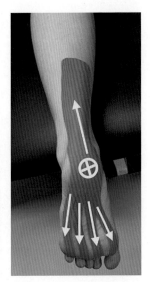

图3-130　足底筋膜炎、扁平足两层贴布组合贴法，第1层贴布

第2层贴布，2条，裁剪为四爪形，第1条贴布基底部锚点在内踝下1/2处，四爪朝向足底小趾，呈45°斜向足底，分开贴于足底斜内侧，10%拉力（图3-131）。第2条贴布基底部锚点在外踝下1/2处，四爪朝向足底踇趾；呈45°斜向足底，分开贴于足底斜外侧，10%拉力（图3-132、图3-133）。

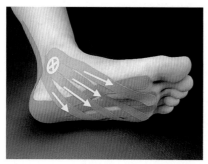
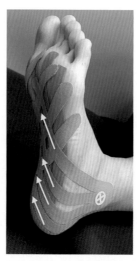
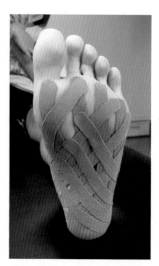

图3-131　足底筋膜炎、扁平足两层贴布组合贴法，第2层贴布，基底部锚点在内踝下1/2处

图3-132　足底筋膜炎、扁平足两层贴布组合贴法，第2层贴，基底部锚点在外踝下1/2处

图3-133　完成足底筋膜炎、扁平足两层贴布组合贴法

五、踝关节扭伤

（一）解剖结构及发生机制

踝关节扭伤是极为常见的运动损伤，由于踝关节具有高延展性及高活动性的特性，其在全身关节中，扭伤发生率极高，但一旦处理不及时或不恰当，将造成踝关节功能障碍。从解剖结构来看，三踝（内踝、外踝、后踝）与距骨滑车的组合结构，让踝关节拥有充足的活动度。强大的距骨滑车与胫骨、腓骨的配合足以让踝关节在承受人体重力的基础上，保持灵活性，并且维持稳定性。实际上，踝关节扭伤常源于大脑前馈反应未经准备时刻，突发性的内侧或外侧扭转。临床中，踝关节内翻损伤的概率高于外翻，其发生机制与解剖结构有关，胫骨形成内踝，由于外踝较内踝长，内侧三角韧带比外侧韧带坚韧，从而导致内翻角度大于外翻角度，踝关节内翻与稳定性先天不足有直接关系。脚踝出现持续性的向内侧翻动，此时胫骨外踝外侧副韧带延伸过自然长度，导致外侧关节囊撕裂，外侧副韧带拉伤，踝关节的稳定性丧失。

小腿的外侧肌群，如腓骨长肌、腓骨短肌，主要负责足背屈与外翻的动作，可以抵消足内翻的作用，当踝关节外侧肌群萎缩，则踝关节外侧副韧带（即前距腓韧带、跟腓韧带、后距腓韧带）会出现过度伸展，可造成撕裂或是撕脱。在踝关节扭伤中，垂直跳落、踝部减震不当导致的扭伤，因为身体重力对踝关节的作用加强，比单纯水平位踝关节扭伤更为严重。临床中三踝扭伤就常见于人体垂直落地时，踝关节减震不当引起的结构性顿挫扭伤。

从解剖结构来看，组成外踝的腓骨比起组成内踝的胫骨较为细且长，内侧扭伤常见于过度的踝外翻、旋前或旋后，造成踝关节内侧副韧带（即三角韧带）损伤。从损伤机制来看，踝内侧扭伤较外侧扭伤更为严重，因为踝内侧扭伤极少是单一性的，往往伴有距骨滑车软骨的损伤以及胫骨、腓骨间的韧带损伤。

（二）病理变化

当踝关节的关节囊、韧带或肌腱发生撕裂或撕脱性损伤时，周围的软组织可能并发损伤，且血液、淋巴液等组织液渗入受损部位的局部，造成局部肿胀、瘀血、压痛、痛觉超敏，无法提供正常的踝动态稳定机制。

（三）治疗原则

制动、促进消肿、减轻疼痛。

（四）治疗贴扎细节

踝扭伤如图3-134所示。

患者取长坐位，足背屈中立位，伸出床沿。可采用3层贴布组合贴法，治疗前准备6条贴布（图3-135）。

第1层消肿贴布，3条，裁剪为四爪形。第1条贴布锚点为足后跟跟腱中点处，向踝关节及足背上方，止于足背内侧，10%拉力（图3-136）。第2条贴布锚点为足后跟偏外侧缘3cm处，向

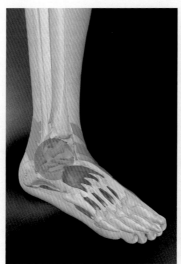

图3-134 踝关节扭伤

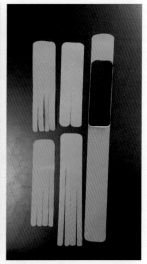

图3-135 踝关节扭伤三层贴布组合贴法，6条贴布

踝关节及足小腿上方，止于小腿前侧，10%拉力（图3-137）。第3条贴布锚点为小腿中上1/3处，沿胫骨前肌分布走形，止于内踝前侧，10%拉力（图3-138）。

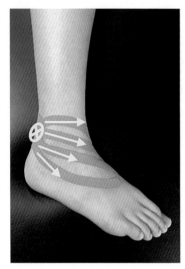 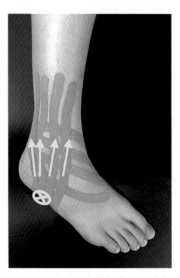 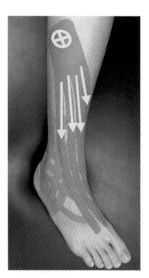

图3-136 踝关节扭伤3层贴布组合贴法，第1层贴布，锚点为足后跟跟腱中点处　图3-137 踝关节扭伤3层贴布组合贴法，第1层贴布，锚点为足后跟偏外侧缘3cm处　图3-138 踝关节扭伤3层贴布组合贴法，第1层贴布，锚点为小腿中上1/3处

　　第2层贴布，2条，分别裁剪为长柄Y形和I形，以强化胫骨及距骨稳定性。第1条贴布基底部锚点在足跟及足底2cm处，Y形朝小腿三头肌方向，分开贴于小腿胫侧及腓侧，10%拉力（图3-139）。第2条I形贴布，锚点在外踝处，朝下经过足底，贴于足内踝侧，50%拉力（图3-140）。

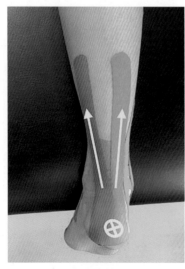 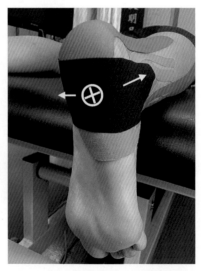

图3-139 踝关节扭伤三层贴布组合贴法，第2层贴布，基底部锚点在足跟及足底2cm处　图3-140 踝关节扭伤三层贴布组合贴法，第2层贴布，锚点在外踝处

第3层贴布，1条，裁剪为I形，以8字形环绕固定踝关节上方及前方（图3-141、图3-142）。环绕时，踝关节呈中立位，贴布起于足背外侧，经过足背、腓骨外踝、足底，到足背，再经足后跟、足底、最后重叠于足背（图3-143）。

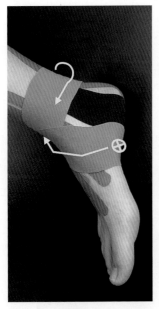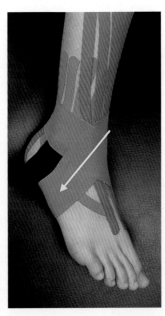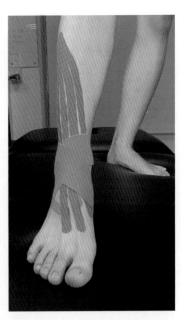

图3-141　踝关节扭伤三层贴布组合贴法，第3层贴布（内侧观）　图3-142　踝关节扭伤三层贴布组合贴法，第3层贴布（外侧观）　图3-143　完成踝关节扭伤三层贴布组合贴法

六、跟腱炎

（一）解剖结构及发生机制

跟腱是小腿后方浅层肌群（比目鱼肌、腓肠肌、跖肌）的肌腱集合形态，它们组成并形成了人体中最粗厚的肌腱。跟腱起于小腿下1/3处，延伸至跟骨上缘，把小腿及足踝连接起来，人体保持行走、奔跑及站立等形态时发挥着重要作用。

造成跟腱炎常见的原因是踝关节过度过频使用、站立时间过长、长跑及徒步等耐力性运动，造成跟腱与周围组织附件发生高强度反复性摩擦，产生大量的炎性渗出物质，长期反复的炎性物质浸润导致局部循环能力下降，引起反复发作的跟腱炎，严重者甚至出现足跟骨刺等骨赘物。

（二）病理变化

跟腱受损后，炎性物质浸润的部位有明显的压痛点及肿胀感，轻度的跟腱炎在患者做用力踩踏、跑跳、足背屈到一定角度或者踝跖屈发力到一定程度时引发跟腱高张力，出现明显的疼痛症状，多见于患者上斜坡及前脚掌点踏上楼梯的动作。严重的跟腱炎患者可能出现站立、行走都有明显疼痛的症状，若任由跟腱持续性的炎症反复浸润，极易导致跟腱纤维化，局部出现钙化灶，失去自然弹性，爆发用力时易发生跟腱断裂。

（三）治疗原则

分散局部应力、增加组织柔性、减缓疼痛。

（四）治疗贴扎细节

跟腱炎如图3-144所示。

患者取俯卧位，脚掌伸出床沿。可采用两层贴布组合贴法，治疗前准备2条贴布（图3-145）。

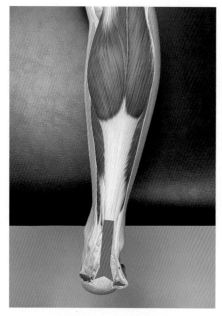

图3-144　跟腱炎

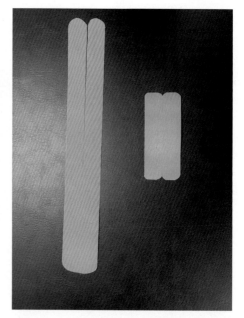

图3-145　跟腱炎两层贴布组合贴法，2条贴布

第1层贴布，1条，裁剪为Y形，患者取足背屈位，锚点在足跟处，经过足跟跟腱移形处，两爪沿足跟方向，分开贴于小腿三头肌，拉力30%（图3-146）。

第2层贴布，1条，裁剪为X形，患者取足中立位，X形贴布中心点的锚点为内踝及外踝的等高中央处。X形贴布分别贴向内踝及外踝的上下两端（图3-147）。

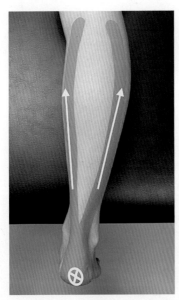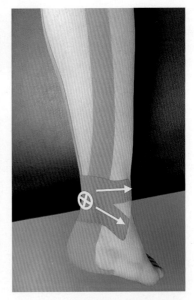

图3-146　跟腱炎两层贴布组合贴法，第1层贴布，锚点在足跟处　　图3-147　跟腱炎两层贴布组合贴法，第2层贴布，贴布中心点的锚点为内踝及外踝的等高中央处

七、姆趾外翻

（一）解剖结构及发生机制

姆趾外翻即姆趾向外侧方向过度偏移，其形成原因除先天畸形外，常见于女性长期穿尖头高跟鞋，导致脚掌力学承力点偏向外侧，使得第1跖趾关节受到过大的压力，为了维持人体的平衡，足底筋膜张力增大。在长期压力负荷下，诱发第1跖趾关节下方（即姆趾下方）的滑膜囊出现关节滑膜囊肿或炎症，造成姆外展肌肌腱炎症。姆趾外翻严重者，必须经手术治疗。

（二）病理变化

当发生姆趾偏移应力刺激时，第1跖骨逐步形成内收角度，第1跖骨与第2跖骨间角度增大，第1跖骨上的近节趾骨向外侧偏移并发生第1跖趾关节的脱位或半脱位，第1跖骨下方的外侧籽骨移位，姆趾逐步出现向外翻旋转，姆趾甲床逐步移位至第2跖骨下方，第1跖趾关节外侧关节囊发生关节炎，并逐渐形成第1跖趾关节外侧囊肿。

病变初始患者会感觉姆趾酸软无力，第1跖趾关节迅速肿胀增大，甚至穿鞋时出现疼痛，每当炎症发作时，姆趾的外翻角度就会越来越大，最终影响足底稳定性，出现行走障碍。

（三）治疗原则

分散局部应力，局部固定，减缓疼痛。

（四）治疗贴扎细节

踇趾外翻如图3-148所示。

患者取坐位，前脚掌伸出床沿。可采用两层贴布组合贴法，治疗前准备2条贴布（图3-149）。

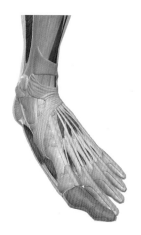

图3-148　踇趾外翻

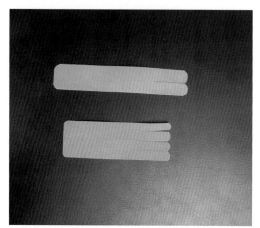

图3-149　踇趾外翻两层贴布组合贴法，2条贴布

第1层贴布，1条，I形贴布，头端1/4处裁剪为两爪，两爪呈V形，锚点在踇趾前外侧，将踇趾与第2脚趾推开，沿足背内侧贴于足跟处，拉力50%（图3-150、图3-151）。

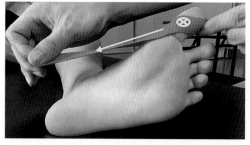

图3-150　踇趾外翻两层贴布组合贴法，第1层贴布，将拇趾与第2脚趾推开

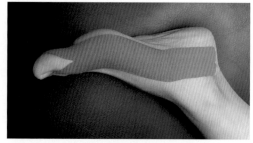

图3-151　踇趾外翻两层贴布组合贴法，第1层贴法，沿足背内侧贴于足跟处

第2层贴布，1条，裁剪为四爪形，患者取足部放松，锚点为足底足心处，四爪分别贴向足背的前后面（图3-152、图3-153）。

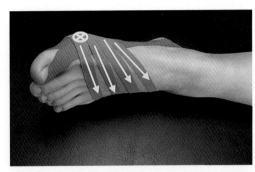

图3-152 姆趾外翻两层贴布组合贴法，第2层贴布，四爪分别贴向足背的前后面

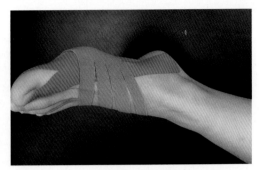

图3-153 完成姆趾外翻两层贴布组合贴法

第五节 铍针疗法

在20世纪90年代，中国中医研究所博士生导师董福慧教授经过长期临床和科研，首先提出皮神经卡压综合征的概念，并且根据皮神经卡压的发病特点，设计研制而成铍针。其优点是创口小、无需麻醉、痛苦小、定位准确、松解比较充分，使用铍针减张、减压的疗法来治疗皮神经卡压，可以收到很好的临床效果。

铍针起源于古代的九针。在《灵枢·九针》载有："九针之名，各不同形……三曰鍉针，长三寸半；……五曰铍针，长四寸，广二分半……锋如黍粟之锐，主按脉勿陷，以致其气。……铍针者，末如剑锋，以取大脓。"

在大量的临床实践中董教授观察到，无明显诱因出现的疼痛和不适，缠绵难愈、反复发作，常被诊断为慢性软组织损伤、肌筋膜炎或风湿性疾病，但有很大一部分病例属于皮神经在走行过程中被卡压，从而导致神经功能障碍。而铍针是根据皮神经卡压综合征的这些特点设计研制而成的。在治疗中通过铍针对皮下组织、筋膜的切割，使筋膜腔内的压力减低，筋膜表面的张力降低，松解粘连，从而消除感觉神经末梢所受的张力性刺激和压迫，缓解疼痛。另外，采用铍针治疗对神经周围组织的损伤较小，所以术后神经周围形成的瘢痕也少，不容易再次形成卡压，从而可以使临床症状得到明显的改善。

一、皮神经卡压综合征

（一）定义

皮神经广泛分布于人体全身的皮肤及筋膜中。当皮神经在走行过程中，受到慢性卡压而引起的神经功能障碍，并表现出一系列神经分布区的不同程度的感觉障碍、自主神经功能障碍、营养障碍甚至运动功能障碍，统称为皮神经卡压综合征。

（二）病因

1. 全身性 更年期的妇女、年长者以及生理性妊娠易发生皮神经卡压综合征。

年长者因为周围神经系统的组织、生理、生化等方面改变，以及易患糖尿病、周围血管病和脊椎病等慢性疾病，而使神经对压迫的耐受性差。再者，运动少，习惯长时间处在某种固定姿势，消瘦等也是引起皮神经卡压综合征的附加因素。

2. **解剖性** 狭窄且缺乏弹性的腕管和肘管、神经干与众多的肌腱走行于容积相对固定的骨纤维管道中，任何炎性渗出或软组织增生肥厚，均容易引起对神经的挤压。如果这些部位出现急性、慢性的损伤，以及腱鞘滑膜炎、骨关节病等，就更容易产生皮神经卡压综合征。

3. **职业及姿势** 长时间身体保持在一种使神经受压或受拉的姿势或生活中使神经反复受压、摩擦均可引起皮神经卡压综合征。如枕臂的睡姿，桡神经在肱骨干外侧长时间受压，易患桡神经螺旋沟综合征；超长时间使用电脑、手机，使颈肩、手部软组织劳损，颈肩和手部的皮神经卡压显著增加。

4. **应力集中** 人体的关节和组织器官在承受外力时同样也产生应力，根据应力的方向可分为压应力、剪应力和拉应力。当某个方向的应力大于其他方向时，称为应力集中。应力集中在人体则引起一系列复杂的生理和病理反应，如骨质增生、筋膜肥厚、肌肉肥大等，这些病理改变在临床表现为网球肘、高尔夫球肘、桡突炎、弹响肩、弹响髋、胫骨结节骨骺炎、足底筋膜炎等，这不仅使组织结构和功能发生改变，也是造成皮神经卡压的潜在因素或直接因素。

5. **筋膜间室内高压** 炎性渗出、肌肉痉挛或筋膜挛缩引起的筋膜间室内压力增高，这种压力在引起肌肉发生缺血性挛缩之前就对各种神经末梢产生了病理性刺激，筋膜表面张力的增高和筋膜间室内压的增高均可对分布于其表面或穿过其间的皮神经产生牵拉或压迫，导致皮神经卡压。

6. **瘢痕粘连** 手术切口瘢痕粘连是临床非常常见的造成皮神经卡压综合征的原因。例如，某位30岁青年，因错位瘤行肾切除后，对侧肩关节不能抬举，这令外科医生迷惑不解。其实，这种情况可用肌肉线理论来解释。由于肾脏手术切口附近皮肤的粘连，瘢痕紧张，压痛明显，通过螺旋线的牵拉，导致对侧肩部的活动障碍（图3-154）。当用铍针做瘢痕的皮下松解粘连、解除压迫，再用易罐做胸腹部拉伸后，肩部活动度当场改善。对不少疑难杂症、顽固性疾病，在常规治疗方法不见效时，可询问患者有无手术史，或在患者体表寻找瘢疤。当瘢痕粘连、压痛时，用铍针做皮下松解，再加易罐做躯干的大面积前后、左右的筋膜牵拉、抗阻，往往会收到意想不到的效果。

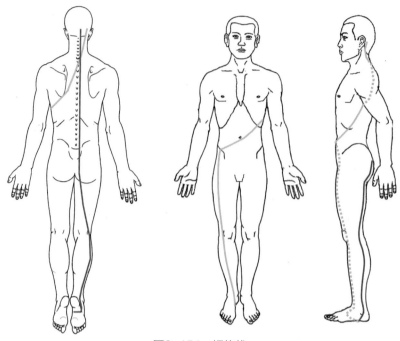

图3-154　螺旋线

【病例】

　　男性，13岁，习惯性挤眉弄眼、努嘴、摇头耸肩2年，沉迷网络。经专科检查，诊断为网瘾。就诊时，患者不自主摇头、抽动、耸肩，颈部、胸部、腰部肌肉紧张，压痛。颈椎、胸椎、腰椎棘突、横突偏歪，压痛，颈部、胸部、腰部活动受限。X线检查示寰枢关节半脱位；胸椎棘突不居中，后关节紊乱，持重线前移，腰骶角过大，腰椎失稳（图3-155至图3-157）。

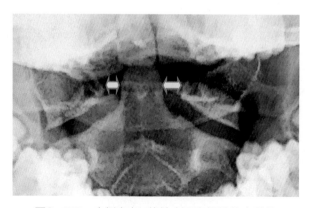

图3-155　病例患者X线检查示寰枢关节半脱位

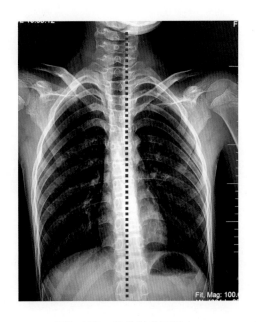

图3-156　胸椎棘突不居中

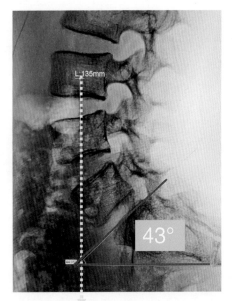

图3-157　持重线前移，腰骶角过大，腰椎失稳

诊断：抽动秽语综合征，网瘾。

治疗：

1. 铍针做足部反射点针刺及皮下松解。

2. 吸附易罐后，做仰卧位龙氏摇腿揉腰法、俯卧位龙氏摇腿揉腰法及核心肌群锻炼，牵拉颈部、胸部、腰部筋膜（图3-158至图3-160），并指导家长掌握调理方法，以便回家继续为患儿治疗，达到巩固疗效作用。

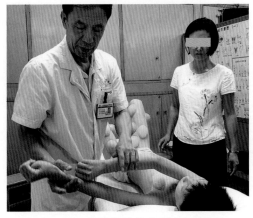

图3-158　易罐仰卧位龙氏摇腿揉腰法

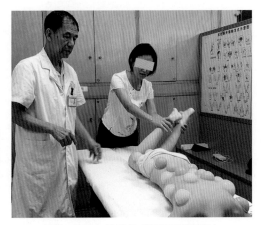

图3-159　俯卧位龙氏摇腿揉腰法

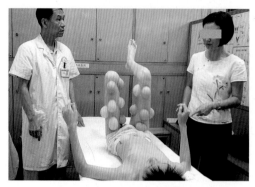

图3-160　易罐核心肌群锻炼

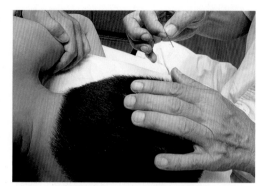

图3-161　铍针松解头部瘢痕

3. 第2次治疗后做颈椎、胸椎、腰椎手法矫正。

上述治疗6次后患儿的症状有所缓解，但不尽人意。进一步详细体查发现，患儿后枕部有一瘢痕，是3岁摔倒时留下的，与枕骨粘连，压痛。于是改变单纯做铍针、筋膜牵拉和治脊的治疗思路，改为用铍针松解头部瘢痕（图3-161），加头部、背部筋膜牵拉及抗阻运动。

因为瘢痕形成的皮肤粘连已有10年，为了更彻底松解，让患儿剪短发暴露瘢痕（图3-162）。两位术者用易罐对拉法松解头部皮肤粘连（图3-163），再让患儿做颈背肌肉抗阻训练，增强颈椎的稳定性。最后用手法做寰枢关节复位。

第2天患儿家长告知，其症状显著减轻，最令人惊喜的是患儿的网瘾症状也有了明显的改善。

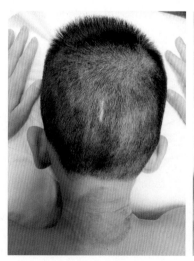
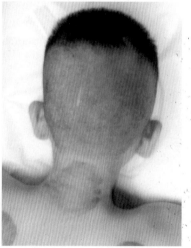

图3-162　患儿后枕部的瘢痕

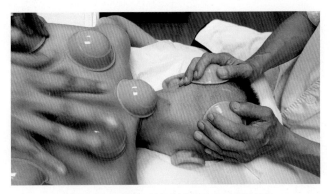

图3-163　易罐对拉法松解头部皮肤粘连

思考：有研究表明，社会经济发展水平较低的城市网瘾青少年比例高于社会经济发展水平较高的城市。北京、上海、广州的网瘾青少年比例分别为8.1％、8.7％和8.3％；而贵阳、银川、南昌的网瘾青少年比例则为31.8％、20.5％和32.9％。

网瘾与家庭关系密切相关。通常，网瘾青少年受到的家庭管教更为严厉，所获得的鼓励和安慰更少，两者在家庭结构和家庭氛围上有明显区别。报告指出，如果与父母亲一起居住，可有效地抑制网瘾。

治疗上，除了常规治脊疗法外，松解头部的瘢痕粘连是一种新尝试。国外的颅骶椎手法调理术，是一种专门针对脑神经的肌筋膜技术，其中的部分手法动作正是针对枕后部位的松解（图3-164），这与易罐松解浅筋膜、运动牵拉及抗阻松解深筋

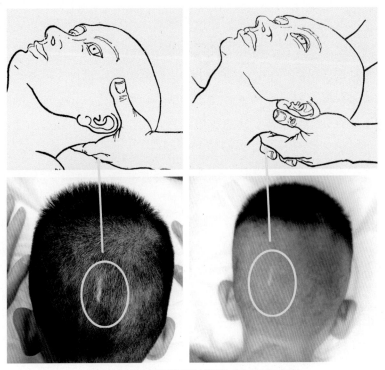

图3-164　颅骶椎手法调理术与患儿瘢痕

膜的方法有异曲同工的作用。本病例只是治疗了一例，对皮神经卡压的治疗与瘢痕的松解的联系，有待进一步研究。

（三）皮神经卡压综合征的表现

1. 长期局部感觉异常或疼痛。
2. 有明确的局部压痛点。
3. 触诊可及皮下条索、结节或硬包块。
4. 局部肌肉紧张，但不影响躯体运动。
5. 除外其他神经系统疾病。

二、铍针的理论基础和作用原理

铍针疗法是基于以下这种软组织学说而成立的：分布于全身的感觉神经由浅入深，必须穿过筋膜。如果炎性渗出等导致筋膜腔内压力增高，筋膜的表面张力必然随之增高，通过其间的感觉神经末梢也要承受相应的张力。当肌肉紧张或痉挛时，不但牵动筋膜，还会和筋膜间发生相对位移。另外，筋膜和皮下组织之间也会发生相对的位移。如果筋膜和肌肉、筋膜和皮下组织之间因损伤或炎症而存在着粘连和瘢痕，或筋膜本身和感觉神经粘连，则这种相对的位移就会刺激或压迫感觉神经，从而引起疼痛。除了臀上皮神经、股外侧皮神经等较大一些的皮神经发生卡压时可以手术切开进行神经松解术外，大量细小的皮神经是难以进行手术暴露松解的。因此，一般只能采取局部封闭疗法或者在压痛最明显处行盲目切除或切断术。况且封闭疗法往往不能充分松解粘连、解除压迫，且容易复发，手术切除所造成的创伤又相对较大。

铍针是根据皮神经卡压综合征的这些特点设计研制而成的。它是一种细小神经外的松解术，更准确地说，应该是对皮肤的减压减张。铍针具有创口小、痛苦小、无需麻醉、定位准确、松解较为充分等优点。另外，由于术中对神经周围组织的损伤较小，因此术后神经周围形成的瘢痕少，不易再次形成卡压，从而可以使临床症状得到明显的改善。铍针疗法相当于一种创伤较小的神经外松解术。

三、铍针疗法的器具和常用操作手法

（一）铍针器具

现代铍针是在古代九针中铍针的基础上，综合过去各种疗法的优缺点，选择新的钛合金材料研制而成。与其他金属材料相比具有硬度高、中温性能良好、耐腐蚀、经久耐用4个显著的优点。用现代铍针治疗皮神经卡压综合征，与其他疗法相比具有无须麻醉、创口小、无痛感、术中对神经周围组织的损伤少、术后神经周围形成的瘢痕小、症状改善明显等优势。

铍针的规格：直径0.5～0.75 mm，全长5～8 cm，针头长1cm，针体长4～7cm，末端扁平带刃，刀口为斜口，刀口线为0.5～0.75mm。针柄有2种结构，一种是用钢丝缠绕的普通针柄，长约3～5cm；另一种是将铍针装在一个长10cm，直径0.75 cm的手柄上。治疗时要使刀口线和手柄的平面标记在同一平面上，以辨别刀口线在体内的方向。

（二）操作手法

1. 疾刺法 用于针刺躯干、腰背、四肢的皮神经卡压点。术者左手拇指按压在诊断明确的皮神经卡压点的旁边，右手用腕力将铍针按预定好的位置直接垂直刺入卡压点，不捻转，不留针，疾刺速拔的一种方法。一般进针深度为3～5cm。

2. 点刺法 主要用于皮神经卡压处肌肉组织较薄的头部及四肢末梢。术者左手拇指按压在诊断明确的皮神经卡压点旁，右手持铍针垂直在卡压点上点刺，不留针。一般进针较浅（不超过0.5 cm）。

3. 刺割法 主要适用于有条索形成的皮神经卡压综合征。术者持针刺入预先选定的部位达一定深度后，用针头的刀刃来回划割一下，通常划动度在1cm左右，动作要轻巧灵活，不可粗暴。

四、铍针疗法适应证和禁忌证

（一）适应证

1. 皮神经卡压综合征首诊明确的病例。

2. 经手术疗法治疗后再次形成粘连卡压的病例。

3. 其他适合采用铍针进行减张减压的病例。

（二）禁忌证

1. 局部软组织存在炎症反应者。

2. 有出血倾向者。

3. 患有严重心脑血管疾病或脏器衰竭不能耐受刺激者。

4. 糖尿病患者有肢体缺血或软组织感染倾向者。

5. 意识不清不能配合治疗者。

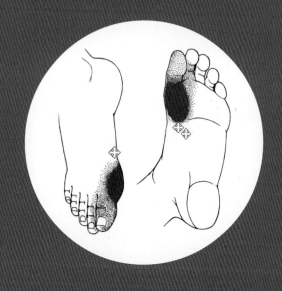

第四章
足踝整复手法

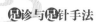

❧第一节❧ 传统手法

踝关节扭伤是最为常见的关节扭伤，占全身关节扭伤80%以上，可发生于任何年龄。青壮年活动量较多，运动量较大，发病率亦随之而增高。西医处理本症多以固定为主，活动为辅，容易发生出血淤积，局部粘连，影响活动，引发慢性疼痛，从而导致疗程长，疗效差，费用高，给患者造成的痛苦大。

中医处理此种损伤，多以活动为主，休息为辅，应用按摩手法，借以达到活血化瘀，防治粘连，理筋正骨，缓解痉挛，通过维持关节固有的平衡，恢复生理的活动功能。手法按摩以后，疼痛消失，走路正常，立见功效。中医处理踝关节扭伤具有疗程短、疗效高、费用低、痛苦少等优点，因此是比较理想的治疗措施。

踝关节扭伤的治疗方法，以往多采用橡皮膏布或石膏靴等固定，甚至有的医生认为踝关节扭伤应该参考骨折的处理方法，一定要加以固定；还有的医生认为，韧带完全断裂一定要采用手术修补缝合方法。但是，他们只考虑到了韧带损伤是造成关节失去稳定的原因，没有重视韧带损伤、关节囊撕裂、软组织嵌插，关节内出血、肌肉痉挛等一系列的病理改变也是造成日后影响关节活动、局部肿胀、疼痛等不良预后的原因。笔者采用按摩疗法治疗踝关节扭伤，可以活血化瘀，剥离粘连，缓解痉挛，解除关节内瘀血和软组织嵌插，取得了较为满意的疗效，下面将详细介绍具体操作。

一、急性踝关节扭伤

1. 术者以右手紧握患者足趾，向上牵引，先外翻扩大踝关节内侧间隙，以左手示指压入其间隙内。然后仍在牵引下内翻足部，扩大踝关节外侧间隙，以左手拇指压入关节间隙内。使拇指、示指夹持踝关节，右手在牵引下将患足左右摇摆，内翻与外翻1~2次（图4-1）。

2. 术者左手拇指及示指用力向后下部推按踝关节，同时右手将患足强度背伸

（图4-2）。然后跖屈足部，在左手拇指及示指同时用力捏压下，向前上则提拉，提拉时示指向上提拉（图4-3），拇指沿外踝前上缘用力向后下方推按，同时背伸踝关节。继而滑行至外踝前侧，对准第4跖骨纵轴，由拇指的桡侧缘沿跖骨方向徐徐向前移行推按（图4-4）。

3. 术者用右手拇指放于第1、第2跖骨颈的间隙内（行间穴）半分钟（图4-5），最后用左手手掌自外踝前侧向足背推按数次。

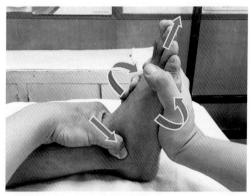

图4-1　术者右手紧握患者足趾，向上牵引，外翻扩大踝关节内侧间隙，以示指压入关节间隙，然后仍在牵引下内翻足部，扩大踝关节外侧间隙，以拇指压入关节间隙内

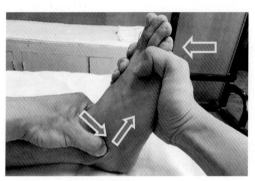

图4-2　左手拇指、示指用力向后下部推按踝关节，同时右手将患足强度背伸

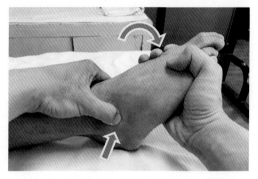

图4-3　跖屈足部，左手用力向前上侧提拉

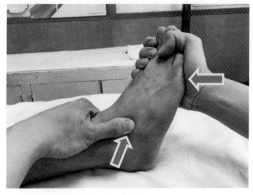

图4-4　右手强度背伸踝关节，左手拇指在外踝前侧对准第4跖骨纵轴徐徐向前推按

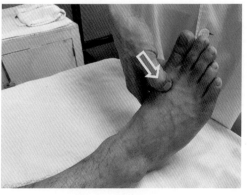

图4-5　按压行间穴

二、慢性踝关节扭伤

1. 术者以左手按住胫骨下端的前侧，即踝关节的上部，右手持握足趾，使踝关节做内外旋转，反复活动（图4-6）。

2. 术者左手放于胫骨下端前侧，拇指放于第5跖骨的基底，沿踝关节前侧自外向里横向推按，推按时，右手持握足趾，将踝关节做背伸、跖屈活动，反复4~5次（图4-7）。

3. 术者立于床角，以两手拇指放于足背部，四指放于足跖部。两拇指自踝关节前侧开始挤压足背皮肤（两拇指指端间距约1寸），两拇指指尖同时向中线做对抗挤压推按，至跖骨头附件停止，反复2~3次。此法可剥离皮下及肌腱的粘连（图4-8）。

4. 术者坐于患者右侧，右手持握足趾，左手掌自足背外侧向内推按，反复2~3次（图4-9）。

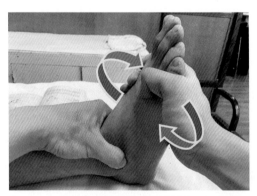

图4-6　术者左手握胫骨下端前侧，右手持足趾，做内外旋转，反复活动

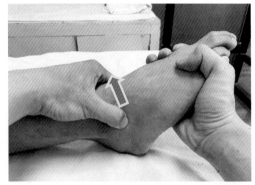

图4-7　术者左手拇指沿踝关节前侧自外向里横向推按，并以右手持握足趾做踝关节背伸、跖屈活动

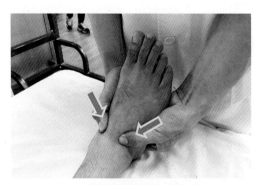

图4-8　术者两拇指间距1寸，自踝关节前侧开始向中线做对抗挤压推按，至跖骨头停止，反复2~3次

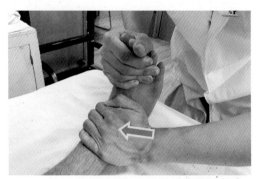

图4-9　术者左手掌自足背外侧向内推按

第二节　足踝关节松动术

一、足踝关节松动术基础

（一）基础概念

本章节介绍的足踝关节松动术是在挪威的Kaltenborn关节松动术流派基础之上，针对足踝关节作进一步阐述。在做足踝关节松动术治疗之前，首先应进行评估，并理清具体治疗的临床思路。评估时，应从整体入手找出局部障碍，针对障碍分析诊断，并采用辅助检查排除禁忌证。治疗的临床思路包括减轻症状、增加活动度、保护关节及健康宣教。在每次治疗中均应落实思路中的这4个模块，从而使治疗发挥持续性效果。

（二）足踝关节松动术的评估

对足踝关节扭伤患者的体查评估（从生物力学及功能上评估），首先应做全身筛查，可通过问诊及视诊快速找到功能障碍，再聚焦于功能障碍部位做更细致的局部检查（表4-1）。

表4-1　足踝关节松动术评估

外观

- 畸形—高弓足与爪形趾（仰趾）
- 平足
- 踇趾外翻
- 跟距骨桥—先天性
- 垂足
- 马蹄足、马蹄内翻足
- 踝的骨折与脱位
- 高弓足与爪形趾（仰趾）
- 垂足时伸肌无力，伸趾肌代偿用力造成

- 跖腱膜挛缩
- 足的纵弓和横弓都塌陷
- 足的横弓塌陷，跖趾关节脱位与半脱位
- 跟距骨桥
- 先天性，内侧连接，内踝后下方有骨性隆起，形成"双踝"征
- 腓总神经麻痹引起
- 小腿三头肌血肿后粘连
- 小儿麻痹后遗症，小腿间隔综合征
- 肿胀—肿胀的部位和程度与损伤有直接关系
- 腱鞘炎腓骨下段疲劳性骨膜炎
- 滑囊炎关节内肿胀
- 足跟部肿胀踝关节扭伤后肿胀
- 内外踝后肿胀骨疣较大
- 跟腱部肿胀
- 内外踝肿胀
- 凹陷—跟腱断裂、肌肉断裂、骨折脱位

压痛

- 韧带损伤—压痛最明显处即是损伤部位
- 骨压痛—骨折、韧带断裂、副舟骨损伤，距后三角骨损伤，骨刺
- 腱鞘炎—腓骨肌腱、胫后肌腱
- 腱围炎—跟腱
- 关节隙—各种滑膜炎、骨性关节炎
- 末端病和骨骺损伤
- 滑囊炎

挤压痛

- 关节隙—滑膜炎、软骨损伤
- 前足横向挤压痛—跖间肌损伤，疲劳性骨膜炎、跖间神经瘤
- 踝背伸挤压试验—撞击综合征
- 深蹲试验—撞击综合征
- 内外踝横向挤压痛—韧带断端嵌入、下胫腓分离
- 跖骨纵轴挤压痛—疲劳骨折

凹陷及弹响

- 凹陷—肌腱肌肉断裂
- 弹响—肌腱脱位、踝关节鼠

主动运动与被动运动

- 主动运动—腓神经麻痹、肌腱断裂、踝关节严重扭伤与骨折
- 被动运动
- 足背伸痛—足球踝、类风湿、伸趾肌腱腱鞘炎
- 足旋后内侧痛—副舟骨损伤、内侧韧带断裂嵌入
- 足旋后外侧痛—踝外侧韧带损伤、跟骨前突骨折、跗骨窦韧带韧带损伤
- 足旋前痛（外翻及外展）—踝内侧韧带损伤、下胫腓分离
- 足跖屈痛—距后三角骨损伤、足球踝
- 足被伸运动受限—小腿三头肌损伤、间隔综合征、足球踝、骨折

抗阻痛

- 外翻外旋抗阻痛—腓骨肌腱及支持带
- 内旋内翻抗阻痛—胫后肌腱
- 跖屈抗阻痛—跟腱、跖腱膜、小腿肌肉
- 背伸抗阻痛—胫前肌及伸趾肌腱

特殊检查

- 捏小腿三头肌试验
- 腓肠肌挤压试验（Thompson test）

内翻应力试验

外翻应力试验

抽屉试验

距骨横向移动试验

握踇趾外展抗阻试验

- Morton氏病（跖间神经瘤）

跖腱膜炎及断裂

1. **问诊**　根据患者的主诉、现病史、既往史、个人史、家族史、身体各系统的情况等，尽可能缩小评估的范围，作出初步诊断。依据初步诊断，采用相应的检查方法进行验证。

2. **视诊**　静态姿态、动态姿势、形体穹窿、皮肤状态、使用辅助器械。

3. **功能性测试**

（1）主动运动或被动运动　确定功能障碍的部位、种类、严重程度（应当与健侧肢体对比）。

（2）线形关节活动　线形关节活动包括长轴牵引、分离牵引、滑动及挤压关

节。可用于分辨病变发生在关节内与关节外，是否存在病变或骨折，判断关节活动的障碍方向。

（3）软组织的被动抵抗性　辨别骨性抵抗与软性抵抗的区别，辨别生理运动及附属运动受阻是否与拮抗肌、中和肌等周围软组织功能性失调有关。

（4）评估临近关节是否出现功能下降或损失。

4. **触诊**　感受局部关节及软组织的形态及结构是否异常。

5. **禁忌证评估**　排除神经系统、循环系统禁忌证及其他危险信号。必要时，做X线、CT、MRI、肌电图等辅助检查。

评估完成后，可尝试进行诊断并制定治疗方案。

（三）足踝关节松动术治疗的临床思路

1. **减轻症状（疼痛控制）**

（1）固定：普通固定，绝对卧床休息；特殊固定，腰带、石膏外固定、肌贴、加压包扎。

（2）物理治疗：热疗、电疗、震动治疗。

（3）减轻疼痛的松动手法：患者放松，术者使用Ⅰ～Ⅱ级松动术，在无痛范围内松动。低间断性的徒手分离牵引、长轴牵引；低强度的震动，摇动手法。

（4）针灸、点穴及软组织小幅度揉法。

2. **增加活动度**

（1）软组织松动：主动软组织松动，本体感神经肌肉易化法（PNF）、肌肉能量释放技术、软组织松弛术、拉伸；被动软组织松动，易罐、小幅度按摩、闪罐、毫火针。

（2）关节松动：Ⅰ～Ⅱ级关节松动术，按照预设定的方向，在无痛范围内进行关节松动；Ⅲ级关节松动术，患者处于放松状态下，仅在关节活动受限处做小幅、快速、直线的松动。

（3）神经松动术：增加神经根及周围神经的活动性。

（4）运动体操及运动控制训练：增加或维持关节的活动度，周围软组织的塑性延长。

3. **保护关节，减少活动**

（1）支具固定。

（2）临近附属关节的松动。

4. 健康宣教　以适当的运动方案和姿势训练，预防受伤和防止再次受伤，教育患者自我放松、自我拉伸及疼痛控制的方法。

（四）关节松动术的意义

术者通过整体观察评估患者是否出现四肢的主动活动度减少、运动中关节活动感到明显的阻力，在基于正常关节生物力学的评估下，判断关节的稳定性及灵活性，并依据运动中的功能障碍、阻力方向进行牵引、挤压、滑动等手法治疗。

当患者出现非正常的关节终末感觉，可能是关节活动范围变小，可以使用Ⅱ级的松动手法或Ⅲ级的牵引手法增加该关节的活动范围。当患者出现关节强直，慎用关节松动术。反之，当患者关节活动度过大，可以使用固定激活的手法增强关节的稳定性，但完全不稳定的关节推荐手术处理。

（五）关节松动术常用手法

关节松动术常用手法包括牵引、挤压和滑动。

1. 牵引（长轴、分离）　牵引指将活动关节远离或分离固定关节平面（图4-10）。

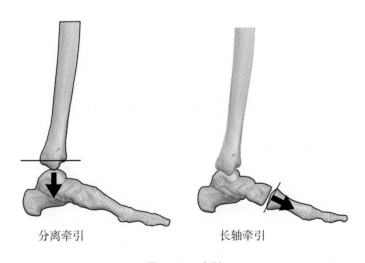

分离牵引　　　　　　　　　长轴牵引

图4-10　牵引

2. 挤压　挤压指将关节两个平面向中间推近，从而判断关节内张力是否增高，评估关节稳定程度（图4-11）。

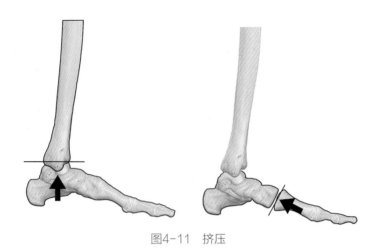

图4-11　挤压

　　3. 滑动　滑动是关节松动术中最为常见的松动手法，滑动的距离极小，术者应当慎重比较滑动范围以评估关节稳定性及灵活性。一般在滑动（大箭头）时，常需要配合牵引手法（小箭头）（图4-12）。

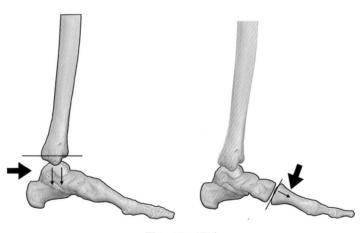

图4-12　滑动

（六）关节松动术中的凹凸原则

　　判断骨骼的旋转方向及活动关节平面是凸出还是凹陷，需要依照凹凸原则。凹凸原则是按照骨骼旋转及相对关节的运动平面来决定的。以凹凸原则进行治疗，对于关节的附属运动障碍或关节生理活动度受限具有显著效果。关节松动的主要治疗方案就是评估出关节在滑动中受阻的方向，并对此处进行一定的松动。术者将凸出的骨骼平面做与受阻运动相反方向的松动，凹陷的骨骼平面做与受阻方向相同的松动，即为凸出——相反方向，凹陷——相同方向。以松动胫距滑车关节为例，当背伸方向受阻，发生功能障碍时，胫骨是固定端，距骨滑车是移动端，所以此时应以凸出原则进行松动。小弯箭头代表受阻方向，大箭头代表治疗方向，受阻方向与治疗方向相反（图4-13）。

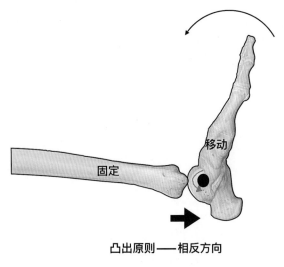

图4-13　凸出原则

（七）关节松动术的关节活动范围分级

当实施手法松动时，术者应当感知治疗关节的松弛及紧张程度，当关节周围的软组织处于最放松的状态时，关节的灵活性最高，最适合评估。

1. **Ⅰ级**　术者使用非常小的牵引力，使关节刚好产生抵消关节腔正常压力的力量，患者关节处于松弛状态，该等级手法适合缓解关节胀痛及疼痛。

2. **Ⅱ级**　将患者关节牵引至松弛状态后再加一定牵引力，关节周围组织张力增高，患者关节软组织处于收紧状态，在牵拉过程中术者可以感受到关节处有此张力。Ⅱ级手法中，关节从松弛状态到收紧状态的范围，在Kaltenborn关节松动术中称为"松弛范围（SZ）"。在这个范围内，实施关节被动松动，受到关节囊的阻力较小。在Ⅱ级松动到达"转变范围（TZ）"后，关节周围组织张力明显增高，实施关节被动松动开始受到关节囊的阻力。Ⅱ级手法接近松弛范围极限时，会感受到明显阻力，这就是关节松动中的第一停留点（图4-14）。

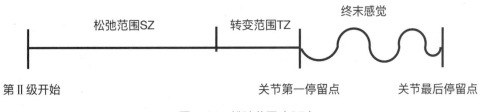

图4-14　松弛范围（SZ）

3. **Ⅲ级**　使患者关节完全伸展，术者感受到关节周围软组织阻力明显增高，达到无法牵引的范围。阻力可能因个人关节灵活性及韧带长度而有所不同。第一停留点后再度牵引达到关节最后停留点为Ⅲ级手法的范围。

关节第一停留点的意义在于，关节松动的减痛手法，牵引力应当将关节周围组织牵引至松弛范围内而不是达到第一停留点，甚至超过关节最后停留点，否则可能导致新的损伤及疼痛。值得注意的是，正常关节的终末感觉是不会产生疼痛的（图4-15）。

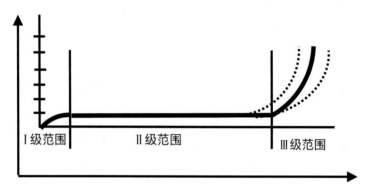

图4-15　松动术手法范围

（八）关节松动术的适用方法

1. **主要用于减轻疼痛的松动［Ⅰ～Ⅱ级（SZ），在休息位上松动］**　当患者出现关节刺痛、胀痛、无法用生物力学的方式理解的症状，或者出现类似轻微骨折、韧带损伤等不合适做Ⅲ级手法的情况，这时候只能用较轻柔的Ⅰ～Ⅱ（SZ）级在松弛范围内做手法，能够使腔内关节液流动，缓解组织间张力，主要以减轻患者的关节刺痛、胀痛等症状为主。

（1）牵引：可以尝试使用Ⅰ～Ⅱ级松动手法在松弛范围内做间歇性长轴牵引来控制疼痛症状。

（2）震动：可以尝试使用轻微的短幅度、高频率关节震动手法，这种活动可以止痛、小幅增加活动度。

（3）摆动、牵伸：可以尝试使用小幅度的关节摆动、关节牵伸，可以减少关节腔内压力，减少不适。

2. **主要用于放松关节的松动（Ⅰ～Ⅱ级，在休息位上松动）**　放松关节的松动手法不同于减轻疼痛，松动关节手法主要为了缓解关节周围肌肉的紧张，从范围上来看，放松关节手法可以在松弛范围和转变范围内做Ⅰ～Ⅱ级手法。值得注意的是，需要判断明确，此时关节活动障碍的主要原因是肌肉痉挛。放松关节的手法可以作为Ⅲ级强烈手法前的准备工作，因为关节周围软组织越放松，患者更配合，松动的效果更好。

牵引松弛：可以尝试使用Ⅰ～Ⅱ级松动手法在松弛范围和转变范围内缓慢拉开关节，适当休息几秒，重复此动作。应当注意的是，松动的位置需要按实际情况调整，不得出现Ⅲ级手法，避免牵拉软组织，时刻注意患者对手法的疼痛感受，治疗时VAS评分应当控制在1分左右，根据患者疼痛情况，不断调整固定关节位置，力量控制强度，牵引律动和幅度。当出现明显疼痛，VAS超过2分，应尝试改变活动关节的休息位置，或是改变牵引力量的方向。一旦VAS达到4分，应立即停止牵伸手法，缓解患者疼痛。

3. 主要用于增大活动度的松动（Ⅲ级，在休息位上松动） Ⅲ级，仅在关节ROM阻力点上松动。

恢复正常关节活动度最适用的手法就是Ⅲ级的松动，能够牵伸挛缩的肌肉、韧带及关节囊，能够帮助已经因为进入慢病期导致的关节活动度减少及关节僵硬。慢病期后的关节，多以牺牲关节功能来缓解关节疼痛，但是需要评估，在低动性关节有不正常的终末感觉，其中，出现坚硬的骨性抵抗感，Ⅲ级的松动手法禁忌使用，但出现软性的组织抵抗感，最适用就是Ⅲ级治疗手法。

（九）关节松动术的增强手法

对于关节活动障碍较为严重的患者，可将关节牵引至第一停留点，再持续使用关节松动手法。

1. 具体手法

（1）伸展—牵引：先做到受阻关节活动度上的无痛最大角度，在垂直于固定关节面的治疗平面的方向发力牵引，牵引的对象为软组织，如关节周围肌肉、韧带和关节囊等，应尝试牵引5次，每一次牵引达到最大角度后，停留在这个角度上准备下一次牵引。即为在关节活动的阻力点做Ⅲ级牵引手法，来增加关节的活动量。在这种角度下甚至可以尝试使用滑行手法。例如踝关节背伸受阻，治疗师松动胫距滑车关节时，首先需要给这个关节做定位，在三维立体的思考下去分析治疗，达到此时背伸无痛情况下的最大角度，做牵引松动时，需要伴随一定角度的外旋滑行，因为松动胫距滑车关节时是双轴关节（图4-16）。

（2）伸展—滑行：当伸展—牵引手法有一定效果后，可以开始尝试使用伸展—滑行手法。其治疗方式与伸展—牵引一样，开始处于休息位上，牵引后，在关节活

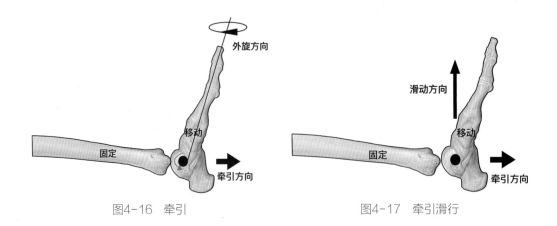

图4-16　牵引　　　　　　　　　　　图4-17　牵引滑行

动度增加的角度上再继续进行下一个伸展—牵引治疗，但不同的是，为了能达到更好的治疗效果，建议达到关节活动的阻力点之后再推近一点点才开始做伸展—滑行手法。此时的手法一定要遵循凹凸原则。同样以踝关节背伸受阻为例，松动胫距滑车关节，固定胫骨平面，活动平面是胫骨的滑车，属于凸面，这时候需要注意，治疗平面是不变的（图4-17）。需要关注的是，对于较为僵硬的关节来说，滑行松动时治疗的关节腔内压力可能会增加，导致出现胀、痛、类撕裂感等症状，此时，做滑行手法的同时，应适当做一定力量的牵引，来缓解腔内压力的异常变化。因此，为了达到无痛治疗的目的，需要较大的且持续的关节牵引力量。

　　此外，在滑行受阻方向上，使用松动术增加活动度是较有效的。但是，加入使用不当的松动方式或是用力过猛，可能会导致较为敏感的关节，如跗骨关节等低活动性关节以及周围的韧带等组织受损，如有严重的滑行障碍，可以尝试用牵引后辅以高频短幅滑行。

　　（3）牵引—挤压：关节挤压及牵引技术对骨修复及止痛效应的生理机制尚不清楚，有部分学者提出假设，被动型的关节挤压，能够帮助关节液在关节腔内流动，减轻局部软骨压力刺激，有利于刺激关节软骨的养分扩散，关节腔内起始负荷改变，同理，间歇性牵引—挤压能适量的改善关节压力，促进增加软骨营养。

　　在人体肢体运动中，转动、滑行、挤压都是关节正常的生理负荷，这种负荷对于关节软骨是必要存在的，适当的应力刺激有利于关节软骨中蛋白多糖含量增高，从而保持关节软骨的高弹性。但是，不当的应力刺激可能使关节软骨中的胶原纤维出现碎裂，大量的蛋白多糖流失，慢慢出现退化性关节炎，但在久卧病床及长期保持失重情况下，没有足够的应力刺激，退化性关节炎的发生概率同样会增高。所以在治疗长期不承重的关节松动中，应当适当做关节挤压，此时的挤压需要逐步增加，治疗师在操作过程中，需要不断咨询患者的感受，避免挤压力量过度导致疼痛不适。

关节挤压较为危险，在治疗过程中应慎用。改变关节软骨面上的压力刺激，在一定程度上是可以保持软骨的正常代谢。

2. **主要注意事项**　手法操作前准备，保持在关节休息位上持续牵引，当软组织不适逐渐缓解后，再行新的受阻方向推近，治疗的目的是让肌肉松解，增加微循环，增强软组织的塑性延长范围。所以，可以在治疗前使用热疗（磁热疗、蜡疗）、震动（筋膜枪、DMS）、深部发热（超声波、短波等）达到关节组织内升温为牵引手法做准备。

手法操作时，关节牵伸是需要满足3个条件。第一是固定，一定需要严格固定关节的松动位置。第二是时间，一般来说，牵伸的持续时间和力量大小的维持是同等重要。保持关节牵伸持续至少需要超过7秒才有效果，30秒到1分钟是相对比较合适。第三是位置，每一次牵伸后，不需要放回原来的休息位置上，而是停留在关节活动度Ⅱ级范围，准备下一次的牵涉。

此外，Ⅲ级手法在治疗中，应遵循不产生或增加患者症状表现为原则，在实施手法中，局部受压皮肤及牵伸关节周软组织有压力变化导致的不适感是正常的，但是，过程中出现以下情况：肌肉痉挛、关节内尖锐痛，应当立即调整治疗手法的强度和发力方向，如再次出现同等级或更高层级的疼痛，立即停止手法，等待症状缓解后再考虑之后的情况。

第一次使用Ⅲ级手法治疗后，治疗师应当及时去重新评估患者的症状，常规来看，患者的症状都有较好的反馈，但可能会有一定的反复，持久的效果可能需要多次的常规化治疗。当关节活动达到正常范围，且患者能自主活动到这个范围，牵伸松动就要停止。

（十）松动拓展范围

在现代关节松动术各种流派上引申出3种特别的松动形式：

1. **软组织松动术**　多种技术只要能够影响到关节临近的皮肤、韧带、血管、肌肉的技术都可以归类为软组织松动术。例如瘢痕松解技术，指在肢体关节附近瘢痕上做皮肤横向、纵向、切面、斜线的皮肤牵张、分离、抖动等方式的瘢痕松解，旨在分离瘢痕粘连，增大瘢痕柔软度和可塑延长度，从而提高关节活动度。

再例如肌肉能量激活技术，指在激活关节周边肌群，尤其是关节深度临近关节囊附近的稳定小肌群中的肌梭，即本体感觉感受器。激活后，使相应肌肉群得到神经电刺激后，肌纤维募集速度提高，关节间活动时，各运动肌群协调性提高，从而提高关节活动度。

再例如淋巴引流技术，指在多方原因下出现肢体肿胀，可沿淋巴回流方向，通过挤压、滑擦、摩擦做一定程度的单方向性手法治疗，促进组织间的微循环代谢速度，淋巴回流速度，达到肢体消肿，减轻关节前负荷，从而提高关节活动度。

2. **筋膜松解手法**　建立在现代解剖学实践新发现上的理论体系，认为运动时多关节、多肌肉系统有机结合，按筋膜走行方向，松动靶向关节的相邻双端关节做适当的手法及伸展，有利于关节疼痛缓解，运动表现提升，关节稳定性增加，从而提高关节活动度。例如在松动胫腓距骨关节时，可以尝试松动胫腓近端关节，以及趾间关节，可能有意想不到的好处。值得一提的是，钟士元教授开创的易罐疗法切合筋膜松解术的精髓，在治疗中推荐使用。

3. **神经松动术**　经过周围神经系统的评估及特殊检查得出以神经根症状为主时，应当使用神经松动术，在神经根走形的关节做间歇性的牵伸及最大限度的角度变化，是最有效及最安全的。可以提高微循环供血促进新陈代谢，帮助神经组织发炎部分排除炎症或淡化炎症浓度，调整部分受压神经根空间结构位置。使神经根重新适应新的立体位置，以减少加压导致的神经张力变量。改善关节周围肌群的协调性，从而提高关节活动度。

（十一）关节松动术的禁忌证

徒手治疗的禁忌很多，相关和依据的因素包括技术的力量、基础病史、病理变化、关节活动性和终末感觉的状况、患者的具体症状等，治疗师在治疗前应当需要良好的评估习惯和思维，来判断是否合适做徒手治疗或是停止治疗转诊手术。

Ⅰ、Ⅱ级的手法松动是极少有禁忌的，Ⅲ、Ⅳ级属于关节矫正松动术，关节伸展性较大，需要快速小幅度的运动，患者往往不能适应，有较多禁忌。

1. **一般禁忌**　主要是某些健康问题降低了患者对于疼痛及机械力的耐受和适应。导致增加关节活动度，延伸时治疗易使关节受损，有一定的危险性。

（1）对肿瘤、发炎、传染或骨质疏松引起的病理变化。

（2）进行性的血管病变。

（3）较重的退化性病变。

（4）脊柱及旁韧带丧失稳定性（如发炎、感染和外伤造成）。

（5）先天性关节畸形。

（6）血管系统的先天性或病理变化。

（7）凝血问题（如血友病，凝血障碍）。

（8）因接触性可能导致恶化的皮肤病。

（9）开放性暴露的伤口或者正在愈合的新鲜伤口。

2. 绝对禁忌

（1）在低活动性运动时，减少关节活动性，有坚硬、非弹性的终末感觉（如骨性阻挡，常见于骨性结构异常等）。

（2）在高活动性运动时，增加关节活动性，有非常柔软、弹性的终末感觉（如拮抗肌肌纤维阻挡、肌肉撕裂前抵触感）。

（3）Ⅱ级松动时出现明显疼痛，并引起关节周围保护性肌肉痉挛（关节腔内炎性反应、渗出）。

（4）筛查时通过辅助检查发现患者有禁忌类基础病。

（十二）关节最后停留点的治疗方法

关节最后停留点的治疗方法即为关节整复，包括龙氏正骨手法、美式整骨、米兰整骨等。

当治疗师在评估中发现，患者的关节活动异常，有一定的关节位置序列紊乱时，必须进行影像学辅助检查，在排除特定禁忌证以后，可以尝试使用龙氏正骨手法、美式整骨、米兰整骨等高等级、短幅度、烈性手法。

（十三）足踝功能性解剖学和动作解析

1. **足踝功能性解剖学**　足部有7块跗骨，踝关节包括跗骨群，它和胫骨和腓骨的远端相连接。

足踝部的骨骼有3块楔骨（C1、C2、C3）、骰骨、舟骨、距骨和跟骨（图4-18）。

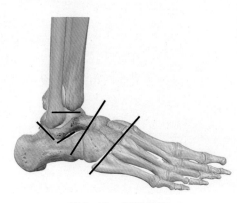

楔骨（C1、C2、C3）
舟骨
骰骨
跟骨
距骨
跗骨间的关节空隙
舟骨粗隆

图4-18　足踝骨骼

　　足踝韧带是指踝关节周围韧带，根据其解剖位置可以分成3组，内外侧韧带、内侧三角韧带、胫腓联合韧带（图4-19至图4-21）。

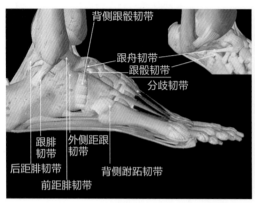
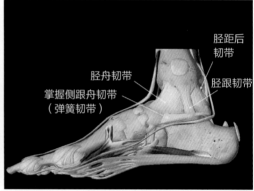

图4-19　内外侧韧带

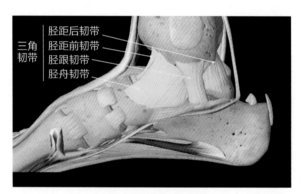

图4-20　内侧三角韧带

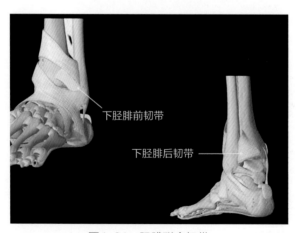

图4-21　胫腓联合韧带

2. 足踝的运动轴和跗骨（图4-22）

（1）屈伸—伸直轴：跖屈—背屈主要在跗骨腿骨关节，绕着胫骨腓骨间的轴，经过距骨的凸出处。

（2）内翻—外翻轴：内翻—外翻主要在距骨和跟骨或跗骨和舟骨间发生绕着斜轴，经过跟骨和跗骨。内翻是旋后—内收—跖屈的合并动作；而外翻则是旋前—外展—背曲的合并动作。

（3）旋前—旋后轴：旋前—旋后主要在前足部绕着纵长轴，经过第2跖骨，这个动作在被动时，活动度较大。

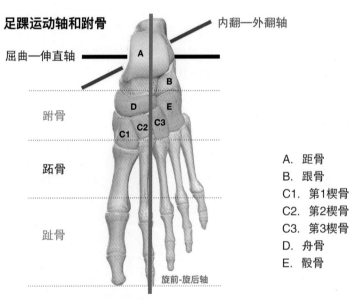

图4-22　足踝的运动轴和跗骨

3. 足踝关节松动术相关概念

（1）中立位置：足部腓骨侧和脚的纵直轴形成一直角。

（2）休息位置：在足内翻和外翻之间，约10°跖屈位。

（3）关节韧带紧绷位置：距骨和跗骨，内翻最紧张点；距骨关节，背屈最高点。

4. 跗骨关节　为了方便评估和治疗，我们可把跗骨关节分成以下几个功能单位。

（1）楔骨舟骨关节：在舟骨上有3个凸面，楔骨上有3个凹面。

（2）骰骨—第3楔骨/舟骨：骰骨的内侧有稍凹面，与第3楔骨及舟骨的凸面相接。

（3）距骨—跟骨关节：前方和内侧距骨下方/前方的凸面与跟骨的凹面相接。

（4）距骨下关节（跗骨跟骨关节）：在解剖学上简单的关节，但在机械力学上却是极为复杂的关节。跗骨的下方/后方凹面和跟骨上方的突出面相接。

（5）距骨胫腓关节：距骨胫腓关节由距骨和胫腓关节的远端组成。它属于单轴关节，却也是类似于球窝关节的鞍形关节。跗骨刚好位于胫骨、腓骨和胫腓韧带三者联合所围成的凹处。这个组合可以阻止距骨移动，保持踝关节的灵活性和稳定性。

（6）跟骨骰骨关节：马鞍状关节表面，骰骨的凹面上发生屈曲和伸直动作，而在骰骨的突出面则产生外展和内收动作。

（7）距骨舟骨关节：距骨的前方突出面与舟骨凹面相接。

二、足踝关节松动术操作实用技巧

（一）楔骨—舟骨掌侧滑动

1. 治疗意义　治疗跖屈受限症状。

2. 治疗目的　评估楔骨和邻近的舟骨上的掌侧滑动关节活动范围及疼痛，包括终末感觉、疼痛性质。

利用凹入法则增加脚的跖曲活动度（图4-23）。

3. 准备姿势　患者小腿背部放在治疗表面。靶向关节应放在休息位置。

4. 操作动作

（1）术者固定手：把患者的脚部握住，用术者的手指紧握舟骨，把患者脚固定在治疗表面上。

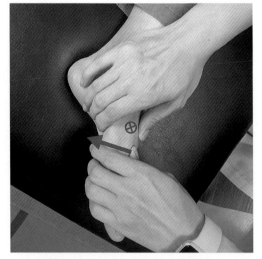

图4-23　在休息位置评估和松动

（2）术者活动手：握住患者前脚部，用术者的手指紧握在关节远端的第1楔骨上。

5. 治疗手法　在楔骨上使用第Ⅱ或第Ⅲ级掌侧滑动；固定手的左手示指触摸关节位置感受滑动幅度（图4-24）。

6. 注意事项

（1）可以用相同的治疗做第1楔骨和跗舟关节间的松动。

（2）所有脚踝内侧的关节都可以用这种方式去做评估。

（3）可以加上牵引和挤压的刺激方式。

（4）可以在休息位置上强化松动范围。

（5）将患者足底放在楔形物上，固定范围应止于舟骨上方。

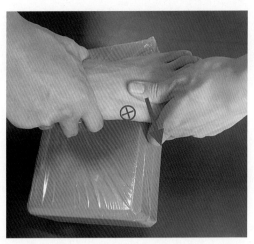

图4-24 在休息位置上松动

（6）握住患者足部，用术者的示指和第2掌骨抓紧第1楔骨。

（7）经过伸直的手臂使用身体前倾的力量做第Ⅲ级掌侧滑动手法。

（二）舟骨—距骨背侧滑动

1. 治疗意义 治疗踝背屈受限症状。

2. 治疗目的 评估舟骨相对于距骨在背侧滑动的关节活动范围，包括终末感觉、疼痛性质。增加足部背屈活动度。

3. 准备姿势 患者的脚面放在治疗楔形物上。关节处于休息位。

4. 操作动作

（1）术者固定手：把患者小腿固定在楔形物上，用术者的手指触摸关节位置感受滑动幅度。

（2）术者活动手：握住患者脚的中间部分，用术者的手指握紧舟骨主体。

5. 治疗手法 在舟骨上使用Ⅱ或Ⅲ级手法背侧滑动。在休息位置上松动，术者的左手握住患者足部，用示指和第2掌骨抓紧舟骨。经过术者的手臂使用身体前倾力量施用Ⅲ级背侧滑动手法（图4-25）。

6. 注意事项 可以使用同样治疗手法松动各楔骨与舟骨间的关节。

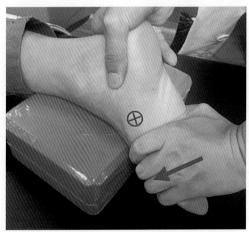

图4-25 在休息位置上松动

（三）第4和第5跖骨—骰骨掌侧滑动

1. **治疗意义** 治疗踝跖屈受限症状。

2. **治疗目的** 评估第4和第5跖骨相对于骰骨掌侧滑动关节活动范围，包括终末感觉、疼痛性质。增加踝跖屈活动度。

3. **准备姿势** 胫骨侧和掌面放在治疗平面上。

4. **操作动作**

（1）固定：骰骨固定在楔形物或沙袋上，关节放在休息位置上（图4-26）。

（2）术者固定手：把患者足跟固定在治疗表面，用术者的手指触摸关节位置感受滑动幅度。

（3）术者活动手：将患者的前脚握住，用术者的手指把第4和第5跖骨底部握紧。

5. **治疗手法** 在第4和第5跖骨使用Ⅱ或Ⅲ级掌向滑动手法，用固定手指触摸关节位置，感受滑动幅度（图4-27）。

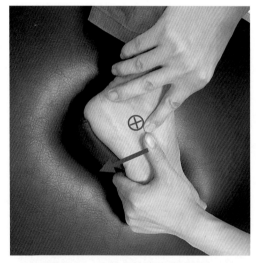 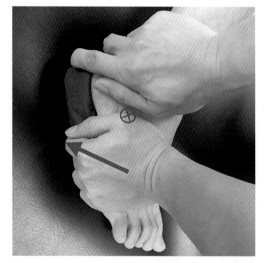

图4-26 在休息位置评估和松动　　　　图4-27 在休息位置上松动

6. **注意事项**

（1）所有足部外侧关节都可以用牵引和挤压来评估，并用Ⅰ、Ⅱ、Ⅲ级手法牵引做治疗。

（2）在休息位置上松动。

（3）用术者的右手将骰骨固定在楔形物上，使第4和第5跖骨离开楔形物边缘。

（4）用术者的左手鱼际肌在跖骨底部，握紧跖骨，尽量伸直手臂，利用身体前倾的冲力做Ⅲ级掌侧滑动手法。

（四）骰骨—第3楔骨掌侧滑动

1. 治疗意义　治疗足背伸低活动性症状。

2. 治疗目的　评估骰骨相对于第3楔骨和舟骨的掌向滑动关节活动度范围，包括终末感觉、疼痛性质。增加足背中段关节部分背伸的活动度。

3. 准备姿势　把患者足底胫侧和掌侧放在固定治疗表面上。把关节放在休息位置上。

4. 操作动作

（1）固定：把第3楔骨和舟骨处于固定在楔形物或沙袋上，足底处于15°斜面治疗平面（图4-28）。

（2）术者固定手：把患者的足踝固定在治疗平面上，用术者的手指触摸关节位置感受滑动幅度。

（3）术者活动手：握住患者之前脚，用术者的手指握紧骰骨。

5. 治疗手法　在骰骨上使用Ⅱ和Ⅲ级掌向滑动手法，触摸关节间隙。

（1）在休息位上松动。

（2）用术者的右手把患者的足踝固定在楔形物上，使骰骨离开楔形物边缘，处于15°斜面治疗平面。

（3）用术者的左手把鱼际肌高处放在骰骨上，握紧跖骨。

（4）尽量伸直手臂，利用身体前倾的冲力来做Ⅲ级掌侧滑动手法（图4-29）。

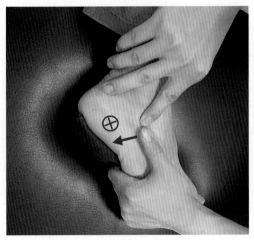

图4-28　在休息位置评估和松动

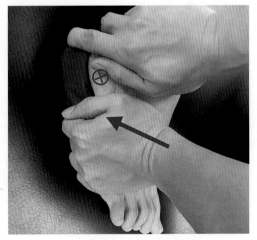

图4-29　在休息位置上松动

（五）骰骨—跟骨掌侧滑动

1. **治疗意义**　治疗踝跖屈低动性受限症状。

2. **治疗目的**　评估骰骨相对于跟骨关节，在掌侧滑动上的关节活动范围，包括终末感觉、疼痛性质。

增加脚背中段关节部分背伸的活动度。

3. **准备姿势**　把患者足部的胫侧和掌侧放在治疗表面上。把关节放在休息位置上。

4. **操作动作**

（1）固定：把跟骨固定在楔形物或沙袋上，足底处于45°斜面治疗平面（图4-30）。

（2）术者固定手：把患者足跟固定在治疗面，用手指触摸关节位置感受滑动幅度。

（3）术者活动手：握住患者前脚掌，用大拇指在骰骨处，手指把骰骨抓紧。

5. **治疗手法**　在骰骨上使用Ⅱ或Ⅲ级掌侧滑动手法，触摸关节间隙。

（1）在休息位置上松动。

（2）用术者的右手固定患者足跟在楔形物上，使骰骨离开楔形物边缘。

（3）用术者的左手把鱼际高处放在骰骨上，抓紧前脚。

（4）经过伸直的手臂，使用身体前倾力量做第Ⅲ级掌侧滑动手法（图4-31）。

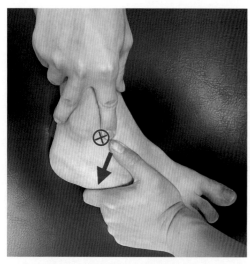
图4-30　在休息位置评估和松动

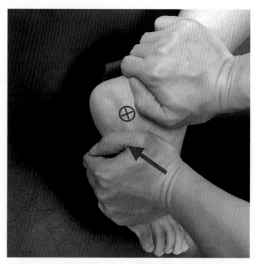
图4-31　在休息位置上松动

（六）跟骨—距骨远端轴向牵引

1. **治疗意义**　治疗足内翻、外翻低动性受限症状。

2. **治疗目的**　评估跟骨相对于距骨，在远端牵引关节活动范围，包括终末感觉、疼痛性质。用于减痛或者增加足的内翻和外翻的活动度（图4-32）。

3. **准备姿势**　把患者小腿前面和脚的背面放在床上，治疗表面为踝背伸位。把距骨下关节放松，处于休息位置上。

4. **操作动作**

（1）术者固定手：把患者小腿固定在治疗表面，用手指触摸关节位置感受牵引幅度。

（2）术者活动手：用术者的手指和鱼际隆起处握紧患者的跟骨前端，沿小腿平面长轴推拉。

5. **治疗手法**　在跟骨施用与腿的长轴平行的Ⅰ、Ⅱ或Ⅲ级远端牵引手法动作。

（1）在休息位置上松动。

（2）把患者腿部用术者的左手握着，从腹面抓紧距骨。

（3）在跟骨上施用Ⅲ级牵引手法动作（图4-33）。

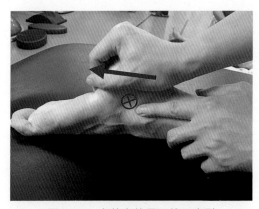

图4-32　在休息位置评估和牵引

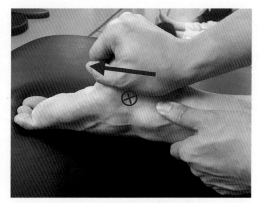

图4-33　在休息位置上牵引

（七）跟骨—距骨远端滑动

1. **治疗意义**　治疗踝内翻和外翻低动性受限症状。

2. **治疗目的**　评估跟骨相对于距骨，在远端滑动的关节活动范围，包括终末感觉、疼痛性质。

增加足内翻和外翻。

3. **准备姿势** 患者小腿部前面和脚的背面放在床上，治疗表面为踝极度背伸位。把距骨下关节放松，处于休息位置上。

4. **操作动作**

（1）术者的固定手：用术者的左手握住患者的小腿远端，从腹面把跗骨抓紧，用手指触摸关节位置感受滑动幅度。

（2）术者的活动手：用鱼际肌隆起处和手指把患者的跟骨握紧，把术者的前臂放在和脚底平行的方向。

5. **治疗手法** 在跟骨上施力，向着脚趾方向，且与脚底平行，Ⅱ或Ⅲ级远端滑动手法（图4-34）。

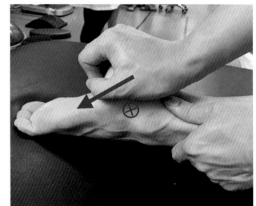

图4-34 在休息位置上滑动

（八）跟骨—距骨胫向滑动

1. **治疗意义** 治疗内翻低动性受限症状。

2. **治疗目的** 评估距骨—跟骨关节前端，胫向滑动的关节活动范围，包括终末感觉、疼痛性质。增加足的内翻活动度。

3. **准备姿势** 患者小腿胫侧放在治疗表面，足前侧伸出床面。把距骨下关节放松，置于休息位置上。

4. **操作动作**

（1）术者固定手：用术者的左手握住患者的小腿，抓紧跗骨处，用手指触摸关节位置感受滑动幅度。

（2）术者活动手：用术者的手指抓紧患者跟骨前方。

5. **治疗手法** 在跟骨上使用Ⅱ或Ⅲ级手法远端胫向做滑动作。

（1）在休息位置上强化松动。

（2）用术者的左手把患者小腿握住，用鱼际肌高处在跟骨的腓侧把跟骨抓紧。

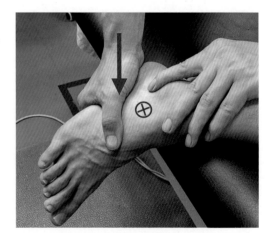

图4-35 在休息位置评估和滑动

（3）经过伸直的手臂借由身体前倾的力量，做Ⅲ级胫向滑动手法（图4-35）。

6. 注意事项

（1）可以使用同样的方法评估跗骨—跟骨关节的后方。

（2）如在后方有受阻情形，可能是导致外翻受阻原因（凸出法则）。

（九）跟骨—距骨腓向滑动

1. 治疗意义　治疗足内翻低动性受限症状。

2. 治疗目的　评估距骨跟骨后方腓向滑动关节活动范围，包括终末感觉、疼痛性质。增加脚的内翻活动度。

3. 准备姿势　患侧足踝伸出床沿，患者小腿腓侧放在床上，足底处于45°斜面治疗平面。把距骨下关节放松，置于休息位（图4-36）。

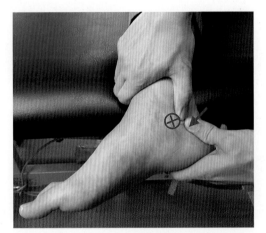

图4-36　在休息位置评估和滑动

4. 操作动作

（1）术者固定手：用术者的右手握住患者小腿，抓紧跗骨处，用手指触摸关节位置感受滑动幅度。

（2）术者活动手：用术者的手指抓紧患者跟骨的远端。

5. 治疗手法　在跟骨上使用Ⅱ或Ⅲ级远端腓向滑动手法。

（1）在休息位置上松动。

（2）用术者的手指抓紧距骨的前端。

（3）经过伸直的手臂，使用身体前倾的冲力，做第Ⅲ级手法腓向滑动动作（图4-37）。

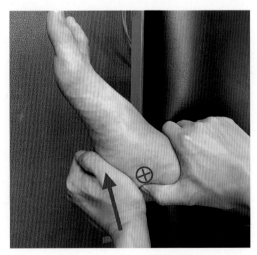

图4-37　在休息位置上滑动

6. 注意事项

（1）可以使用同样的治疗手法评估踝关节的前方活动。

（2）如果关节前方的腓向滑动受阻，可能是导致外翻受阻原因（凹入法则）。

（十）距骨—胫腓骨关节长轴牵引

1. 治疗意义　治疗踝背屈、跖屈低动性受限症状。

2. **治疗目的** 评估距骨和胫腓骨间远端牵引关节活动范围，包括终末感觉、疼痛性质。用于减痛和增加踝背屈、跖屈活动度。

3. **准备姿势** 患者小腿后面放在治疗表面上，足部要伸离床的边缘。把距骨腿骨关节放在休息位置上。

4. **操作动作**

（1）固定：先用固定带把小腿固定中立位。

（2）术者固定手：用手抓住足跟处，用手指触摸关节位置处感受牵引幅度。

（3）术者活动手：用术者的手握住患者脚掌，术者的手臂应当与患者小腿成直线。

5. **治疗手法** 在距骨使用Ⅰ、Ⅱ或Ⅲ级手法远端长轴牵引，发力方向应当与小腿平行（图4-38）。

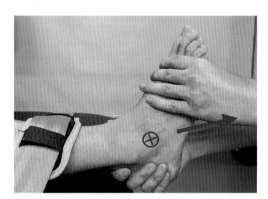

图4-38　在休息位置评估和长轴牵引

（十一）距骨—胫骨关节强化牵引

1. **治疗意义** 治疗距骨与胫骨间活动受限症状。

2. **治疗目的** 减轻挫伤的关节囊张力来减轻疼痛。增加距骨和胫腓骨之间的关节活动度。

3. **准备姿势** 患者小腿后面放在治疗表面上，足部要伸离床的边缘。把跗骨腿骨关节放在休息位置上。

4. **操作动作**

（1）固定：先用固定带把小腿固定于中立位。

（2）术者活动手：用双手握住患足背的中部，双手四指交叉于距骨背部，要求术者的手臂和患者小腿成直线，用右手发力，左手加强导向控制。

5. **治疗手法** 在距骨使用第Ⅲ级连端牵引动作，力量方向要与小腿平行，同时使身体向后移动，用双手去拉（图4-39）。

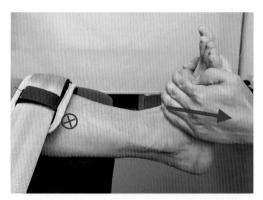

图4-39　在休息位置评估和长轴强化牵引

（十二）距骨—胫腓骨关节前向滑动

1. 治疗意义　治疗踝跖屈受限症状。

2. 治疗目的　评估距骨相对于胫骨和腓骨，在前向滑动关节活动范围。增加足跖屈活动度。

3. 准备姿势　患者取仰卧位，膝盖稍微弯，将患者的足跟放在床面，脚背稍背屈。踝关节处于休息位置（图4-40）。

4. 操作动作

（1）固定位置：将跟骨和距骨固定在床上。

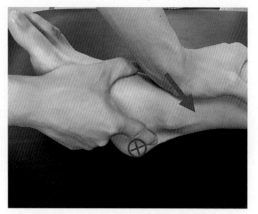

图4-40　在休息位置评估和滑动

（2）术者固定手：握住患者的前脚掌，用手指触摸关节位置感受滑动幅度。

（3）术者活动手：握住患者小腿远端处，用术者的掌根处握紧，避免擦滑。

5. 治疗手法　在胫腓骨处使用Ⅱ或Ⅲ级向背侧滑动手法，这个动作会产生相对的距骨前向滑动。

（1）在休息位置上滑动。

（2）患者的小腿前面放在治疗表面上，足部伸离边缘，把距骨腿骨关节放在休息位置上。

（3）术者固定手握紧患足中部，用左手食指在跗骨背部，保持Ⅰ级远端长轴牵引手法。

（4）用活动手握紧跟骨背部。固定手去加强握力，手臂发力方向平行于关节面。

（5）伸直得手臂，术者屈膝，借上半身重力强化，使距骨发生前向滑动动作（图4-41）。

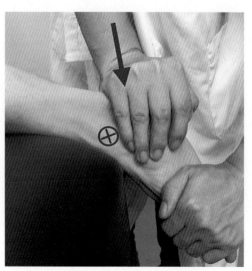

图4-41　在休息位置滑动

（十三）距骨—胫腓骨前向滑动

1. 治疗意义　强化治疗踝跖屈受限症状。

2. **治疗目的** 增加距骨在胫腓骨上前向滑动，从而可用于增加踝关节跖屈角度。

3. **准备姿势** 患者俯卧位，小腿前面放在治疗表面上，足部伸出床的边缘。把距骨—胫腓骨关节放在休息位置上。

4. **操作动作**

（1）固定位置：胫骨和腓骨的远端被固定在治疗表面。

（2）术者活动手：左手握住患足中部，示指放在距骨背部，用手指触摸关节位置感受滑动幅度；右手握紧距骨后部（图4-42）。

5. **治疗手法**

（1）在距骨使用Ⅱ级前向滑动手法。

（2）术者脚踩住松动带，施加垂直地面的作用力作为滑动的力量，同时双手引导跖屈动作。

（3）先将足踝跖屈活动度至无痛性最大角度并用左手固定角度。术者脚踩住松动带再在距骨处使用松动带做Ⅲ级前向滑动手法（图4-43）。

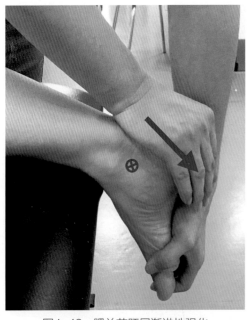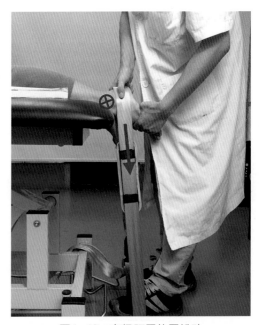

图4-42 踝关节跖屈渐进性强化　　　　　图4-43 在极跖屈位置松动

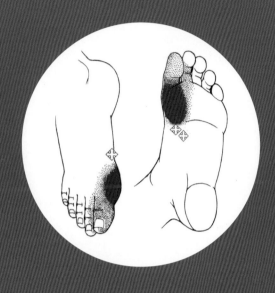

第五章

易罐、易棒在
足踝疾病中的应用

❀第一节❀ 张拉整体结构模型与易罐原理

人体身上有3种全身性网络，其神经网络、体液网络和纤维网络，可以传达全身性信息。这3种全身网络是一个整体系统，彼此既独立又相互交织。纤维网络由浅筋膜和深筋膜组成，包裹着全身。若将人体的五脏六腑取出来只剩下筋膜时，人体的筋膜就像一件有很多口袋的衣服，所有的脏器就是被筋膜包裹着，全身共有600个筋膜袋。但筋膜究竟如何塑造体形呢？托马斯·迈尔斯以柚子内部结构特征来解释筋膜的塑形功能。切开柚子时，会看见白色的内果皮包裹着一瓣一瓣的果肉，然后就是白色坚韧的中果皮，最外层则是外果皮。当剔除所有的果肉之后，只会剩下白色组织，这些白色组织就好比是人体的筋膜。用这个柚子果实里的结构能够帮助我们理解人体器官与筋膜的关系。

从柚子果皮类比，我们可以推论：想要有"形"得靠筋膜。

筋膜的重要性在于：①维持体形，缺少肌筋膜的肌肉，会像糖浆一般流散开来。②筋膜里感应器的数目远超肌肉里的数目。③身体的信息，如动作、姿势、张力、压力及疼痛等，是透过肌筋膜传送至大脑及自主神经系统。④筋膜总面积超过皮肤，对于身体的感觉而言，筋膜是相当重要的器官。

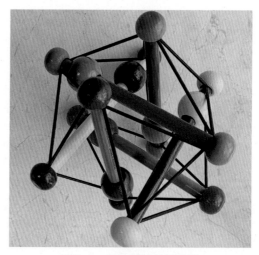

图5-1 张拉整体结构模型

一、张拉整体结构模型

筋膜维持体形，可以用张拉整体结构模型来演示（图5-1）。这个结构有6条木棒（相当于人体的骨骼），2条相互平行的木棒为1组。3组木棒按照三维空间6个自由度来分，可以代表冠状面、矢状面和横断面。每条木棒末端有弹力橡皮筋（相当于人体的筋膜、筋膜经线或中医的十二经筋）与邻近木棒的末端相连并牵拉，以维持张拉整体结构模型的平衡。木棒中间的木珠子，代表五脏六腑。

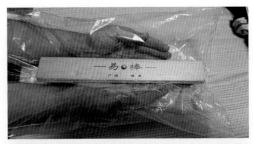

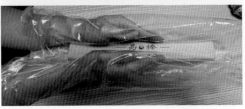

图5-2　肌肉和骨骼的双袋结构

　　肌肉和骨骼是一种双袋结构，即骨骼和肌肉周围的纤维袋和包绕器官的筋膜袋，内包骨头，外包绕肌肉。就像把手放进塑料袋的左右两端，再用手握着易棒一样（图5-2），双手可理解为肌肉，而易棒可理解为骨骼。肌筋膜经线则可以看作贯穿外袋（肌筋膜袋）的长拉力线，起到稳定和移动关节和骨骼（即内侧囊袋）的作用。

　　肌肉骨骼系统是一个张拉整体结构，这是因为其内部交织的总张力与相对应的总收缩力达到平衡。因此，张拉整体结构是个张力分配器。

二、张拉整体结构模型受力不平衡与易罐治疗

（一）冠状面受力不平衡

　　在张拉整体结构模型最顶端的3根木棒上施加压力后，模型被压扁，可以发现有的橡皮筋拉长，有的缩短弯曲了（图5-3、图5-4）。当撤除压力后，所有的橡筋长

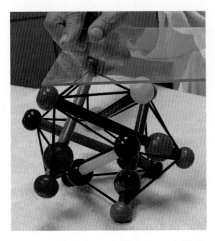

图5-3　无施加压力情况下，张拉整体结构模型前每条橡皮筋是等长的

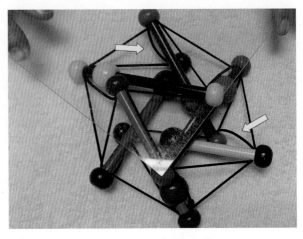

图5-4　在张拉整体结构模型最顶端施加压力后，橡皮筋长短不一

度恢复原状。

【病例1】

　　男性，41岁。右侧肩背痛，活动受限反复1年，加重1个月。30年前肝脓肿手术，引流口6个月才愈合（图5-5）。曾经用理疗、针刺、按摩右侧肩部，但效果不明显。查体示肩背部肌肉紧张、压痛，右侧肩部上举后伸明显受限。腹部有多个手术瘢痕，瘢痕与皮下粘连，轻度压痛。

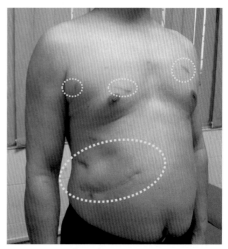

图5-5　病例1患者手术留下的瘢痕

　　诊断：右侧肩痛症（传统骨伤科诊断）、手术瘢痕引起的筋膜损伤。

　　治疗思路：这是腹部筋膜紧张、手术瘢痕粘连使前部筋膜缩短（前功能线缩短）（图5-6），而肩背部筋膜拉长所引起的症状。另外，胸部手术瘢痕产生的扳机点，也是引起肩部疼痛的病因（图5-7）。

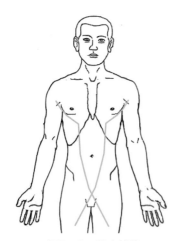

图5- 6　前功能线

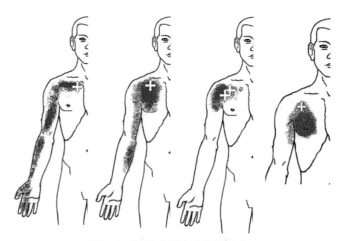

图5-7　导致肩部疼痛的扳机点

　　治疗：

　　1．用易罐做胸腹部牵拉，松弛筋膜（图5-8）。

　　2．前功能线牵拉（图5-9），牵拉上臂，松弛胸腹部筋膜，消除胸部扳机点。接着让患者吸易罐做双侧耸肩、内收外展、回环、上身转体等活动后，肩背部疼痛缓解，摸背活动度改善（图5-10）。

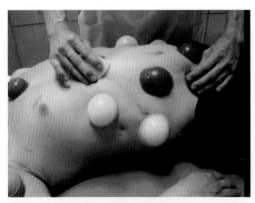

图5-8　易罐胸腹部牵拉

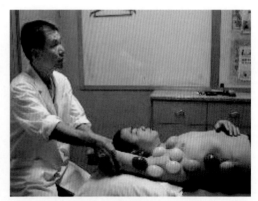

图5-9　前功能线牵拉，牵拉上臂

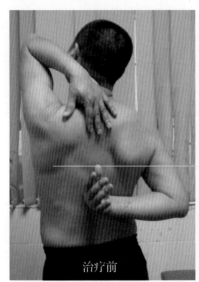

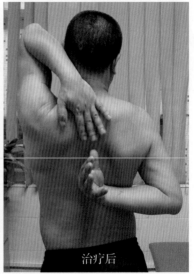

治疗前　　　　　　　　　　治疗后

图5-10　第1次治疗前后摸背活动度对比

　　思考：张拉整体结构模型的演示表明当施加负载时，整个模型结构会一起去协调适应。负载过大时，整个模型结构被破坏，但被破坏的部位不一定是受力点。这是因为模型结构可以将受力沿着张力线分散到整个结构。即使结构的薄弱点远离受力点，但也可能支撑不住，导致结构崩溃。上述病例的病因是胸腹部手术瘢痕引起筋膜紧张，从而导致远离瘢痕的肩背疼痛，正好说明这种应力的变化。牵拉治疗胸腹部瘢痕，就是为消除病因。而肩部和上身转体运动，则是动中求正，通过张力线把力量传达到整个结构，从而恢复全身张拉整体结构的平衡。

（二）矢状面受力不平衡

在张拉整体结构模型代表腹部筋膜的两根矢状面的木棒上施加压力时，原来相互平行的两条木棒相互形成交角，同时可以观察到代表腹部筋膜的橡皮筋显著缩短弯曲，而代表腰背筋膜的橡皮筋明显拉长了（图5-11、图5-12）。当压力消除后，所有的橡皮筋长度恢复原状。

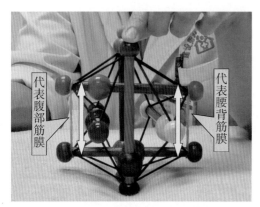

图5-11　对称平行的张拉整体结构模型

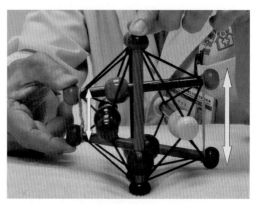

图5-12　代表腹部筋膜的橡皮筋缩短弯曲，代表腰背筋膜的橡皮筋拉长

【病例2】

女性，43岁。下腰部反复疼痛3年，加重6个月，伴左侧髋关节活动受限。2天前，早晨起床后腰痛，双侧腹股沟内侧、左臀部和大腿内上方疼痛。经按摩、针灸、理疗可缓解，次日疼痛依旧。在外院做CT检查诊断为第4～5腰椎间盘突出。为因惧怕，拒绝手术手术治疗。查体示腰背部肌肉紧张，两侧腰肌不对称，腰椎生理曲度变直，腰骶部压

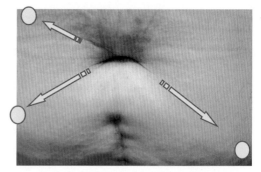

图5-13　病例2患者肚脐皱襞延长线就是应力集中点

痛明显，弯腰试验（+），直腿抬高试验70°，屈颈试验（-），腰部活动受限。查肚脐示腹部凹陷，下腹部有纵行手术瘢痕，肚脐呈向上的弧形，肚脐皱襞延长线指向双侧髂前下棘，压痛明显（图5-13）。

X线检查：第4、第5腰椎反张，腰椎侧弯，两侧腰大肌不对称，髂腰韧带钙化（图5-14、图5-15）。

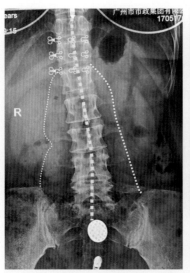 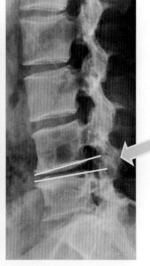

图5-14　X线检查示第4、第5腰椎反张，腰椎侧弯

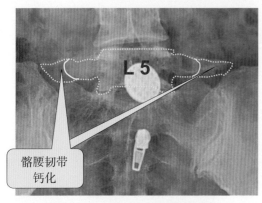

图5-15　X线检查示髂腰韧带钙化

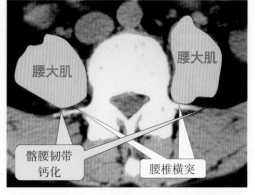

图5-16　CT检查示髂腰韧带钙化

CT检查：第4~5腰椎间盘突出，髂腰韧带钙化（图5-16）。

红外热成像检查：下腹部有低温区（图5-17）。

诊断：第4~5腰椎间盘突出、髂腰韧带钙化、腹部肌筋膜损伤。

髂腰韧带主要作用是限制侧屈（图5-18）。髂腰韧带钙化，常见的症状有下腰部疼痛、僵硬。疼痛一般呈牵扯样疼痛，也有呈持续性钝痛者。疼痛往往在久坐、久立或早晨起床后加重。疼痛可以向对侧腰部或同侧腹股沟内侧、臀部和大腿内上方放射，很少超过膝部。

有外伤史和劳损史，下腰痛、僵硬或腰部劳累过度后加重，第5腰椎棘突旁向髂嵴按压有疼痛者应考虑髂腰韧带钙化。X线、CT检查可进一步确诊。

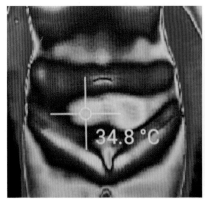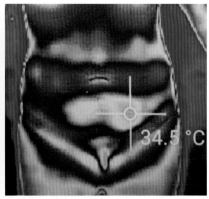

图5-17　红外热成像检查示下腹部低温区

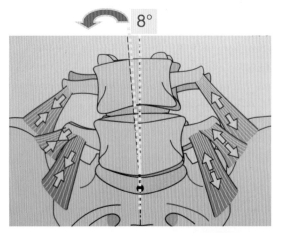

图5-18　髂腰韧带主要作用是限制侧屈

治疗：

1. 针刺右髂前上棘肠系膜根部低温区（图5-19），松弛腹部和下肢筋膜。

2. 毫火针刺第5腰椎附近压痛点，用以对髂腰韧带钙化处软坚散结，解痉止痛（图5-20）。

3. 吸上易罐，按压肠系膜根部，松弛腹部和下肢筋膜，改善下腹部新陈代谢和血液循环（图5-21）。

4. 龙氏摇腿揉腰法，松弛腰背部筋膜，矫正腰椎侧弯和旋转式错位（图

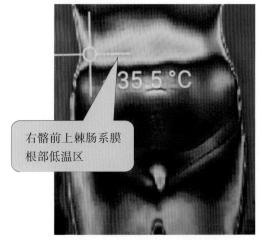

右髂前上棘肠系膜根部低温区

图5-19　针刺右髂前上棘肠系膜根部低温区

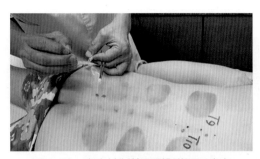

图5-20　毫火针刺第5腰椎附近压痛点

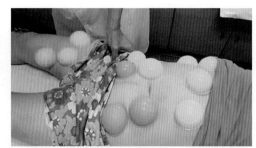

图5-21　按压肠系膜根部，松弛腹部和下肢筋膜

5-22、图5-23）。

5．吸易罐做跪姿左右摆动法，松弛髂腰韧带（图5-24、图5-25）。

6．吸易罐做跪姿伸腰法，用以矫正第4、第5腰椎反张（图5-26、图5-27）。

7．推压理筋，消除腰背筋膜紧张（图5-28）。

8．龙氏牵抖冲压法治疗腰突症（图5-29、图5-30）。

9．单杠悬吊，做收腹及曲髋屈膝左右转体，锻炼核心肌群（图5-31）。

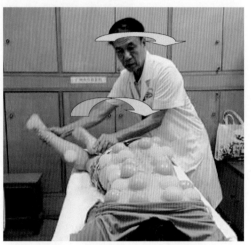

图5-22　龙氏摇腿揉腰法，矫正腰椎侧弯和旋转式错位

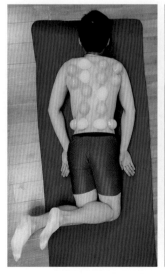
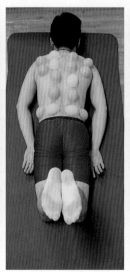
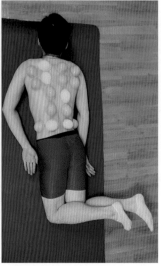

图5-23　龙氏摇腿揉腰法分解动作

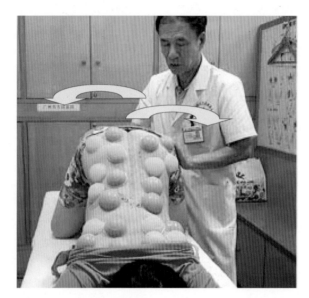

图5-24 吸易罐做跪姿左右摆动法，松弛髂腰韧带

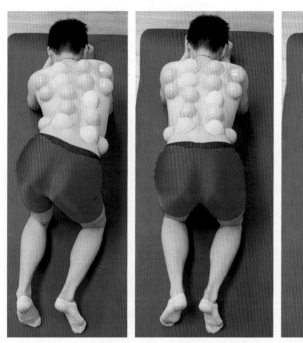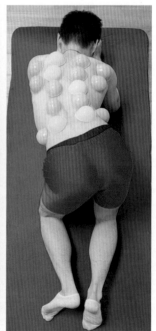

图5-25 跪姿左右摆动法分解动作

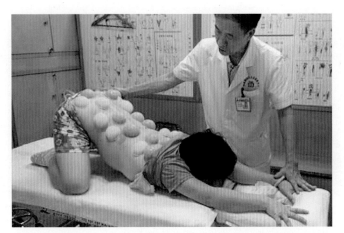

图5-26　吸易罐做跪姿伸腰法，矫正腰椎反张

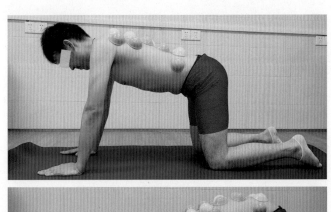

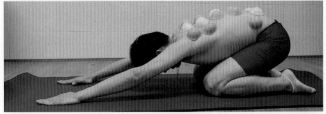

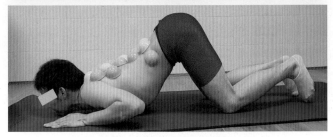

图5-27　跪姿伸腰法分解动作

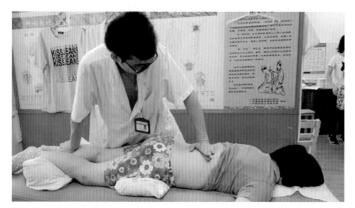

图5-28 推压理筋，消除腰背筋膜紧张

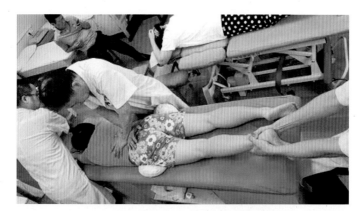

图5-29 龙氏牵抖冲压法治疗腰突症

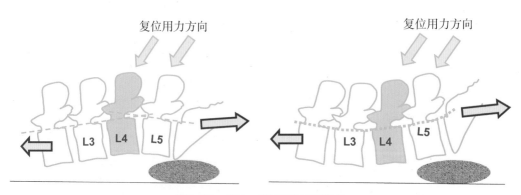

图5-30 第4、第5腰椎反张复位

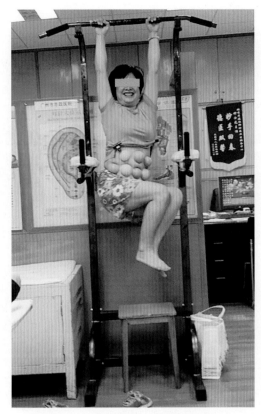

图5-31 单杠悬吊，锻炼核心肌群

患者经过以上治疗和锻炼后康复。

思考：张拉整体结构模型的演示表明，当在腹部筋膜施加负载时，腹部筋膜缩短，而腰背部筋膜拉长。引起疼痛的部位不是腹部受力点而是腰背部，这是因为肌肉只有被拉长时才会使人体感到疼痛。腹部筋膜缩短时，结构可以将力量沿着张力线分散到整个腰背部筋膜结构。而结构的薄弱点（腰背部筋膜）虽然远离受力点，但也可能支撑不住，导致结构崩溃，产生腰椎间盘突出，引起疼痛。患者的病因是腹部筋膜缩短，通过对腹部筋膜进行松弛以纠正错位的脊椎，锻炼拉长的腰背筋膜等治疗，使患者康复。

参照张拉整体结构模型，在矢状面上木棒前窄后宽，或前宽后窄，对应患者临床主要表现为腰背疼痛，腰椎生理曲度变直、反张或者腰椎滑脱。可用易罐吸附在胸腹部和腰背部的节点上（应力集中点或压痛点），做屈伸动作（图5-32、图5-33）。如果是腰椎滑脱时，还要做手法复位的同时，另加收腹等运动，加强腹部筋膜的张力。

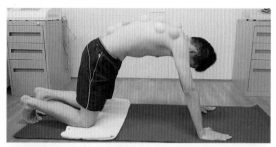

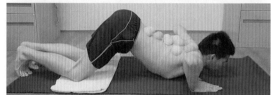

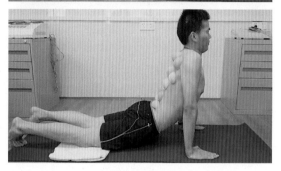

图5-32　胸腹和腰背筋膜的屈伸运动

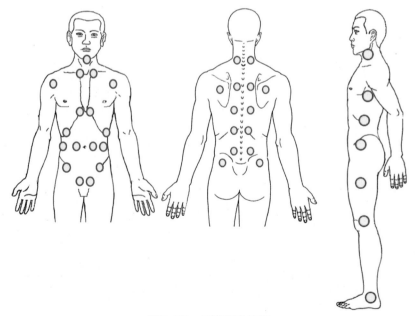

图5-33　易罐吸附位置

（三）横断面受力不平衡

当把垂直的两条木棒中的A棒向上推时，处于在横断面上两条木棒中间的木珠子（代表腹部脏器）就会滑向低的B棒一侧（图5-34、图5-35）。当A棒恢复原状时，木珠子也回到原位。

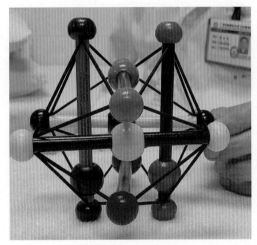

图5-34　施加压力前

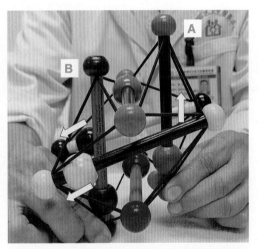

图5-35　当A棒抬高，原来居中的珠子移向B棒

脊椎侧弯者双肩不等高，背部不对称，双侧肌力不等就好比这种状态（图5-36），同时脊椎侧弯引起的椎体错位，导致支配生殖系统的自主神经受刺激，就会出现月经不调、痛经等症状（图5-37）。另外，腰部侧弯，腹部筋膜张力不平衡

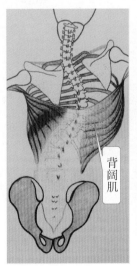
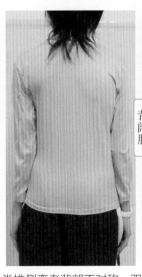
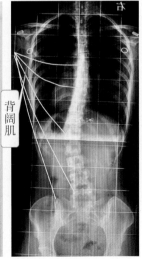

图 5-36　脊椎侧弯者背部不对称，双侧肌力不等

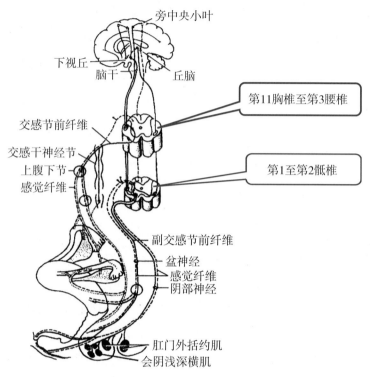

旁中央小叶

下视丘
脑干
丘脑

第11胸椎至第3腰椎

交感节前纤维
交感干神经节
上腹下节
感觉纤维

第1至第2骶椎

副交感节前纤维
盆神经
感觉纤维
阴部神经

肛门外括约肌
会阴浅深横肌

图 5-37 女性生殖器的神经走行

导致的腹腔脏器的位移，同样是致病因素。

由于双肩不等高，背部不对称，双侧肌力不等，引起的是人体冠状面上的上下移动。治疗的方法是在身体两侧体侧线吸上易罐后在冠状面做上下运动（图5-38），吸上易罐后做站立位的侧屈牵拉（图5-39），以及侧卧位牵拉体侧线（图5-40）。

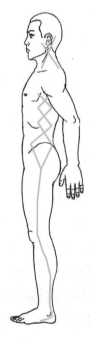

图5-38 体侧线

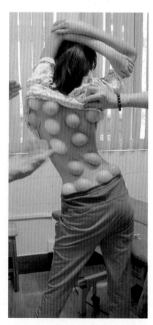

图5-39 吸上易罐后做站立位的侧屈牵拉

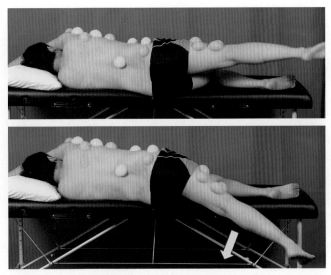

图5-40　侧卧位牵拉体侧线

【病例3】

女性，78岁。腰背反复疼痛8年，歪臀跛行加重1个月（图5-41）。患者40年前做左侧乳腺癌切除术，而后又做阑尾切除术。骨扫描检查提示多部位代谢活跃，考虑癌症骨转移。需家属挽扶站立，弓背弯腰，双肩不等高，脊柱呈明显S形。抬头、挺胸、直腰明显受限，步行速度慢，呈典型歪臀跛行。左侧胸部的手术瘢痕有29cm（图5-42），与皮下组织粘连，部分与肋骨粘连，轻压痛。右下腹部有一损伤瘢痕，部分与皮下组织粘连。X线检查示胸腰椎骨质增生，胸腰椎明显侧弯，骨盆不对称（图5-43）。

诊断：胸腰椎骨质增生、侧弯，手术瘢痕引起的筋膜病，疑似乳腺癌转移。

治疗：

1. 毫火针刺胸腹部手术瘢痕及腰背部反应点，以解痉止痛、松解粘连（图5-44、图5-45）。

2. 针刺后，留针，双侧膝关节屈曲，并做幅度由小到大的龙氏摇腿揉腰运动，加强解痉止痛作用（图5-46）。

3. 易罐对拉腰背筋膜（图5-47）。

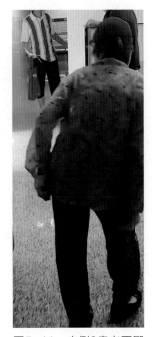

图5-41　病例3患者歪臀跛行

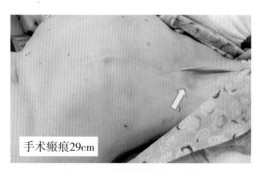

手术瘢痕29cm

图 5-42　左侧胸部手术瘢痕

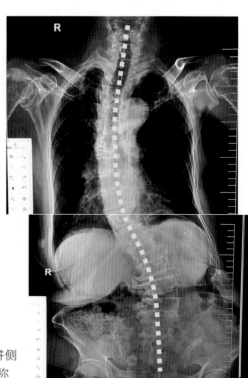

图5-43　胸腰椎骨质增生并侧
弯，胸腰椎侧弯，骨盆不对称

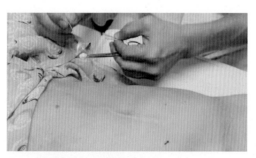

图5-44　在胸腹部瘢痕处刺毫火针

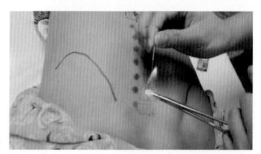

图5-45　用毫火针解痉止痛、松解粘连

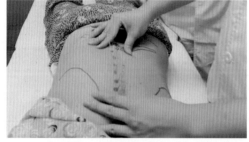

图5-46　留针，做幅度由小到大的龙氏摇腿揉
腰运动，加强解痉止痛作用

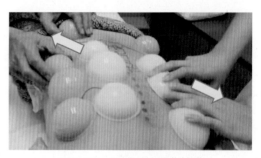

图5-47　易罐对拉腰背筋膜

4. 吸易罐做龙氏摇腿揉腰运动（图5-48）。

经过2次治疗，患者腰部疼痛明显缓解（图5-49），总共治疗6次后，症状消失。

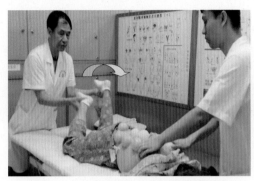

图5-48　易吸罐做龙氏摇腿揉腰动作

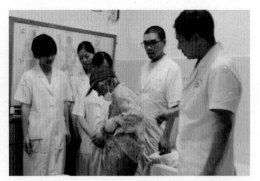

图5-49　经过2次治疗，患者腰部疼痛明显缓解

思考：患者左侧胸部手术后留下的29cm瘢痕的粘连、挛缩，使身体左侧的筋膜缩短，导致上身歪向左侧，而右侧筋膜拉长。于是形成了左肩低右肩高的胸椎侧弯（图5-50），可以理解为冠状面上的两条木棒一条向上，另一条向下。病根是左侧的术后瘢痕，这瘢痕就像弓箭上的弦，而侧弯的胸椎犹如弓。弓满弦紧，实际上是弦的紧张，才拉弯了弓。因此，治疗上采用弓痛治弦的方法。用毫火针刺瘢痕处，目的在于松弛弦，是治疗本；在胸椎周围的压痛点针刺，是治标。吸上易罐后的运动，是利

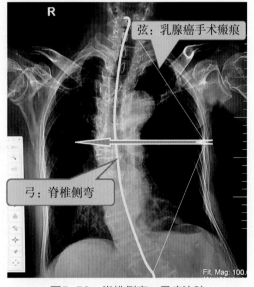

图5-50　脊椎侧弯，弓痛治弦

用张拉整体结构的原理，把紧的筋膜放松拉长，而拉长的筋膜缩短。通过张力线的重新分配，将胸腹前后左右的筋膜松紧调到平衡，诸多不适也就逐渐消失。

除了上述动作外，在冠状面的易罐运动还包括伸手蹬髋操（图5-51）、脊椎侧弯操（图5-52）。一般来讲，人体在三维空间六个自由度上的筋膜紧张与松弛的改变，单纯表现单一的冠状面、矢状面或横断面的情况比较少，大多数是两个甚至是

三个面上的混合改变（图5-53、图5-54）。因此，适宜采用综合锻炼的方法，除了以上介绍的方法外，还可以加用上身的侧屈+弓背运动（图5-55），举手转体操（图5-56），举手抬脚操（图5-57），旋腰操（图5-58），面壁操（图5-59）等，效果会更好。

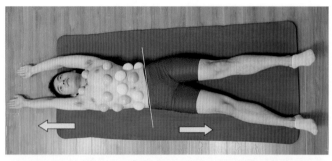

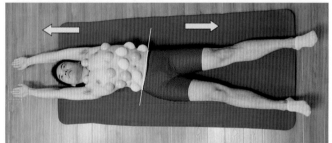

图5-51　伸手蹬髋操

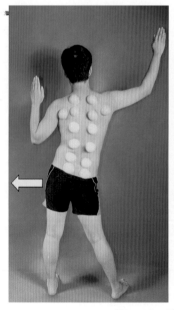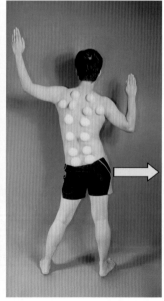

图5-52　脊椎侧弯操

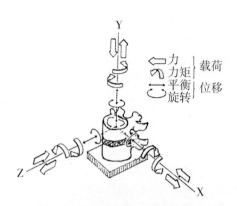

图5-53 脊柱运动三维空间

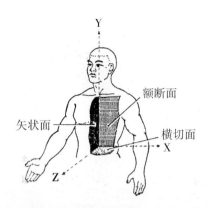

图5-54 脊柱运动的六个自由度

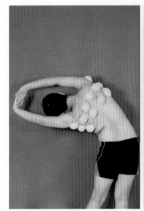
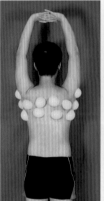
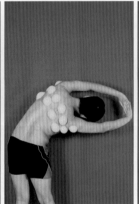
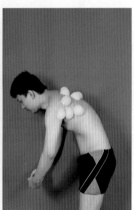

图5-55 上身的侧屈+弓背运动

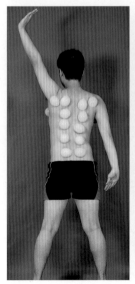
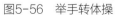
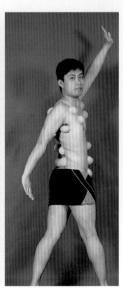

图5-56 举手转体操

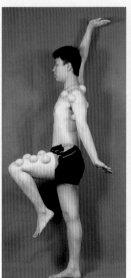
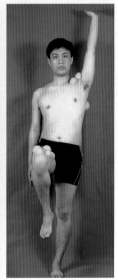

图5-57 举手抬脚操

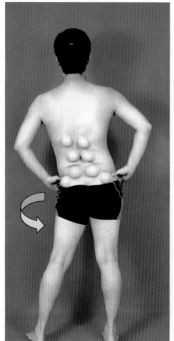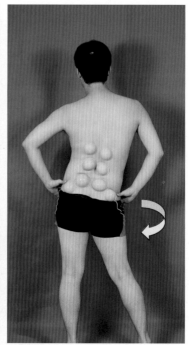

图5-58　旋腰操

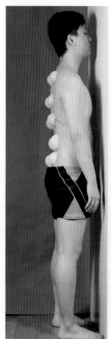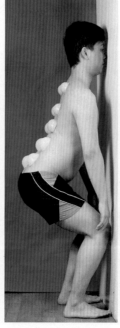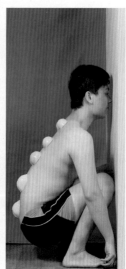

图5-59　面壁操

由于患者身上的瘢痕不是一朝一夕形成的，冰冻三尺非一日之寒，在轻微的外伤或天气变化时也可能引起疼痛。以上的治疗目的是希望我们的患者生活在一个平衡不对称状态。

龙层花教授指出：

（1）因为骨伤少于软伤，急性伤多致软伤和骨伤并发，或只有软伤而未及骨伤，故软伤＞骨伤。

（2）慢性劳损更是多数先为软伤，而日久发展为骨关节失稳／关节错位，才致骨伤发病，故软伤＞骨伤。

（3）骨伤治愈后还需继续治疗软伤，才能防骨伤复发（这里所述均指脊椎病），故软伤＞骨伤。

长春中医药大学附一院的博士生导师齐伟教授认为：古之痛症，源于劳伤，因动而发，但多为单纯的结构损伤，治可"以痛为腧"；今之痛症，源于过逸，因静而起，多先有结构失衡，后有结构损伤，治必"辨构论治"。

时代在发展，社会在前进，发病原因不同，治疗方法也要跟随改变。"前贤相传之法，吾固可遵而行之。前贤不传之法，吾亦可变而通之。"以筋膜治疗加运动疗法为重点的易罐疗法应运而生，这对由于久站久坐、长时间看手机等不良姿势导致肌力下降所产生的亚健康和多种骨伤及内科疾病，无疑是一种针对性很强的治疗方法。

把易罐吸附在躯干或肢体的前后、左右用以牵拉浅筋膜，而同时进行身体的屈伸、左右侧屈、转体，肩关节的内收、外展或环转，足部的内翻、外翻，旋前、旋后等动作牵拉深筋膜，通过张力线使深浅筋膜张力不平衡状态，经张拉整体结构调至平衡，从而消除张力性皮神经卡压所导致的全身运动系统及内脏系统的疼痛与不适。这就是易罐治疗的原理及治疗目的。

❀第二节❀ 易罐在足踝疾病中的应用

一、易罐概述

经筋疗法、伸展疗法、肌筋膜激痛点治疗、压痛点强刺激推拿法等，都是国内外近年来新兴的康复疗法。

经筋疗法在我国已有悠久的历史，经筋是经络系统的重要组成部分，它包括肌膜、肌腱、筋膜、韧带及关节等处的结缔组织的筋肉系统。其基本功能是约束并越过关节，牵引肢体产生运动，所谓"宗筋主束骨而利机关也"。"聚结""筋挛"等是经筋的病态形征表现，其病损亦主要表现为运动功能障碍。传统的拍打、刮痧、捏脊、推拿等都属于经筋疗法的范畴。

伸展疗法是通过多种方法的拉伸来治疗运动系统的疾病，以及保持身体的柔韧性，防止筋缩，延年益寿。

肌筋膜激痛点治疗是美国的Dr.Travell等所提出的康复疗法，以喷疗、牵拉及激痛点注射来治疗肌筋膜疼痛，其中的牵拉疗法就是通过拉动皮下组织来达到松弛肌肉、消除疼痛的作用。

压痛点强刺激推拿法是宣蜇人教授开创的卓有成效的软组织松解手术。针对"痛则不松，不松则痛"的发病机制，通过压痛点强刺激推拿，达到"去痛致松，以松治痛"之作用。

虽然各种疗法所采取的手段不同，但其共同点都是治疗皮下的疏松组织，都通过按压或拉伸皮下组织发挥疗效。

壁虎之所以能爬墙是因为爪上有吸盘，假如人手上也有吸盘，就能轻而易举地拉动皮肤达到松弛皮下疏松组织的作用。为此，笔者根据拔火罐原理设计了一种以硅胶为材料，能够随意吸拔在身体、四肢关节皮肤上的工具——易罐（已获中国国家实用新型专利）。它吸拔力强，可塑性强，在治疗时可以随着身体的活动而变形；使用者用手握住易罐向各个方向推动或拉动皮肤，就可以松弛皮下的疏松组织，达到解挛止痛，降低末梢神经张力，消除皮神经卡压及肌筋膜激痛点的作用。观察发现，易罐疗法简单易学、安全、治疗省力。将拔罐法与推拿技术结合起来，对不同年龄患者脊柱、关节的急性、慢性损伤，以及手术后引起的疼痛等进行治疗，都收到即时的疗效。不但对颈、肩、腰、腿痛（包括颈椎间盘突出症、腰椎间盘突出症、肩周炎）疗效快，而且由于它仅拉动皮下组织，故也适用于老年骨质疏松的腰腿痛、老年腰椎滑脱、膝关节骨关节炎等患者。此外，对腰椎骨水泥充填术后椎管内有少量溢出者、胸椎骨折手术内固定疼痛者、肩胛骨骨折经手术内固定后肩活动障碍者、有巨大肾囊肿的腰突症者、剖腹产后肩背痛者、肝脓肿手术后肩痛症等骨科、外科手术后疼痛，活动功能受限者有疗效。易罐疗法能把治疗与防治结合起来，所以对脊柱侧弯者，以及对腹胀、嗳气、便秘、大便次数多等消化系统疾病，月经不调，痛经病有较明显的疗效。

（一）易罐特点

易罐用硅胶制作，无味无毒，耐高温和低温，且弹性强，当挤压在易罐顶部的力撤除后，易罐会马上恢复至原来的形状。如果易罐底部处于封闭状态，这时就会在腔内产生一个负压区，形成一股强大的吸力而起到治疗作用。由于易罐的吸附力大而且弹性好，因此可随意吸附在颈项、四肢关节或皮肤有皱褶等处，并且在关节运动时可以随之变形，故原起名"变形软罐"。后来在使用过程中发现它有一看就懂，简而易学，见效迅速的作用，根据其简单、科学、容易的特点改名"易罐"。其次，硅胶还有耐氧化性的特点，所以易罐相当耐用。

（二）易罐的机制

易罐疗法之所以有效，是通过松解患部皮肤下的肌筋膜，缓解各种不同病种、不同病因引起的末梢神经张力过高或皮神经卡压，对肌筋膜激痛点所产生的疼痛有效。刺激肌筋膜产生的生物学效应可归纳如下。

（1）神经牵拉刺激。众多感觉神经的末梢和感受器位于结缔组织内，刺激牵拉筋膜可产生较强的神经信息。

（2）牵拉扭转筋膜可促进淋巴回流。

（3）牵拉扭转筋膜产生交感神经兴奋及局部血管反应和细胞反应。

（4）抖拉时使腹部空腔脏器产生挤压与扩张作用，有助于胃肠蠕动，血管的扩张和收缩，以及内分泌的调节。

（5）牵拉面部皮肤，能改善头面部血液循环。

（三）易罐的作用

（1）负压作用。

（2）调节作用。

（3）松弛肌筋膜作用。

（4）降低末梢神经的张力。

（5）促进胃肠蠕动。

（6）促进腹部血液循环，调节内分泌。

（7）促进面部血液循环。

二、易罐治疗足副舟骨损伤

（一）足副舟骨的解剖位置及特点

足的副骨与小骨在运动时，有时可造成它们的损伤或疲劳骨折，因此，必须熟习其解剖位置及特点（图5-60）。

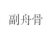
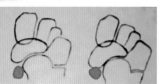

正常舟骨

副舟骨

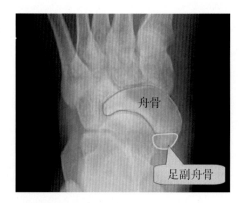

舟骨

足副舟骨

足的副骨与小骨

　　足的副骨与小骨在运动时，有时可造成它们的损伤或疲劳骨折，因此，必须熟习其解剖位置及特点

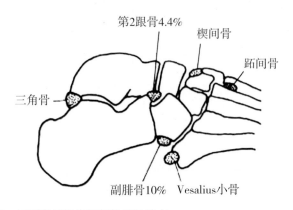

第2跟骨4.4%　楔间骨

跖间骨

三角骨

副腓骨10%　Vesalius小骨

图5-60　足副舟骨损伤解剖位置及特点

足副舟骨是发生在舟状骨结节第二化骨中心的先天变异，通过X线检查可判断有无足副舟骨先天变异（图5-61）。

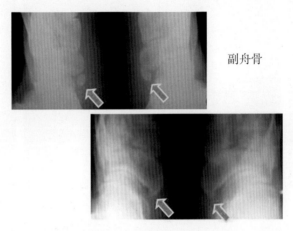

副舟骨

图5-61　通过X线检查判断有无足副舟骨先天变异

在踝关节内翻扭伤时，除了外侧副韧带损伤外，常合并足副舟骨损伤及切线骨软骨骨折（图5-62），并引起慢性足部疼痛。在查体时足副舟骨突出、压痛，足内翻时副舟骨压痛阳性。

扭伤踝关节时出现外侧副韧带损伤，
常合并足副舟骨损伤及切线骨软骨骨折

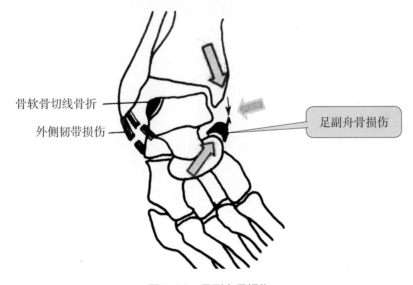

骨软骨切线骨折

外侧韧带损伤

足副舟骨损伤

图5-62　足副舟骨损伤

X线检查可示足副舟骨具有多种形状（图5-63）。

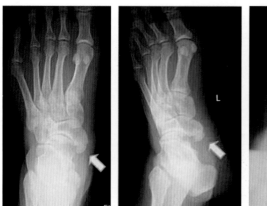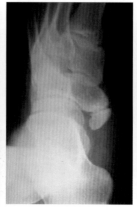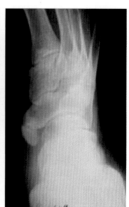

图5-63　X线检查示足副舟骨具有多种形状

（二）足副舟骨损伤诊断标准

1. 病史及症状　有明显的足部外伤史，足部疼痛、肿胀、跛行。

2. 体征　足副舟骨突出、压痛，足内翻时副舟骨痛，足内收抗阻痛，足副舟骨周围压痛，足内侧弓变浅，屈拇长肌压痛、胫后肌压痛。

3. X线检查　足舟骨内侧有圆形或三角形的副舟骨1个，常双足对称存在，部分患者有2~3个，副舟骨分以下3类。

（1）副舟骨与舟骨分离，显示边缘光滑。

（2）副舟骨与舟骨形成关节的，显示接合线不规则，在舟骨或副舟骨中有时有囊性变。

（3）副舟骨与舟骨联合的，显示舟骨较大并向胫侧突出。

【病例1】

女性，28岁。右侧踝扭伤致足痛伴活动受限1周。查体示右侧踝内侧肿胀，右侧胫骨后肌腱、右侧足舟骨处隆起，压痛阳性，足内收抗阻痛，足副舟骨周围压痛，踝内收外展功能受限（图5-64），未见余阳性体征。X线检查示左侧足舟骨连接处见一副骨（足副舟骨）（图5-65）。

治疗：

1．足针治疗。足副舟骨、外楔状骨下反应点及胫骨后沿压痛点处用足针治疗，刺激足扳机点（图5-66）。

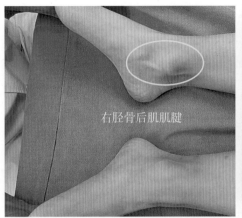
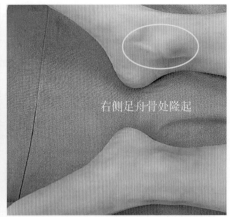

右胫骨后肌肌腱

右侧足舟骨处隆起

图5-64 患者右侧胫骨后肌腱、右侧足舟骨处隆起

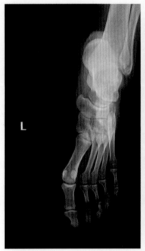
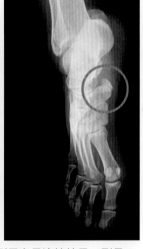

图5-65 X线检查示左侧足舟骨连接处见一副骨

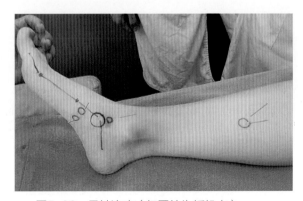

图5-66 足针治疗（红圈处为扳机点）

2. 易罐带针足部松解。带针状态下，在小腿两侧（胫前肌、比目鱼肌、腓骨长肌、腓骨短肌、腓肠肌）吸附易罐。术者固定患者足趾做易罐阻抗活动，充分激活下肢肌肉，调整结构力学，重新构建小腿肌群的协调性（图5-67）。

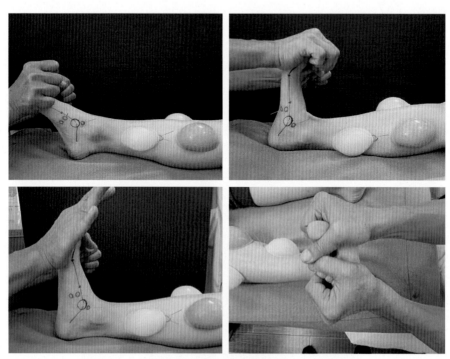

图5-67　易罐带针足部松解

指导患者做足踝易罐自主锻炼（图5-68）。在患者小腿两侧（胫前肌、比目鱼肌、腓骨长肌、腓骨短肌、腓肠肌）吸附易罐，做趾屈及背伸动作，3~5次为1组，每次做10组。

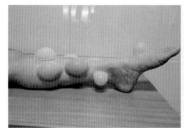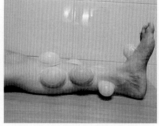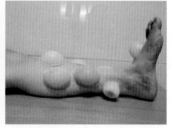

图5-68　患者足踝易罐自主锻炼

五号美容罐沿跖趾关节往足跟方向、由内至外侧做牵拉，松解足底筋膜。每次治疗时间约5分钟，每天1次（图5-69）。再由足背内侧至外侧，从踝关节至跖趾关节依次进行牵拉松解（图5-70）。

　　足踝挫伤，痛风等足部损伤引起的肿、胀、痛等皆可参照上述方法进行治疗。

　　思考：足副舟骨是发生在舟状骨结节第二化骨中心的先天变异，人群中约13%发生此变异。足副舟骨损伤占踝部损伤（外伤、扭伤、骨折）的7%，是一种较常见的足部损伤。足副舟骨损伤容易被踝外侧韧带扭伤或第5跖骨基底骨折的症状所掩盖，延误治疗，反复的损伤可以造成慢性足痛症。

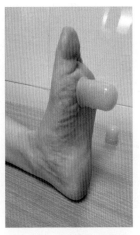

图5-69　松解足底筋膜

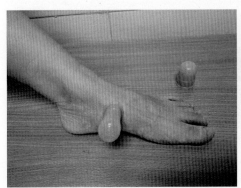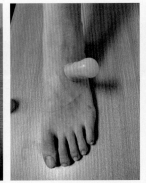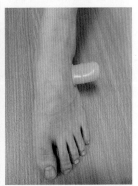

图5-70　由足背内侧至外侧，从踝关节至跖趾关节依次进行牵拉松解

钟士元教授于1995年参加美国第二届世界传统医学大会获得"超人杯"奖参赛题目就是《足副舟骨的损伤》。

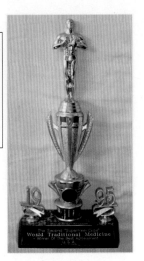

获美国第二届
世界传统医学大会
"超人杯"奖

作者1995年获世界传统医学大会"超人杯"奖

三、易罐治疗足底筋膜炎

足底筋膜炎（图5-71）是足底的肌腱或者筋膜发生无菌性炎症所致。最常见症状是脚跟的疼痛与不适，压痛点常在足底近足跟处，有时压痛较剧烈，且持续存在。晨起时疼痛感觉明显，长时间行走时疼痛感加剧，严重的患者甚至站立休息时也有疼痛感。足底筋膜炎是运动引起的慢性损伤，过度训练也可导致跟骨疼痛，有时放射到足掌前侧，这种疾病可影响所有年龄段的成人。

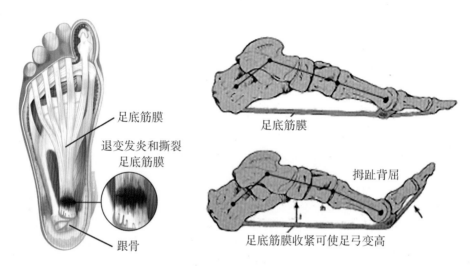

图5-71　足底筋膜炎

【病例2】

女性，57岁，美国籍。持续反复的腰痛4年，无外伤史，2年前曾经因双侧足底疼痛进行治疗，之后症状消失。2个月前，因长时间站立和负重，右侧足底痛复发，足底近足根部疼痛持续2个多月，晨起和久长时间站立或行走后加重。双侧足弓正常，右侧足底近足跟处压痛，跟骨的前内侧压痛更为明显，并可触及结节，被动地往上牵拉脚趾会引发疼痛。右侧跖肌、腓肠肌、绳肌紧张，有明显扳机点。右侧髂后上棘、髂前上棘偏高，髂后上棘后凸。

诊断：右侧足底筋膜炎、骨盆旋移（右侧髂骨向后上移）。

分析：足底筋膜分为3个部位，中央部位的近端附着于跟骨内侧粗隆，包含由腓肠肌向下延伸的阿基里斯腱及跖肌，通过跟腱与足跟相连，所以足底筋膜炎与腓肠肌与跖肌有密切关系。在站立或步行时，足部需要承受身体和地面的冲击力，因筋膜痛使足弓的不正常运动，传导上膝和骨盆，长期可使骨盆和膝同时产生病变。

治疗：

1．用针灸针刺右侧股二头肌、腓肠肌和跖肌扳机点。提插进退针5~6次，不捻转（图5-72）。

2．出针后，把易罐吸在右侧腓肠肌、跖肌、股二头肌止点，术者用大腿顶着患者右侧足底，使踝关节尽量背伸进行牵拉（图5-73、图5-74）。

用龙氏手法俯卧牵抖冲压法纠正右骨盆错位（参阅《脊椎相关疾病治疗学》）。患者隔3天治疗1次，经3次治疗后，症状消失。

思考：不要忽视骨盆与足弓的相互影响关系。疼痛和发炎主因是足底肌筋膜的紧绷，连结的骨头长期处于拉力

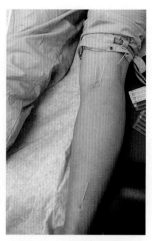

图5-72 针刺右侧股二头肌、腓肠肌和跖肌扳机点

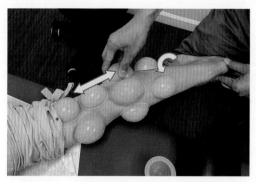

图5-73 踝关节背伸，牵拉股二头肌止点

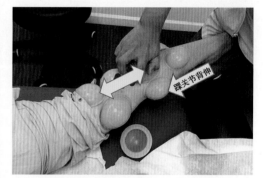

图5-74 踝关节背伸，牵拉腓肠肌

之下，可导致发炎，促使纤维蛋白沉积从而形成骨刺。足底筋膜炎是由于筋膜紧绷造成的，因此放松筋膜才是最好的治疗方式。

四、易罐治疗外踝关节失稳

外踝关节失稳（图5-75）是一种外踝反复发生炎症、肿胀、疼痛的症状，常见于踝关节重复多次扭伤的后遗症。患者在走路或运动中，症状反复发作，甚至在长时间站立后也可加重外踝

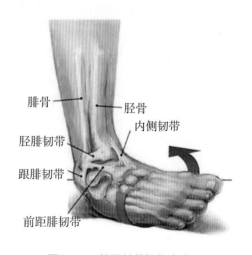

图5-75 外踝关节扭伤失稳

疼痛。临床表现为外踝反复发作的肿胀疼痛，尤其在凹凸不平的地面上行走或者跑跳后，每次发作肿胀、炎症持续时间较长。病因主要是踝关节内翻扭伤后失治、误治，结缔组织韧带未充分愈合又继续运动，继而再度反复扭伤，踝关节平衡能力受影响，结缔组织韧带失去弹性而松弛变弱或撕裂。所以踝关节失稳除了治疗外，进行康复训练，加强患者踝关节维持平衡的周围肌肉和软组织，对康复十分重要。

【病例3】

女性，38岁。跑步运动员，跑步后双踝关节外侧疼痛，活动受限2天。患者5～6年前曾分别扭伤双侧踝关节，未发现骨折。此后，只要长时间站立行走，外踝感觉不适。如果连续2天跑步运动，可引起外踝关节水肿，疼痛加剧。身体状况良好，双侧外踝关节区域有不同程度的水肿，无血瘀斑，踝关节被动内翻活动时疼痛加剧。腓距间、足舟骨距骨间皆有明显压痛点。双侧踝内翻应力试验阳性，前抽屉试验和跟距骨倾斜试验表现疼痛，无酒窝征。腓骨长肌、腓短肌代偿性紧张和压痛。

分析：支持足踝外侧结构的韧带包括前距腓韧带、后距腓韧带和跟腓韧带，肌腱主要有腓长肌和腓短肌。当踝关节受伤后未及时治疗和进行康复训练，导致机体对于踝关节位置和运动的本体感觉功能退化，拮抗肌协调动作变迟钝，容易产生反复扭伤。约有一半的外踝扭伤患者有腓距前韧带不同程度撕裂，产生关节失稳。尽管大多数外踝扭伤患者中很少见距腓后韧带撕裂，但是如果踝关节背屈到较大的角度、足外旋或前旋伴随下肢内旋时也可能造成距腓后韧带的损伤。

诊断：双侧外踝关节失稳、疑似腓距前韧带撕裂。

治疗：在外踝、足距骨、舟骨的扳机点上顺腓长肌与腓短肌走向用针平刺（图5-76），提插不捻转5～6次。出针后，用易罐吸在腓肠肌、腓短肌小腿三头肌上，做牵拉手法（图5-77、图5-78）。

治疗后双侧踝关节疼痛明显减轻，患者正进行腓骨长肌，腓骨短肌为主的肌力康复训练。

思考：足内翻扭伤时注意排除第5跖骨基底骨折和外踝骨裂，针刺加易罐能有效地消除炎症水肿和分开筋膜粘连，也是急性或亚急性扭伤的首选治疗方法。

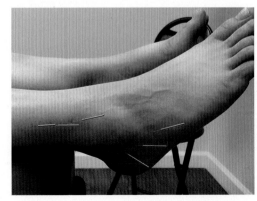

图5-76 顺腓长肌与腓短肌走向用针平刺

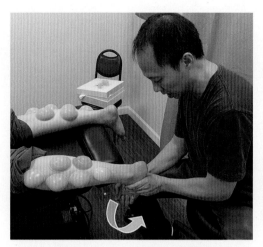

图5-77 吸上易罐牵拉腓肠肌

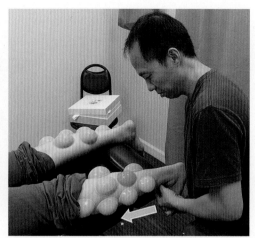

图5-78 吸上易罐牵拉小腿三头肌

第三节 易棒在足踝疾病中的应用

一、易棒的特点

（1）无他人帮助下也能随时随地进行自我按摩颈椎、腋下、腰背部、腿后部和足底。

（2）可以躺在床上、坐在汽车上、靠在沙发上、站在地上进行按摩。

（3）不但能帮助消除人体的亚健康状态，还能帮助治疗人体运动系神经系统、泌尿生殖系统、消化系统疾病。

（4）易棒的操作一看就懂，治疗方法简单易学，见效迅速。

二、易棒使用方法

选择用1~2条易棒，将易棒的线形、梯形和半圆形的角压在身体不舒适处的下面（图5-79）。

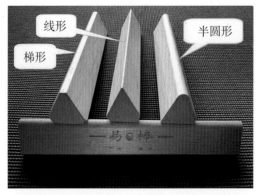

图5-79　易棒线形、梯形和半圆形的角

压上易棒后，可以采用以下两种方法。

1. **柔和的静态压法**　压上易棒后身体不动，此法适合初次使用者。

2. 刺激量较大的动态压法　压上易棒后头颈、躯干或四肢做前后移动，左右摆动或旋转，此法适用于劳损时间长、面积较大、酸痛明显的部位。

三、易棒疗法的适应证

（1）不但对年轻患者颈、肩、腰、腿痛可以即时见效，而且对腰椎滑脱、骨盆旋移综合征、腰椎间盘突出症也有效。

（2）对手术后痛也能有明显缓解作用（肾、胆囊、阑尾切除术，经皮椎体成形术、全髋置换术，甚至是肺癌、乳腺癌切除术等）。手术后疼痛是一种在病因和机制上不同于炎性疼痛、神经病理性痛的疼痛。

（3）适用于乳腺增生、胸胁胀痛、生闷气、肋间神经痛、胃部胀满、胃脘疼痛、慢性腹泻、慢性胆囊炎、慢性结肠炎、便秘、月经不调、痛经、夜多小便、前列腺炎等疾病。

（4）要在医生指导下运用。

四、易棒使用注意事项

（1）要根据身体不适部位的面积大小而选择易棒上的线形、梯形和半圆形的角。

（2）初次使用时，可以在易棒上铺上毛巾，以减轻刺激量。在大腿上部时，可以在易棒的两头套上易罐来防止损伤会阴部。使用易棒压1分钟后，如无不适，可逐渐延长时间，但每个部位使用时间不要超过5分钟。

（3）皮肤有过敏、创伤、溃疡、水肿、尚未愈合之伤口，以及做了脊椎或四肢骨关节手术和大血管分布的部位，不宜用易棒。高热抽搐者和孕妇的腹部、腰骶部位，以及身体较脆弱的部位，如喉咙、私处等亦不宜用易棒。

（4）骨质疏松症患者、未成年人、结核病患者、肿瘤患者、脊椎或四肢骨关节手术后患者、精神异常患者禁用易棒。

五、易棒在足踝常见疾病中的应用

（一）足部畸形

拇外翻、拇内翻、锤状趾、交叉趾、类风湿性关节炎、扁平足、高弓足、马蹄内翻足（5-80）。

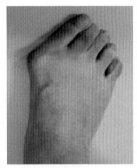
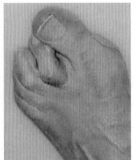

拇外翻   锤状趾

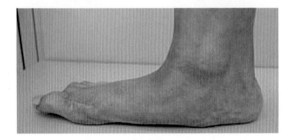

扁平足

图5-80　足部畸形

（二）足踝部骨关节炎

跖趾关节骨关节炎、中足骨关节炎、距下关节炎、踝骨关节炎。

（三）足踝部慢性疼痛损伤

Lisfranc损伤、踝关节扭伤、慢性踝关节不稳定、距骨软骨损伤、跖痛症、跟痛症、跖腱膜炎、慢性跟腱炎等。

六、易棒治疗足踝部软组织紧张

人体内的每块肌肉都被筋膜沿不同方向包裹，当包裹着肌肉的深筋膜过于紧张，就会限制肌肉生长，削弱肌肉功能和运动能力，产生疼痛。通过易棒按压扳机点，可以松弛紧张的肌筋膜，消除软组织张力性皮神经卡压造成的急慢性疼痛。

（一）足底筋膜紧张

（1）顺着肌肉、骨骼走向放置易棒。

（2）据对疼痛的耐受度合理选择梯形面、线形面或半圆形面。

（3）将痛点或扳机点置于易棒上（图5-81、图5-82），适度踩压，以感觉酸胀能耐受为度（图5-83）。

（4）易棒治疗时间以每次5分钟为宜。

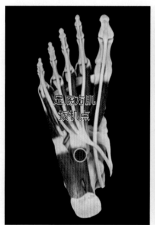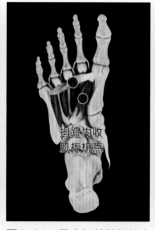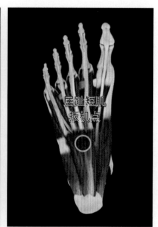

图5-81　足底相关的扳机点

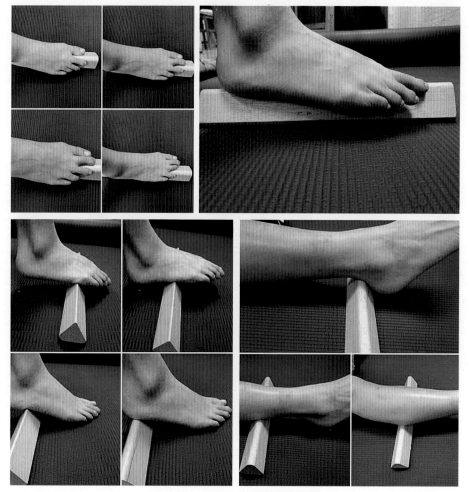

图5-82　易棒在足底放置的位置

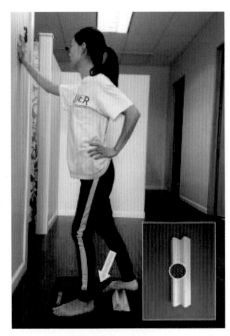

图5-83　适度踩压

（二）腓肠肌与腘肌紧张

腓肠肌与腘肌紧张常牵涉的疼痛包括膝深部疼痛、小脚后侧疼痛、足底内侧疼痛，其扳机点如图5-84所示。

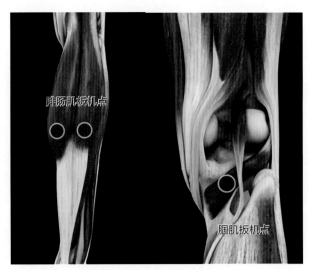

图5-84　腓肠肌与腘肌扳机点

1. **绷紧收缩**　以右侧为例，患者坐在地面上，右脚伸直，将疼痛的部位分别压在右腘肌或者腓肠肌扳机点上，左脚屈髋屈膝，右踝跖屈，收缩腓肠肌，收紧腘肌时小腿内旋（图5-85）。

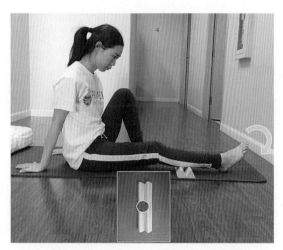

图5-85　腓肠肌与腘肌绷紧收缩姿势

2. **伸展**　接上式，右踝背屈20°～30°，同时弯腰至右手触碰脚趾，伸展腘肌时小腿同时外旋（图5-86），保持姿势15～20秒，反复3～5次。

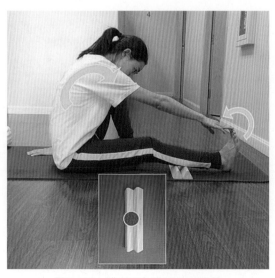

图5-86　腓肠肌与腘肌伸展姿势

七、易棒治疗踝关节扭伤

踝关节扭伤是最高发的运动损伤，约占所有运动损伤的40%。踝关节由胫骨、腓骨的远端和距骨构成。内外踝和胫骨后缘构成踝穴，距骨上面的鞍形关节面位于踝穴中。距骨的鞍形关节面前宽后窄，背伸时较宽处进入踝穴，跖屈时较窄部进入踝穴，所以踝关节在跖屈位稍松动，其解剖和生理特点决定踝关节在跖屈时比较容易发生内翻、外翻扭伤。又因为踝关节外踝腓骨较长，踝穴较深，而内踝胫骨较短，踝穴较浅，故踝关节更易发生内翻扭伤，外踝韧带包括距腓前韧带及跟腓韧带的损伤更常见。踝关节外翻扭伤虽不易发生，但一旦出现却很严重。如发生断裂一般都会引起踝关节不稳，且多同时合并其他韧带损伤和骨折。

【病例】

男性，32岁，医师。右侧踝关节疼痛，跛行3个月。为了减肥进行跑步，不慎扭伤右侧踝关节，肿痛，跛行。曾经接受敷药、按摩、熏洗等治疗，仍旧没能完全康复。刚好参加肌筋膜治疗学习班，被发现步态异常，于是被请出来当模特。跛行步态，右侧踝关节肿胀不明显，腓骨外踝轻压痛，踝关节屈伸和内外翻活动基本正常。腰骶部肌肉稍紧张，右侧臀部外侧可以触及条索状硬结，压痛相当明显，腰部和髋关节活动无异常。

诊断：右侧踝关节陈旧性扭伤合并右侧臀小肌损伤。

分析：经过3个月的治疗，右侧踝关节仍疼痛，但肿胀不明显，腓骨外踝轻压痛，踝关节屈伸和内外翻活动基本正常。腰骶部肌肉稍紧张，右侧臀部外侧可以触及条索状硬结，压痛相当明显，这说明是臀小肌扳机点引起的牵涉痛（图5-87）。因为右侧踝关节内翻扭伤的同时，上身会向左侧闪动，导致右侧臀小肌拉伤（图5-88），右侧臀小肌肌筋膜功能失调形成扳机点。由于臀小肌的痛阈值高，所以损伤后不舒适感很小，但这里的扳机点（产

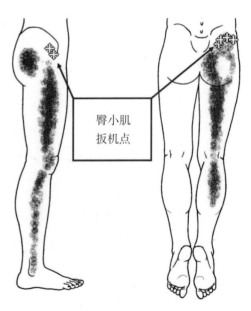

臀小肌扳机点

图5-87　臀小肌扳机点

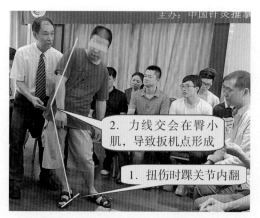

图5-88　扭伤脚的同时导致臀小肌拉伤

生疼痛的"本"）却引起踝关节的疼痛（属于"标"）。若单纯治疗踝关节很容易久治不愈。

治疗：

1. 侧卧位用易棒压右侧臀小肌。由于会场上准备的床太软，无法进行按压，扭伤足部的医师自己要求直接躺在地上治疗（会场上没有准备床单）。又由于时间有限，医生直接在左侧髋部加力按压（图5-89），5分钟后，再仰卧位屈曲双腿，把易棒压在腰骶部做双膝关节尽量向左右摆5分钟（图5-90），接着做向头侧及脚侧的上下推按（图5-91）。治疗后走路、下蹲疼痛明显减轻，告诉全会场的人说好了七八成。

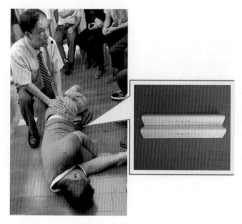

图5-89　躺在地上用易棒压右侧臀小肌

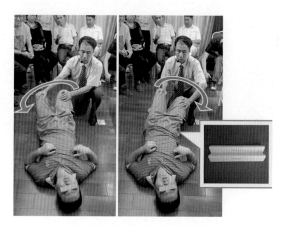

图5-90　做双膝关节尽量向左右摆

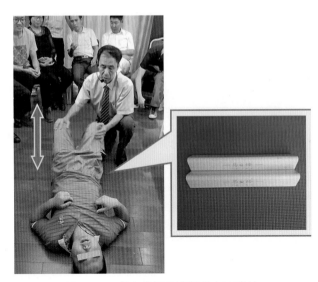

图5-91　做向头侧及脚侧的上下推按

2．第2天上课时再查体，右侧臀小肌条索状硬结已经变软，压痛不明显了。由于会场条件差，不宜继续躺在地板上治疗，改用易罐牵拉，在右侧腋下经臀部至大腿外侧吸上易罐，左手握着右侧腕关节做左侧屈动作（图5-92），牵拉右侧臀小肌。在维持上述动作的同时，把右足置于左足后侧，继续向左侧屈（图5-93），加大幅度牵拉右侧臀小肌。做完这两组动作后，该扭伤足部的医师走了几步，连续下蹲几次，说右足基本上没有不适感。他怕大家不相信，还原地蹦跳起来（图5-94），高兴地说，这次不但学习了肌筋膜治疗技术，还治疗好困扰了他3个月的脚痛，真是一举两得！全场师生报以热烈的掌声（图5-95）。

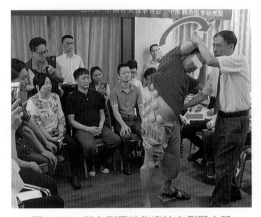

图5-92　做左侧屈动作牵拉右侧臀小肌

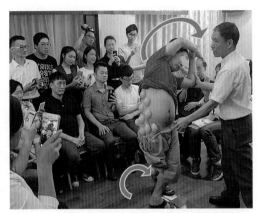

图5-93　右足置于左足后侧，向左侧屈牵拉右侧臀小肌

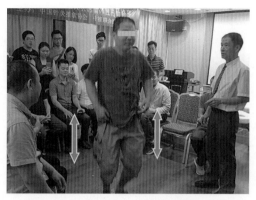

图5-94　脚不疼了，高兴地蹦跳起来

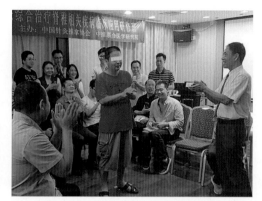

图5-95　全场师生报以热烈的掌声

思考：

1. 臀小肌的起点在臀前线与臀后线之间，扳机点位于髂前上棘后方约3厘米处（图5-96）。

2. 足部扭伤在急性期应该以治疗踝关节为主，但治疗半个月后，特别是肿胀及压痛消失后，行走及下蹲仍有不适感时，就要检查膝关节、腰骶、骶髂关节，特别是臀小肌是否有硬结、条索状物并有压痛。诊断清楚后，治疗能马上见效。

3. 足部急性扭伤在治疗时，倘若臀小肌有硬结、条索状物并有压痛者，一并治疗，效果会更为显著。

4. 举一反三，凡是扭伤所致的足部骨折（内、外踝骨折，第5跖骨骨折），或足副舟骨损伤，容易合并臀小肌损伤，因此查体和治疗时不要漏了该部位。

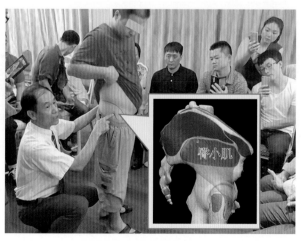

图5-96　臀小肌的位置

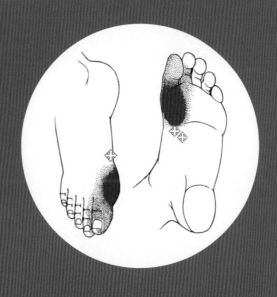

第六章
足诊与足针临床综合应用

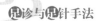

{第一节} 足诊与足针在脊柱相关疾病的临床应用

一、飞蚊症

飞蚊症患者自觉眼前黑影飘动，如蚊蝇飞舞。通常起病突然，病情进展较快。根据晶状体混浊的部位和程度的不同，对视力的影响程度也不一样。轻度混浊不影响视力，较显著的混浊常见于变性近视、葡萄膜炎和晶状体积血。患者感到眼前粗大而量多的黑影，视力有不同程度的减退。眼底检查可见如灰尘或粗条索块状物飘浮不定，严重者不能窥见眼底，甚至眼底无红光反射，漆黑一片。炎性混浊是指附近组织发炎时，由白细胞游出及蛋白质凝集而导致，是各种视网膜和葡萄膜炎的共同表现，如结核及梅毒性脉络膜视网膜炎，钩端螺旋体性葡萄膜炎、葡萄膜大脑为迁徙性眼内炎等。

（一）治疗方针

仅有晶状体后脱离的患者无需特殊治疗；视网膜裂孔危害视力，应采用视网膜裂孔电凝术治疗；其他危害视力的病症，按有关治疗原则处理。

（二）中医治疗

以疏肝理气、活血化瘀、健脾化湿、清热明目、补肝肾、益精血、明目利窍、滋阴泻火、养血止血、明目退翳、营养视神经、扩大视野为基本治疗原则。

（三）日常调理

保持良好的生活习惯，睡眠充足，不熬夜，平时注意休息不要过度用眼睛，避免形成近视。

（四）饮食调理

饮食宜清淡，少食辛辣刺激性食物。B族维生素可以促进眼内细胞新陈代谢，眼疾患者可以多食用肝脏、蛋类、干豆类、肉类、蘑菇、新鲜蔬菜等。

【病例1】

女性，54岁。自觉双眼前蜘蛛丝样黑影飘动，如蚊蝇飞舞，24天。曾到专科医院就诊，使用滴眼药水方法，效果不明显。患者平素爱用手机上网发微信。查体示枕颈部肌肉紧张，压痛，颈部活动尚可。 双侧足底部第2、第3足趾眼睛的反射区和颈椎反射区有小硬结，明显压痛（图6-1）。

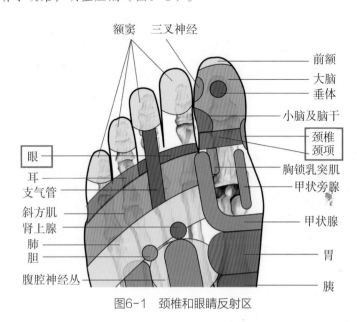

图6-1　颈椎和眼睛反射区

面部红外热成像：右眼36.47℃，左眼36.17℃（图6-2）。

足底红外热成像：右足第2、第3足趾眼睛的反射区35.20℃，左足第2、第3足趾眼睛的反射区34.95℃（图6-3）。

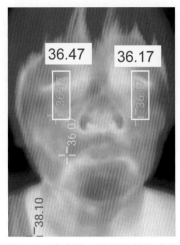

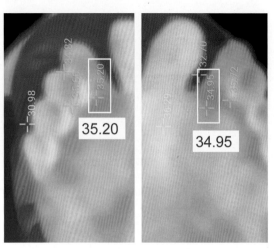

图6-2　治疗前，面部红外热成像　　　　图6-3　治疗前，足底红外热成像

诊断：双眼飞蚊症，颈部肌肉劳损。

治疗：

1. 在双侧足底第2、第3足趾眼睛反射区用0.19mm×15mm针刺，每侧用4支；在足底双侧颈椎反射区针刺（图6-4），进针后做针的捻转及提插。嘱咐患者做双侧足趾的伸屈运动和踝关节的尽量跖屈及背伸动5分钟。接着做足底红外热

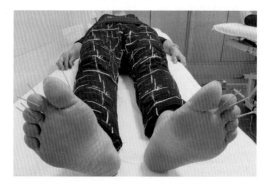

图6-4 在双侧足底眼睛、颈椎反射区针刺

成像检查，示右足第2、第3足趾眼睛反射区38.35℃，左足第2、第3足趾眼睛反射区36.16℃，双侧足底眼睛反射区的温度都升高了（图6-5）。

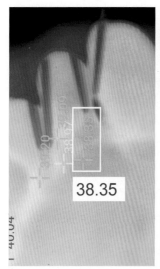
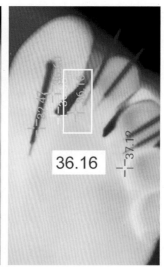

图6-5 治疗时，足底红外热成像

2. 嘱咐患者做抬头，并尽量把头部向左右旋转5分钟，以松弛枕后肌群及后枕部筋膜（图6-6）。双侧眼球做顺时针转动36次，逆时针转动36次，连做2组，用以调节眼睛周围的肌肉。

治疗后休息15分钟，再做红外热成像检查。

面部红外热成像：右眼35.05℃，左眼35.88℃，双侧眼睛的温度比治疗前有所下降（图6-7）。

足底红外热成像：右足第2、第3足趾眼睛反射区30.37℃，左足第2、第3足趾眼睛反射区30.87℃，双侧第2、第3足趾眼睛反射区的温度比治疗前有所下降（图6-8）。

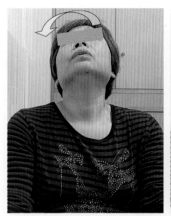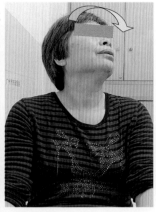

图6-6　反复做头部及眼睛运动

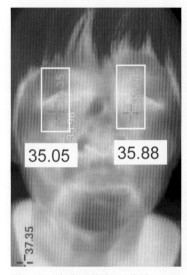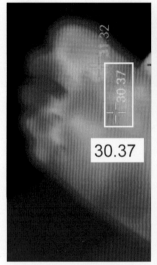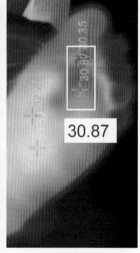

35.05　35.88　　　　　30.37　　　　30.87

图6-7　治疗后休息15分钟，面部红外热成像　　　　图6-8　治疗后休息15分钟，足底红外热成像

第1次治疗后，患者左眼的蜘蛛丝样黑影飘动当场消失，患者感到不可思议，右眼的黑影变小变淡了。让患者继续做抬头并尽量做头部向左右旋转动作，以及双侧眼球做顺、逆时针转动后，右眼症状又有所减轻。经过3次治疗后，双眼黑影飘动的感觉全部消失。

思考：飞蚊症是一种比较常见的眼科疾病，在疾病初期，用针刺足部眼睛反射区简单方便，见效快。

从红外热成像检查提示治疗后眼睛的温度下降了0.29~1.42℃。足部针刺治疗时，足部温度上升1.21～3.15℃，拔针后，温度明显下降，比治疗前的温度下降了4.08～4.87℃。一般来讲，炎症部位的血液循环加快，因此温度增高。针刺足部反射区治疗，通过神经、经络或筋膜的刺激，改善了局部的血液循环，温度自然回复正常。

从脊椎病因和肌筋膜来分析，长期低头看手机，会导致上颈段肌肉劳损，从而引起枕寰关节、寰枢关节错位，使颈上交感节、星状神经节及三叉神经脊髓束等受刺激，引起神经、血管功能障碍，而出现眼部症状。同时，枕后肌群的肌筋膜紧张，引起肌肉功能失调导致的肌筋膜扳机点，其牵涉痛会影响到眼睛的功能异常。在治疗时所采用的抬头、旋转动作，以及双侧眼球转动都是针对上颈段的劳损。

二、寰枢关节半脱位

寰枢关节半脱位是指寰椎与枢椎之间因内外力失衡，解剖位置移动超过生理限制范围后不能回到正常状态，并引起以颈项疼痛和关节运动障碍为主要临床表现的病症。严重者还可造成脊髓和（或）椎动脉压迫，若未经及时治疗，其脱位程度常进行性加重，导致脊髓高位受压而危及生命。由于其潜在危险性大，应积极治疗。

【病例2】

男性，52岁。因做拍打蚊子动作拉伤，颈肩痛，转头、侧头、低头与仰头活动受限，左侧肩关节活动受限，颈椎两侧肌肉紧张、胀痛，活动受限1天（图6-9）。

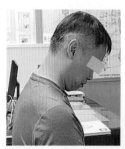
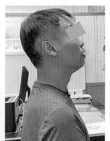
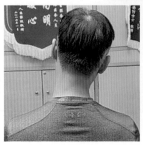
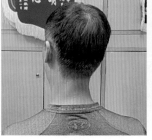
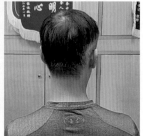

图6-9　患者活动度检查

查体示颈肩肌紧张，左侧斜角肌中段肿胀，压痛明显。左侧臂丛牵拉试验阳性。

X线检查示颈椎侧弯并反张，寰枢关节半脱位（图6-10）。

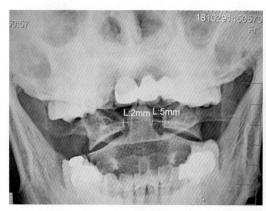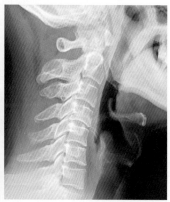

图6-10 X线检查示颈椎侧弯并反张，寰枢关节半脱位

诊断：寰枢关节半脱位（伴斜角肌损伤）。

治疗：首先用毫针针刺足底肩部反射区，再用易罐配合动态肌筋膜松解技术，松解患侧肌群，疏通血液循环，以达到解痉止痛目的（图6-11）。

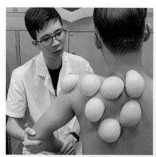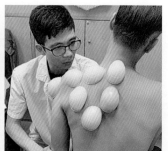
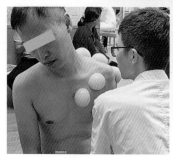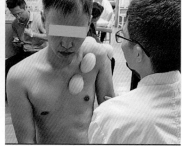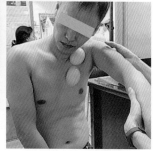

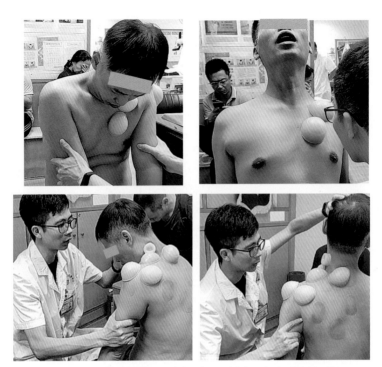

图6-11 易罐配合动态肌筋膜松解技术，松解患侧肌群

治疗结束后，疼痛症状、颈椎功能活动度好转大半（图6-12）。

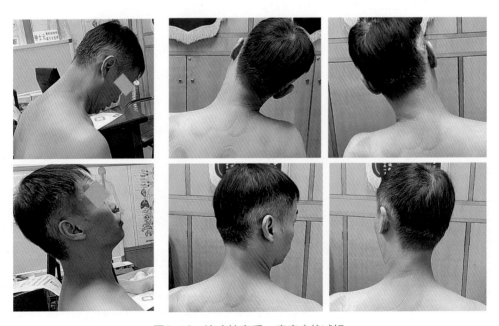

图6-12 治疗结束后，疼痛症状减轻

三、第5颈椎弓崩裂

【病例3】

女性，54岁，印度人。眩晕颈痛，右肩抬举困难3个月。曾服药、做理疗等，但效果不明显。查体示颈背和右肩部肌肉紧张，颈胸交界部位有凸出的硬包块，第3~6颈椎后关节有硬结，压痛。颈部右侧牵拉试验（＋），压轴试验和提拉试验（－）。头部转动时出现眩晕，恢复中立位时眩晕消失。查足示右足颈椎及肩部反应区有硬结，压痛。X线检查示第5颈椎椎弓崩裂，颈椎退行性变（图6-13）。

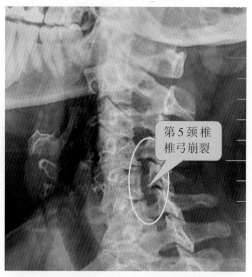

图6-13　患者X线检查示第5颈椎椎弓崩裂

诊断：第5颈椎椎弓崩裂，颈椎病。

治疗：

1. 1寸针灸针针刺右足颈椎和肩部反应点（图6-14）。

2. 针刺后双手反复伸直上举，同时配合头部缓慢左右转动。5分钟后，患者仰卧位转头及坐位转头，眩晕症状消失（图6-15）。举手的活动度改善，仍然有痛（图6-16）。

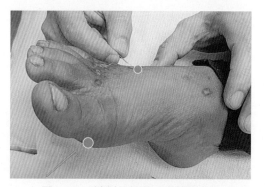

图6-14　针刺足部颈、肩部反应区

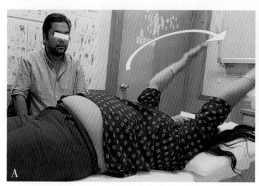

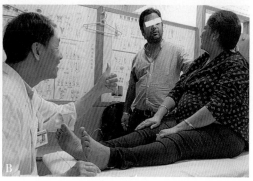

图6-15　针刺5分钟后　A. 双手反复上抬，同时头部左右转动；B. 患者取坐位，眩晕症状消失

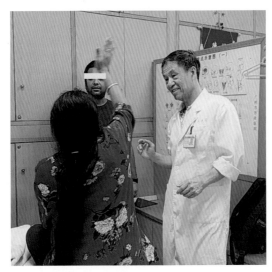

图6-16 患者举手的活动度改善

3. 用脊椎保健理筋床做颈部、背部、肩部大面积的筋膜推揉松弛（图6-17）。

4. 吸上易罐后做肩部的回旋运动锻炼（图6-18）。

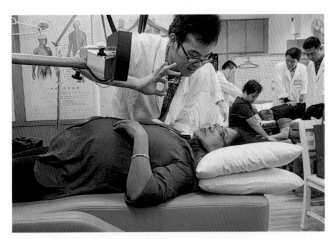

图6-17 脊椎保健理筋床松弛颈部、背部、肩部筋膜

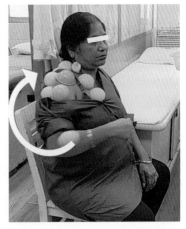

图6-18 吸上易罐后做肩部回旋锻炼

四、第7颈椎棘突陈旧性撕脱性骨折疼痛

【病例4】

男性，53岁。颈背部疼痛1年余，颈部活动时有疼痛。10年前曾做胃切除术。查

体示上腹部有胃切除术后的瘢痕，胸小肌紧张压痛，颈胸交界区压痛。查足示右足的颈椎反射区触及小硬结，压痛。X线检查示前屈位第7颈椎棘突有清晰的骨折线（图6-19）。

红外热成像检查：双侧胸部温度明显增高（图6-20），双足的颈椎反射区对比，右足温度比左足高（图6-21）。根据温差对足部反射区的痛点进行针刺后，疼痛缓解。用这种方法进行诊断，可以根据即时颜色、温度的显示，找出病变部位。这为中医诊治疾病，提供一个量化的、数字化、可视化的参

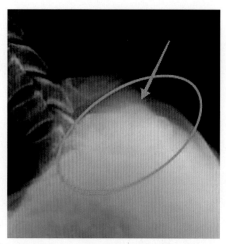

图6-19　第7颈椎陈旧性撕脱性骨折

考。这对治疗前后的变化、疗效的判定再也不是"优""良"等主观标准，而是增加了一个新的客观可视化之数据。

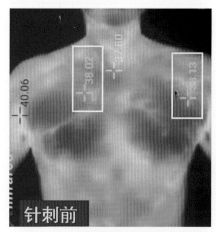

图6-20　双侧胸部温度明显增高

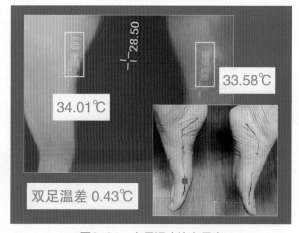

图6-21　右足温度比左足高

治疗思路：因胃切除术后留下的瘢痕导致筋膜的紧张，再加上后期长期不良姿势，形成了典型的上交叉综合征——头部前伸弓背、圆肩，胸小肌压痛。治疗时，可运用弓痛治弦理论，松弛胸腹部筋膜，减少对骨折处的牵拉。

治疗：

1. 用2支1寸的毫火针在胸部温度异常区进行针刺（图6-22）。

2. 根据肌筋膜理论，用2支1寸的毫火针针刺紧张的瘢痕（图6-23）。

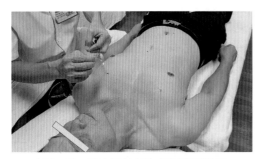

图6-22 毫火针针刺胸部温度异常区

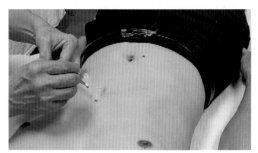

图6-23 毫火针针刺胸腹部的紧张瘢痕

3. 用2支1寸的毫针在右足颈椎的反射区进行针刺（图6-24）。

休息20分钟后，再做红外热成像检查，结果显示胸部温度从38℃降到33～34℃（图6-25）。

患者治疗2次后，主诉颈背部的疼痛缓解了一半。教导患者使用易罐吸附在胸腹部进行压门框的牵拉锻炼。治疗6次后症状消失。

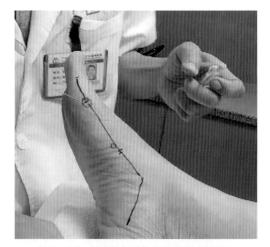

图6-24 毫针针刺右足的颈椎反射区

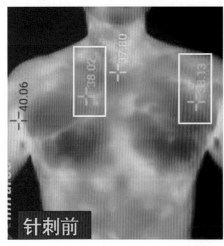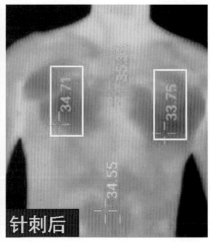

图6-25 针刺胸部后温度从38℃降到33℃

五、胸廓出口征

胸廓出口征又名胸腔出口综合征，系指胸廓上口出口处，由于某种原因导致臂丛神经和锁骨下血管受压，产生患侧上肢不同程度的感觉异常及运动、循环障碍症候的总称。临床主要表现为臂、肩，尤其是手部尺侧的麻木、疼痛，日久可出现肌肉萎缩无力，手部青紫发冷，桡动脉搏动减弱等症状，是导致肩胛臂痛的常见病之一。该病症临床常以容易察觉的某一病因命名，如前斜角肌综合征、颈肋综合征、胸小肌或肋喙韧带下卡压综合征等。临床上要注意与神经根型颈椎病鉴别。

由于不同病因所产生的症状可能有相似之处，而同一病例又常常存在多个发病因素，为了减少命名上的混乱，1958年Rob等提出以胸廓出口征命名，国内目前亦通用此名。

（一）胸廓出口征的临床表现

胸廓出口征常见于中青年，女性较为多发，单侧发病较双侧多见，起病多为自发性，也可继发于外伤或过度劳累。其主要临床表现如下。

1. 神经受压表现　临床表现以神经症状为主者，患侧颈、肩、臂、手麻木、刺痛，由于第7颈椎、第1胸椎神经根合成的臂丛下干受累机会多见（图6-26），故尺神经支配区容易受损，表现为前臂及手的尺侧麻木、无力，尤其当上肢做持续动

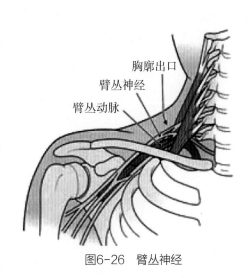

图6-26　臂丛神经

作时，如梳头、洗衣等，可使症状加重，严重者可有持物失落史。出现下列情况可确定神经受压部位。

（1）凡麻痛偏向臂及手部尺侧，运动试验中，无名指、小指酸麻，精细动作差或大鱼际肌萎缩，应考虑臂丛下干在第1肋骨上被卡压。

（2）患肢屈肘、屈腕、旋前无力或胀痛明显，应考虑臂丛上、中干在锁骨上被卡压。

（3）做超外展试验时，桡动脉搏动减弱。

2. 血管受压表现　胸腔出口处血管神经束行程见图6-27。动脉受压时，可导致肢体血流障碍，出现肢体发凉、怕冷、无力、手苍白，患肢上举时加重，有时可有雷诺现象。触摸桡动脉，搏动减弱或消失。静脉受压时出现患肢水肿、手部青紫、

静脉怒张等。

3. 局部表现　若胸廓出口征系由颈肋和前斜角肌肥厚引起者，患侧锁骨上区可触及骨性硬度包块或肥厚的斜角肌，且压之有放射痛（图6-28）。查体时可发现前臂、手内在肌萎缩，有感觉减退区。按压患侧锁骨上区，有向患肢尺侧放射痛或触电感，当颈后伸、肩过度向下牵拉或外展时，可使症状加重。

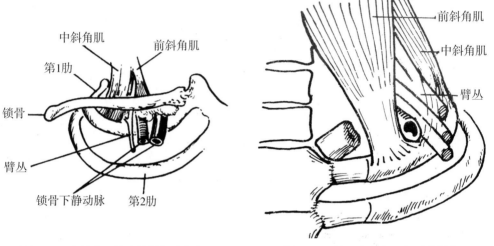

图6-27　胸腔出口处血管神经束行程　　　　　图6-28　前、中斜角肌与臂丛神经

（二）颈肋综合征

颈肋综合征指以颈椎发出的肋骨为主，压迫臂丛下干产生的症候群，是胸廓出口征主要组成部分。

鱼类、爬行类动物，颈肋普遍存在；哺乳类动物颈肋退化，但在胚胎时期，颈椎亦存在肋骨，即与颈椎横突融合，形成横突间结节，无自己的骨化中心。如横突继续发育，则可形成程度不一的肋骨，为了区别于胸部肋骨，特称颈肋。

1. 颈肋的分类　按颈肋长短将其分为4类。

（1）小结节状：仅在第7颈椎横突外侧有小的突起。

（2）不完整肋骨：以纤维束与第1肋骨相连。

（3）完整肋骨：以关节面与第1肋骨相连。

（4）完整肋骨：以肋软骨与第1肋骨或胸骨相连。

颈肋几乎皆发自第7颈椎，但偶有发自第6或第5颈椎者（图6-29至图6-32）。

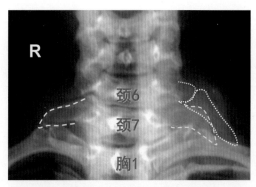

图6-29　X线检查可见第6颈椎左侧颈肋，第7颈椎两侧横突过长

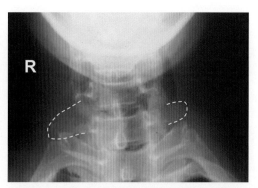

图6-30　X线检查可见第7颈椎横突过长

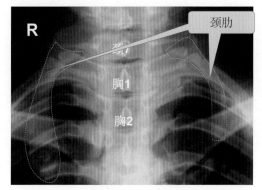

图6-31　X线检查可见双侧第7颈椎颈肋

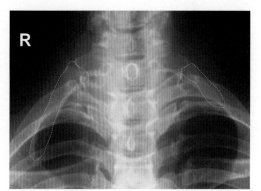

图6-32　X线检查可见双侧第7颈椎颈肋（放大）

2. 压迫机制　颈肋的存在率为0.5%～1%，但产生压迫症状者不足半数。最常见的小结节状颈肋，如无末端异常纤维束带，则不出现症状。由于颈肋及纤维束带将臂丛下干抬高，或因肩下垂、胸肋高位、臂丛低位及前斜角肌间隙变小，而压迫行经其中的锁骨下动脉及臂丛，而产生症状。斜角肌肥厚或痉挛，可加重症状。

（三）临床表现

胸廓出口征多发于女性，往往在20～30岁后发病，女性与男性发病比为2∶1，右侧多于左侧，且多出现于身体瘦弱、肩下垂者，其原因与肩下垂增加了臂丛血管张力有关。

患者常有肩臂痛及手麻，以尺侧为著，疼痛类型为刺痛、麻痛或灼痛。痛向前臂及第4～5手指放射，上肢肌无力。头偏向患侧，可减轻疼痛，抬手可减轻疼痛而垂手则加重。血管压迫症状表现为手指肿胀、发凉、苍白或发绀，如导致闭锁者可发生指坏死。

麻木、手部刺痛（主要在尺侧区分布）的神经症状，以及手持物品忽然滑落等症状，均可能起因于臂神经丛下神经干的卡压或颈肋、颈椎横突过长。

斜角肌扳机点位于背部、肩部、上肢和胸部。上背部的疼痛，若疼痛恰好位于肩胛骨上角部的内侧缘时，最有可能是肌筋膜 —— 斜角肌的扳机点（图6-33）。存在斜角肌扳机点的患者，常发生肩部疼痛，并影响睡眠，平卧时，疼痛加严重，不得不保持坐位睡眠，或者用枕头支撑身体以缓解疼痛，以避免斜角肌持续性地缩短。

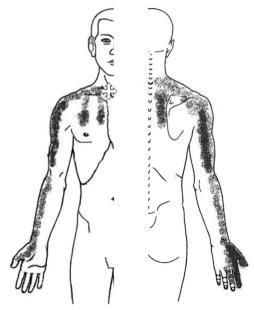

图6-33　斜角肌扳机点及牵涉痛

（四）诊断与鉴别诊断

胸廓出口征应与神经根型颈椎病鉴别。

胸廓出口征患侧锁骨上窝可触及骨性硬度包块或条索状的斜角肌，且压之有向患肢尺侧放射痛或触电感放射痛。头转向健侧，并用下颌触碰锁骨试验阳性（图6-34）。

手指屈曲试验对斜角肌扳机点也有诊断意义。拇指指间关节伸直时，手指屈曲，正常时手指尖可以触及掌指横纹（图6-35A）。示指不能完全屈曲，表示示指伸指肌腱有扳机点（图6-35B）。四个手指不能屈曲，表示同侧斜角肌有扳机点（图6-35C）。

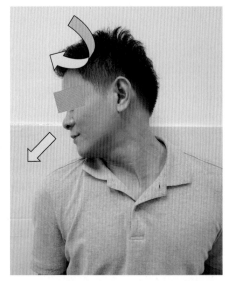

图6-34　头转向健侧，下颌触碰锁骨试验

神经根型颈椎病是因单侧或双侧脊神经根受刺激或受压所致，其表现为与脊神经根分布区相一致的感觉、运动及反射障碍。神经根型颈椎病较多见，各种有针对性的非手术疗法均有明显的疗效，其中尤以头颈持续（或间断）牵引、颈围制动及纠正不良体位有效，预后大多较好。

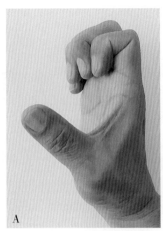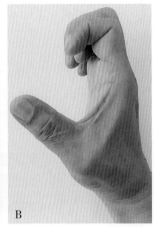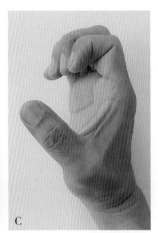

图6-35 手指屈曲试验，拇指指间关节伸直时 A. 手指屈曲，正常时手指尖可以触及掌指横纹；B. 示指不能完全屈曲，表示示指伸指肌腱有扳机点；C. 四个手指不能屈曲，表示同侧斜角肌有扳机点

　　颈椎髓核的突出或脱出、后方小关节的骨质增生或创伤性关节炎、钩椎关节的骨刺，以及相邻的三个关节（椎体间关节、钩椎关节及后方小关节）的松动与移位等均可对脊神经根造成刺激与压迫。此外，根管的狭窄、根袖处的粘连性蛛网膜炎和周围部位的炎症与肿瘤等亦可引起与胸廓出口征相类似的症状。

　　神经根型颈椎病引起各种临床症状的机制有三：一是各种因素直接对脊神经根造成压迫、牵拉及局部继发的反应性水肿等，此时表现为根性症状；二是通过根袖处硬膜囊壁上的窦椎神经末梢而表现出颈部症状；三是在前两者基础上引起颈椎内外平衡失调，以致椎节局部的韧带、肌肉及关节囊等组织遭受牵连，产生症状（例如受累椎节局部及相互依附的颈长肌，前斜角肌和胸锁乳突肌等均参与构成整个病理过程的一个环节）。

【病例5】

　　女性，62岁。颈背部疼痛伴左前臂痛，双手麻木，2年，夜间睡眠尤其难受，半夜会感到手麻，要坐起来活动或搽药才能缓解。曾经到多家医院就诊，MRI检查示第6～7颈椎椎间盘突出，用理疗、牵引、按摩等治疗效果不明显。

　　观察患者体形，轻微圆背，肩部前翻，头前伸，颈背肌肉紧张。第4～7颈椎后关节及横突有硬结，双侧锁骨上窝可以触及条索样物，胸锁乳突肌中段有块状硬结，胸锁关节有筋膜增厚感，均压痛明显。压迫左侧锁骨上窝有向患肢尺侧放射痛。头转向健侧，下颌触碰锁骨试验双侧（＋）。手指屈曲试验，拇指指间关节伸直时，左侧示指不能完全屈曲（表示左侧示指伸指肌腱有扳机点）。头后仰及左右旋转明显受限。双侧臂丛神经牵拉试验和压轴试验均（－）。

患者足部双侧肩、上肢和颈部反应区，及左侧面反应区有颗粒状硬结并压痛。

X线检查示颈椎生理曲度变直，第4～6颈椎前缘骨质增生，第6～7颈椎间隙变窄，第5～6颈椎前纵韧带钙化，项韧带钙化。第7颈椎双侧横突过长（图6-36、图6-37）。

MRI检查示第6～7颈椎椎间盘突出。

诊断：颈椎退行性变、胸廓出口征（双侧）。

治疗：首先用足针刺足肩部、上肢、颈、面反应区（图6-38、图6-39）。

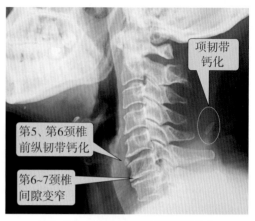

图6-36　X线检查示颈椎退行性变

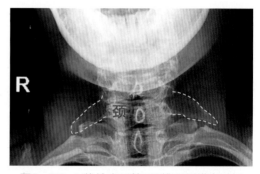

图6-37　X线检查示第7颈椎双侧横突过长

再用铍针针刺双侧胸锁乳突肌中段扳机点（图6-40至图6-42），铍针剥离双侧胸锁关节（图6-43），用以松弛颈部筋膜，改善颈肩部的活动度，减轻斜角肌对臂丛神经的刺激。铍针刺左前臂指长伸肌扳机点（图6-44），消除该扳机点引起的示指屈曲受限。

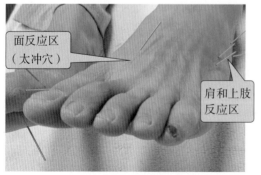

图6-38　足针刺足部反射区

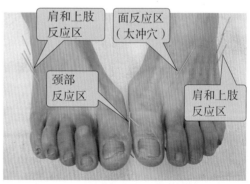

图6-39　足针刺双足反射区

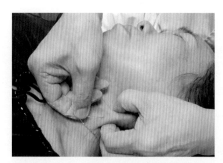

图6-40　铍针针刺胸锁乳突肌

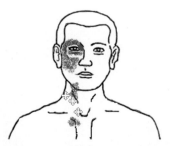

图6-41　胸锁乳突肌的扳机点

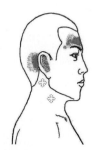

图6-42　胸锁乳突肌的扳机点

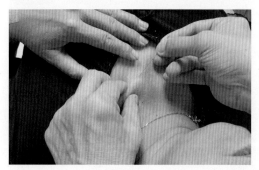

图6-43　铍针皮下剥离双侧胸锁关节

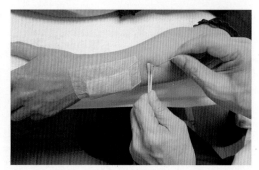

图6-44　铍针刺左前臂指长伸肌扳机点

第1次治疗后，头左右转动、抬头等的活动度改善；头转向健侧，下颌触碰锁骨试验双侧（－）（图6-45）。

第2次治疗，按上述方法进行足针和铍针治疗后，做带针的运动。首先，在足针针刺的同时，患者尽量左右转动头部，把下颌尽量触碰锁骨，牵拉对侧的斜角肌，以

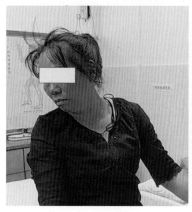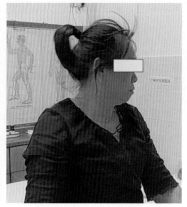

图6-45　头转向健侧，下颌触碰锁骨试验双侧（－）手麻症状改善

减少斜角肌对臂丛神经的刺激（图6-46）。再在上述治疗的同时，双手做反复上举，以进一步牵拉松弛颈、胸、腹部筋膜（图6-47）。

经过2次治疗后，患者可以轻松地做双手摸背、抬头动作（图6-48）。

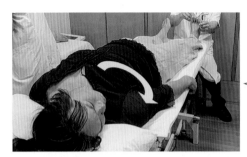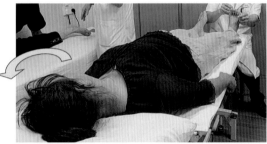

图6-46　在足针针刺的同时，患者尽量左右转动头部，把下颌尽量触碰锁骨

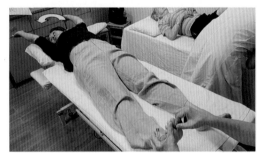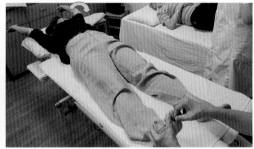

图6-47　针刺时双手上举，头向左右转动

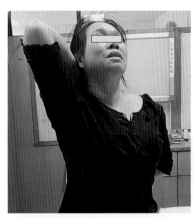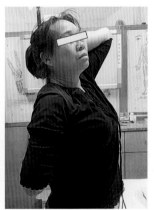

图6-48　两次治疗后，患者可以轻松地做双手摸背、抬头动作

第3次治疗时，告知2年来，终于可以安稳地睡眠，但双手偶然还有麻感。

左侧胸大肌、小肌触诊，发现有多个条索状硬结，明显压痛，这是胸大肌、小肌扳机点所引起的手麻（图6-49、图6-50）。

继续进行上述治疗。加用铍针刺胸大肌、小肌扳机点（图6-51），并让患者吸上易罐后每天做颈肩部锻炼和做压门框操3~5次。

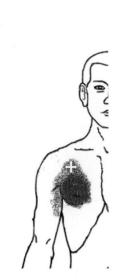
图6-49 胸大肌扳机点

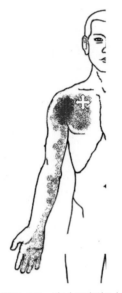
图6-50 胸小肌扳机点

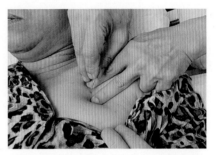
图6-51 针刺胸大肌、胸小肌扳机点

总共治疗6次，患者睡眠状况得到改善，可以一觉睡到天亮，双手麻的症状消失，颈部活动接近正常。随访4个月无复发。

思考：颈椎间盘突出引起的神经根型颈椎病与胸廓出口征很相似。该病例MRI检查示第6~7颈椎椎间盘突出，但体查双侧臂丛神经牵拉试验和压轴试验均（－），说明只是影像学提示第6~7颈椎椎间盘有突出，但并不是椎间盘突出症。而X线检查显示第7颈椎双侧横突过长；锁骨上窝的斜角肌紧张压痛；头转向健侧，下颌触碰锁骨试验双侧（＋）；手指屈曲试验（＋），这实际上是第7颈椎双侧横突过长引起的胸廓出口征。用足针及颈部周围的针刺治疗，找准了病因，因此见效快。

六、肋骨骨折

肋骨骨折多见于成年人，常发生在第4~10肋骨。第1~3肋骨较短，且有肩胛骨、锁骨保护，不易骨折。第11~12肋骨为浮肋，活动度大，少见骨折。但是，当遭受强大外力时，这些肋骨都有可能发生骨折。临床常表现为局部疼痛，这是肋骨骨折最明显的症状，且随咳嗽，深呼吸或身体转动等运动而加重，有时患者可自己听到或感觉到肋骨摩擦。疼痛及胸廓稳定性受破坏，可使呼吸幅度受限，呼吸浅快和肺泡通气减少，患者不敢咳嗽，痰潴留，从而引起下呼吸道分泌物梗阻，肺实变或肺不张，这在老弱患者或原有肺部疾患的患者尤应予以重视。

【病例6】

男性，38岁。3天前摔倒，引起胸痛，咳嗽疼。查体示左腋中线第7肋处周围有明显压痛与骨摩擦感，胸廓挤压实验阳性，转身抬手疼痛增加，活动受限。查足示右侧足胸廓与胸椎反射区触及小硬结，压痛。

X线检查：左侧第7肋骨有斜行透亮线（图6-52）。

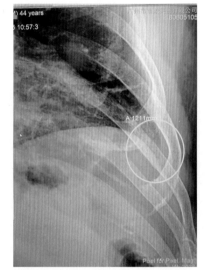

诊断：左侧第7肋骨骨折。

治疗：

1. 毫火针治疗：使用两支0.35mm 1寸针灸针，烧红后斜刺左侧第7肋骨骨折处（图6-53）。

2. 足针疗法：在双足的胸廓与胸椎足发射区进行针刺，并嘱咐患者尽量做带针的踝关节屈、伸运动，牵拉外侧线（图6-54）。

3. 易罐疗法：易罐吸附在患侧胸廓周围，进行腹内外斜肌牵拉，达到活血祛瘀、解痉止痛的目的（图6-55）。

图6-52　患者X线检查示左侧第7肋骨骨折

4. 肌内效贴治疗：肋骨骨折的固定，促进骨折愈合与改善局部循环（图6-56）。

操作方法总共4步。

（1）3层I形贴布，长5~8cm。

（2）第1层I形贴布锚点在骨折肋骨相邻上层肋骨与腋后线交点处，25%拉力，沿肋间肌肌纤维方向贴至上层肋骨与锁骨中线处。

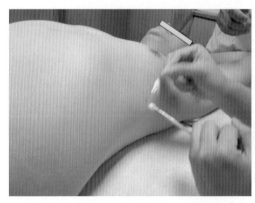

图6-53　毫火针针刺左侧第7肋骨骨折处

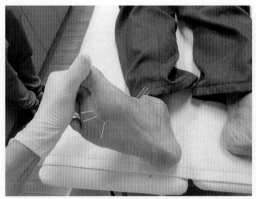
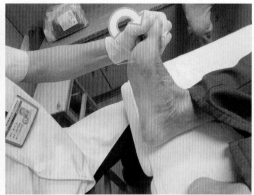

图6-53　毫火针针刺左侧第7肋骨骨折处

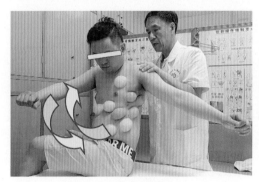

图6-55　易罐牵拉腹内外斜肌

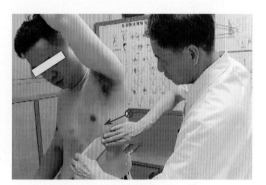

图6-56　肌内效贴治疗

（3）第2层I形贴布锚点在骨折肋骨与腋后线交点处，覆盖于第一层I形贴布的50%，沿肋骨方向贴至肋骨与锁骨中线交界处。

（4）第3层I形贴布锚点在相邻下层肋骨与腋后线交界处，以25%拉力，覆盖50%第2层贴布，沿肋间肌肌纤维方向，贴至该肋骨与锁骨中线交界处。

第1次治疗后，患者反映举手疼痛明显改善，咳嗽与胸疼症状明显缓解，嘱咐患者注意休息和饮食的调理。经过5次治疗后，疼痛症状已消失。2周后电话随访，疗效巩固。

七、胸锁乳突肌损伤

【病例7】

女性，53岁。主诉颈部疼痛，活动受限8天。有颈椎骨质增生病史，这次起病无明显诱因。查体示颈背部肌肉稍紧张，右侧胸锁乳突肌中段触及条索状硬结，压痛。头部能后仰约47°，右旋转约45°。查足示双侧足部的颈椎与胸锁乳突肌有小硬结，压痛以右侧明显。

诊断：胸锁乳突肌损伤（双侧）。

治疗：

1. 毫针刺双侧的颈椎与胸锁乳突肌反应区（图6-57）。

2. 在双足底分别吸上易罐后，做带针的踝关节屈伸运动（图6-58）。

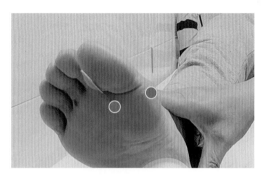

图6-57 毫针刺颈椎和胸锁乳突肌反应区

治疗后，颈部疼痛基本消失，头后仰68°，头部右旋转80°（图6-59）。嘱咐患者练习颈椎保健操。

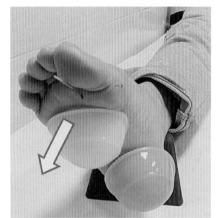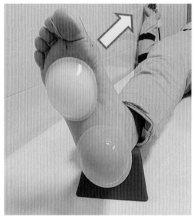

图6-58 吸上易罐后做带针的屈伸运动

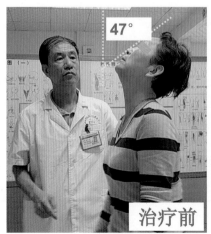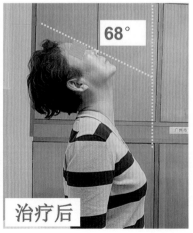

图6-59 治疗前后活动度增加21°

八、老年人胸腰椎压缩性骨折

胸腰椎压缩性骨折一般是指前屈力造成椎体前半部（前柱）压缩损伤，脊椎后部的椎弓（后柱）正常，少数损伤由牵拉力造成。椎体通常呈楔形变，是脊柱骨折中较多见的损伤类型。胸腰椎压缩性骨折多为创伤所致，老年骨质疏松骨折多为压缩性骨折，好发于下胸段和上腰段。诊断时，应仔细了解损伤史，患者常主诉背痛，不敢活动，有站立或行走障碍。压缩程度较重者，后柱的棘突或韧带有损伤，可产生局部后凸畸形或出现肿胀、瘀斑。患者常有压痛或叩击痛，胸腰椎活动受限。胸腰椎压缩性骨折大部分为稳定性骨折，脊髓损伤瘫痪者较为少见。

【病例8】

女性，91岁。主诉腰部疼痛1年余，弯腰受限，久坐后站立直腰困难，疼痛加重。查体示腰背部肌肉紧张和隆起，第1腰椎有明显压痛和叩击痛。右足胸廓、胸椎和腰椎的足反射区触及小硬结，压痛。X线检查，正位片示明显的腰椎侧弯和骨质增生、肋软骨钙化、骨盆旋移（图6-60），侧位片显示第1腰椎椎体呈楔形改变（图6-61）。

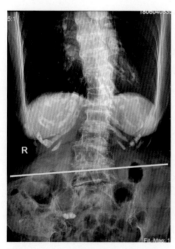
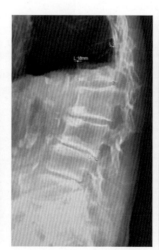
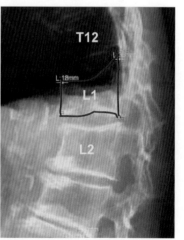

图6-60 患者X线检查正位片示腰椎侧弯、骨盆旋移

图6-61 患者X线检查侧位片示第1腰椎压缩性骨折

诊断：腰椎退行性病变、第1腰椎压缩性骨折。

分析：患者第1腰椎压缩性骨折后，腰背部呈后凸的畸形体征。根据"弓痛治弦"理论，腹部筋膜（弦）紧张所导致的腰背（弓）疼痛，为"慢性腹部肌筋膜劳损"。治疗关键在于把腹部紧张的筋膜松解，腰背痛的症状就能得到缓解。

治疗：

1．毫火针治疗：使用4支0.35mm 1寸毫火针，烧红后分别针刺耻骨联合与剑突处（胸腹部筋膜张力最高点）（图6-62）。

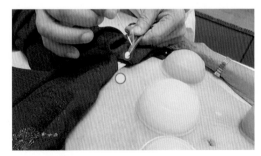

图6-62　毫火针针刺耻骨联合

2．足针疗法：使用0.35mm 1寸针针刺右足的胸廓、胸椎和腰椎足反射区触及的小硬结压痛点（图6-63）。

3．易罐疗法：易罐吸附在腹部，协助患者做易罐仰卧转体运动，进行腹内外斜肌牵拉，松弛紧张的筋膜（图6-64）。

4．脊椎保健理筋床调理：纠正胸腰椎的错位，调整小关节的紊乱（图6-65）。

第1次治疗后，患者诉感觉轻松，腰背疼痛症状明显缓解，弯腰活动度增加（图6-66），嘱咐患者回家后配合易罐进行自我锻炼。

经过6次治疗，症状消失。1个月后电话随访，疗效巩固。

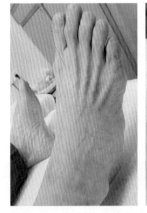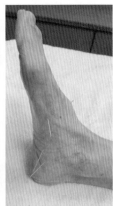

图6-63　针刺右足的胸廓、胸椎和腰椎足反射区触及的小硬结压痛点

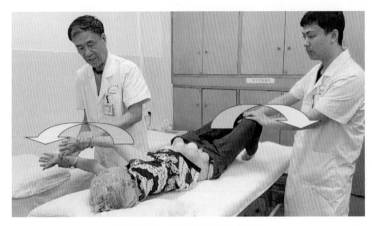

图6-64　易罐仰卧转体运动

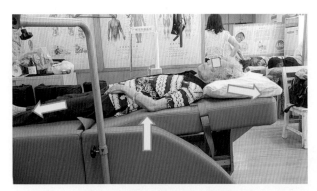

图6-65 脊柱保健理筋床调理

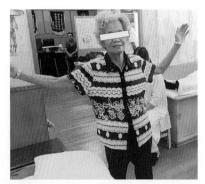

图6-66 第1次治疗后，患者腰背疼痛症状缓解

九、急性腰部扭伤

急性腰部扭伤是腰部肌肉、筋膜、韧带等软组织因外力作用突然受到过度牵拉而引起的急性撕裂伤，常发生于搬抬重物、腰部肌肉强力收缩时。急性腰部扭伤可使腰骶部肌肉的附着点、骨膜、筋膜和韧带等组织撕裂。患者受伤后，一侧或两侧立即出现腰部疼痛，呈持续性剧痛，症状可因局部出血、肿胀而加重；也有患者起初只是轻微扭转一下腰部，当时并无明显痛感，次日才感到腰部疼痛。急性腰部扭伤时，腰部活动受限，静止时疼痛稍轻，不能挺直腰部，做俯身、仰头、扭转等动作感到困难，咳嗽、喷嚏、大小便等可使疼痛加剧。站立时往往用手扶住腰部，坐位时用双手撑于椅子扶手，以减轻疼痛。检查时局部肌肉紧张、压痛及牵引痛明显，但无瘀血现象。

【病例9】

男性，22岁。因健身房锻炼时，体位不当，腰部扭伤，导致腰部疼痛3天，转身困难，咳嗽时腰部疼痛加剧。查体示腰背部肌肉紧张，两侧髂嵴最高点不等高，直腿抬高试验（－），屈颈试验（－）。双足的腰椎和腹部反射区触及小硬结，压痛。

治疗：

1. 毫火针治疗。使用6支0.35mm 1寸针灸针，烧红后分别针刺双足的腰椎和腹部反射区（图6-67）。

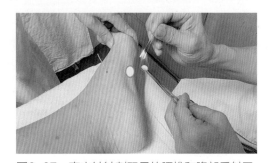

图6-67 毫火针针刺双足的腰椎和腹部反射区

2. 伸展疗法。拉足底紧张的筋膜，松弛腰背部后浅表的肌肉线（图6-68）。

3. 易罐疗法。易罐吸附在腹部做仰卧转体和蹬髋的运动，进行腹内外斜肌牵拉，纠正骨盆倾斜（图6-69、图6-70）。

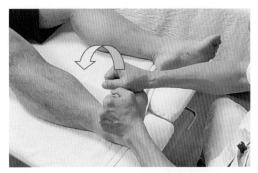
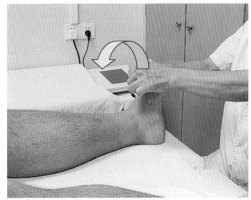
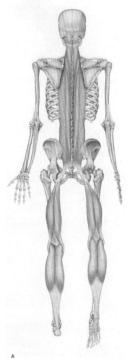

图6-68 牵拉足底筋膜

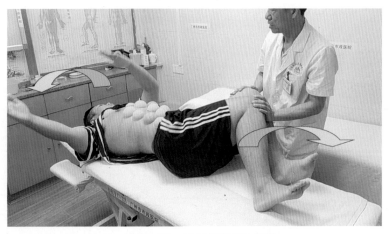

图6-69 易罐仰卧转体运动

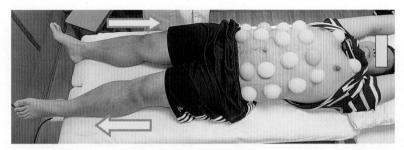

图6-70　易罐蹬髋运动

第1次治疗后，患者诉感觉腰部轻松，症状明显缓解，咳嗽引起的腰部疼痛症状有所减轻。嘱咐患者注意休息，减少体力劳动，指导患者回家后配合易罐进行自我锻炼。

经过5次治疗，症状消失。两周后电话随访，疗效巩固。

十、髋关节置换术后腰部疼痛

髋关节置换术又称人工髋关节置换术，是将人工假体，包含股骨部分和髋臼部分，利用骨水泥和螺丝钉固定在正常的骨质上，以取代病变的关节，重建患者髋关节的正常功能，是一种较成熟、可靠的治疗手段。

骨盆在人体起到承上启下的作用，临床上髋关节置换术后的患者，因下肢生物力学的改变，置换术后加上瘢痕组织粘连，导致骨盆旋移（倾斜），继而发生腰椎、胸椎、颈椎力学平衡失调。

【病例10】

男性，64岁。1个月前左髋关节因酒精性股骨头坏死晚期，在三甲医院行全髋关节置换术。术后腰部疼痛、左髋关节活动受限。查体示腰部肌肉紧张，左臀部有25cm的手术后瘢痕（图6-71），髋部活动受限，走路步态异常。X线检查示腰椎侧弯及退行性病变，骨盆旋移和倾斜（图6-72、图6-73）。

腰痛、左髋部活动受限的病因主要在于左髋关节置换术后，手术瘢痕粘连，引起的臀部筋膜挛缩。从脊柱生物力学来分析，主要是术后左下肢长度缩短，导致骨盆旋移和倾斜，继发引起腰痛。

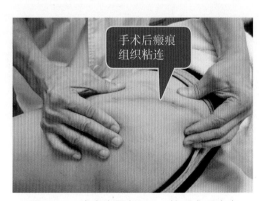

手术后瘢痕组织粘连

图6-71　患者左臀部25cm的手术后瘢痕

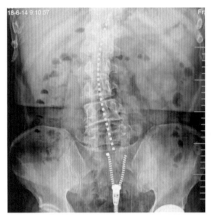

图6-72　X线检查示腰椎侧弯及退行性
病变

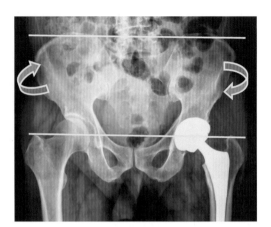

图6-73　X线检查示骨盆旋移和倾斜

治疗：

1．用铍针剥离左臀部术后的瘢痕，松解粘连挛缩的筋膜（图6-74）。

2．用5支0.3mm 1寸毫火针针刺足部腰椎和髋关节的足底反射区（图6-75）。

3．易罐吸附在腹部、髋部和大腿前内外侧，做足部带针的仰卧摇腿揉腰运动操
（图6-76）。

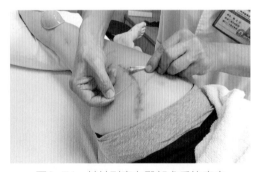

图6-74　铍针剥离左臀部术后的瘢痕

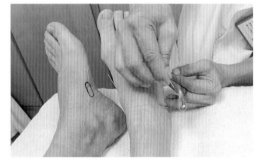

图6-75　毫火针针刺足部腰椎和髋关节的足底
反射区

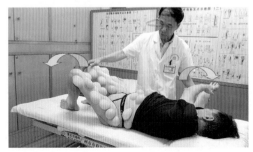

图6-76　吸易罐，做足部带针的仰卧摇腿揉腰
运动操

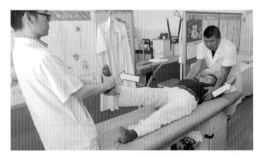

图6-77　牵抖复位法

4．牵抖复位法治疗。把健侧下肢抬起进行牵抖复位，纠正骨盆旋移和骨盆倾斜（图6-77）。

思考：患者进行左髋关节置换术后，臀部瘢痕组织粘连，肌筋膜紧张挛缩，导致髋部活动功能受限。术后的下肢长度发生改变，引起骨盆旋移和倾斜，继发腰椎侧弯，导致腰部疼痛。以上病因使髋关节、骨盆和腰椎的脊柱生物力学平衡失调。

治疗过程中采用中西医结合的方法和思路。首先根据中医足底反射区的原理，用毫火针针刺足部腰椎和髋关节的反射区，再按照肌筋膜理论，运用铍针、易罐运动操消除瘢痕挛缩引起的肌筋膜紧张。最后，运用广西陈忠和教授的牵抖复位方法，调整骨盆旋移和倾斜，标本兼治，相得益彰。

经过3次治疗后，腰痛的症状消失，左髋部活动受限改善，活动度接近正常。嘱咐患者坚持易罐运动操进行锻炼。

注意事项：对于全髋关节置换术后患者，有4种体位容易造成人工假关节的脱位及其他危险，应避免采用：①髋屈曲超过90°。②下肢内收超过身体中线。③伸髋外旋。④屈髋内旋。

十一、股骨头坏死保髋术后并发骨盆倾斜

人体任何部位都可以发生骨坏死，临床以腕舟骨、足舟骨、距骨、跟骨、髌骨等部分多见，尤以股骨头发生率最高。股骨头坏死又称股骨头缺血性坏死、股骨头无菌性坏死，是指股骨头血供中断后骨细胞和骨髓成分死亡。随后的修复导致股骨头结构改变，引起股骨头塌陷和髋关节功能障碍。股骨头坏死是最常见的骨坏死，也是世界公认的难治性骨科疾病之一（图6-78）。

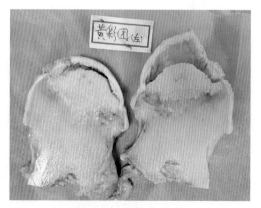

图6-78 股骨头坏死

股骨头坏死一般分为创伤性和非创伤性两大类，前者主要由髋部外伤，如股骨颈骨折、髋关节脱位、髋臼骨折等引起；后者主要原因为大剂量使用糖皮质激素，如泼尼松、地塞米松、甲强龙、甲泼尼龙等，以及酗酒。

股骨头发生坏死后，患者可在相当长时间内没有任何症状。髋部或膝部疼痛是最早出现的症状，随着病情发展，可发生持续疼痛，髋关节活动障碍，甚至行走困

难。双侧股骨头坏死甚至能导致残疾，是严重影响患者身心健康、劳动能力与生活质量的骨伤科疾病。

股骨头坏死是一个病理演变过程，初始发生在股骨头的负重区，应力作用下坏死骨的骨小梁结构发生损伤（即骨小梁微骨折，在一定条件下，人体骨组织会对骨坏死区域进行修复）。若造成骨损伤的原因不消除，修复不完善，损伤-修复的过程不断重复，导致股骨头结构改变、股骨头塌陷、变形，关节炎症、功能障碍。股骨头坏死病变有一定局限，仅累及个别关节，可以减轻、消退和自愈。严重病变，可通过人工髋关节置换术恢复步行能力。

近年来，股骨头坏死发病有年轻化趋势，临床上逐渐提倡行打压植骨的保髋手术，但术后骨修复的时间长，患侧下肢着地时间需3~6个月，可能导致人体重心转移，继发骨盆倾斜、髋关节屈曲挛缩畸形。继发的骨盆倾斜导致患肢长是一种假象，并不是患肢真正的长度增加，而是因为髋部疼痛长期维持牵引，腰肌处于不协调状态，髋周肌张力与收缩力不平衡，使得骨盆倾斜，长期的正对性运动治疗可以纠正肌源性骨盆倾斜。引起骨盆倾斜的原因有多种，如臀小肌挛缩、骨盆三角力臂丧失、臀肌萎缩、臀肌杠杆失效等。背部及腹部躯干肌及两侧髋部肌群力学平衡破坏、下肢不等长、髋挛缩或脱位等病变均有可能导致骨盆倾斜。

【病例11】

女性，25岁。双侧股骨头激素性坏死1年，左侧髋关节行打压植骨保髋术后5个月余。患者保髋术后长期挂拐，身体重心移向对侧，也强化了髋关节的屈曲、内收畸形。最终，患者承重，行走时躯体重心移向对侧肢体，对侧下肢只能外展以平衡躯体，发生骨盆倾斜。

查体示骨盆倾斜，骶髂关节紊乱，右髋关节屈曲挛缩畸形，左侧下肢比右侧下肢长，双侧臀中肌不同程度萎缩。足部髋关节反应点，第5跖趾关节处有明确压痛。

X线检查示双侧股骨头坏死，左侧保髋术后表现，骨盆向左侧倾斜（图6-79）。

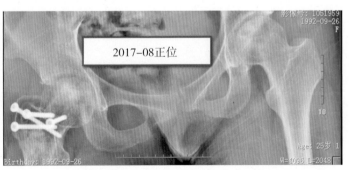

图6-79　患者X线检查示双侧股骨头坏死，骨盆向左侧倾斜

诊断：股骨头坏死、骨盆倾斜。

治疗：

1. 易罐放松：松解紧张的腰背部肌群，小腿后侧肌群（图6-80）。

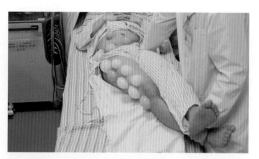

图6-80 松解紧张的腰背部肌群、小腿后侧肌群

2. 足踝松动：调整足踝小关节对位，松动第5跖趾关节。

3. 骶髂整复：使用龙氏手法评估治疗骶髂关节。

4. 改良核心肌群稳定性：患者取仰卧位，双脚置于瑜伽球上，然后教导患者双足背屈，双膝并拢，臀部用力夹紧，收腹挺腰，使患者整体处于一条斜线上，以锻炼患者的核心肌群。

5. 强化腹肌：患者取仰卧位，双腿置于瑜伽球上呈屈髋60°，屈膝90°，做0°~30°上身前屈运动。

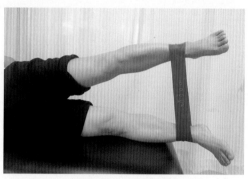

图6-81 强化臀肌

6. 强化臀肌：患者取侧卧位，进行外展训练，以锻炼患者的臀中肌（图6-81）。

7. 毫火针治疗：找到踝部及大腿内侧缘筋膜结节点，以毫火针平刺（图6-82）。

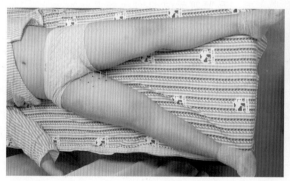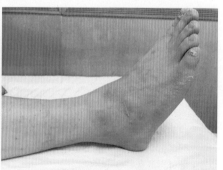

图6-82 毫火针治疗

8. 骨盆协调性训练：患者取坐位，双脚伸直，以坐骨结节为支点，做前后、左右移动训练。

当次治疗后，髋部疼痛缓解，髋屈曲挛缩畸形较前减轻。治疗训练2个月后，骨盆倾斜症状明显好转（图6-83）。

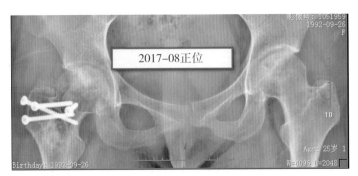

图6-83 治疗2月后，X线检查示骨盆倾斜症状明显好转

思考：

1. 利用易罐吸附提拉的感觉，来增强本体感觉，或是直接当成抗阻力的一种方式，在主动肌群上来提升已经失认肌群的本体感觉，去发力，强化患者肌肉的本体感觉，了解正常的下肢发力顺序，让患者尽快自我掌握运动训练的主次发力顺序关系。

2. 由于肌肉的初长度变化，导致臀中肌力臂丧失，不能维持侧向稳定性，继发股骨头后移，导致股直肌和髂腰肌日益紧张缩短。

3. 股骨头坏死早期，关节囊内有大量炎性关节液存在，难以排出，这时患者因疼痛或保护患侧，多持屈曲、内收样姿势，这一种姿势可以增加髋关节容积，并且通过减轻关节囊膨胀来缓解疼痛。诱发处髋关节屈曲挛缩畸形。

十二、尾椎骨折

尾椎骨折多发于女性，常见于生活及运动意外时。疼痛程度一般多可以忍受，并有明显的直接或间接压痛，严重者可以影响排便。患者坐位或仰卧位时疼痛，有的只能采用俯卧位睡觉。骨折移位明显者，要通过肛门进行复位。一般愈合的时间为2~3个月。

【病例12】

女性，32岁。3天前因抱着小孩玩滑梯，臀部撞到地面，骶尾部疼痛，弯腰及坐立困难，未经治疗。查体示腰骶臀部肌肉紧张，在臀部的臀大肌、臀中肌和臀小肌上触及扳机点（图6-84至图6-86），骶椎和尾椎压痛明显，伴有叩击痛。平坐困难，只能单侧臀部坐在凳子上。向前弯腰明显受限，后伸腰部无障碍。双侧足底跖膜中央触及条索状物，压痛。足趾背伸，趾屈短肌和跖方肌明显紧张（图6-87）。

X线检查示尾椎骨折（图6-88），X线片的软组织影显示臀部双侧的臀横纹及内裤的压痕不对称（图6-89）。

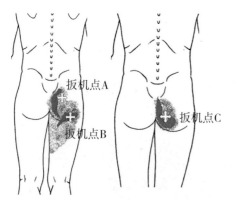

图6-84　臀大肌扳机点A、B、C

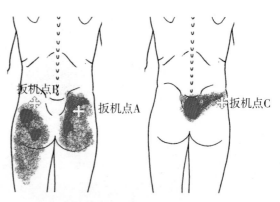

图6-85　臀中肌扳机点A、B、C

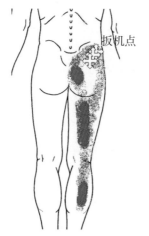

图6-86　臀小肌扳机点

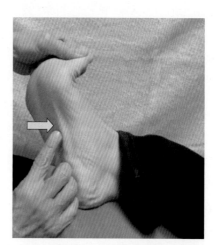

图6-87　趾屈短肌紧张

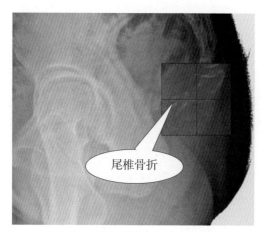

图6-88　患者X线检查示尾椎骨折

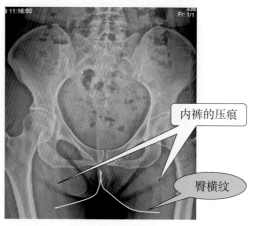

图6-89　X线片的软组织影显示臀部双侧的臀横纹及内裤的压痕不对称

诊断：尾椎骨折、臀部筋膜损伤、双侧足底跖膜损伤。

治疗：

1. 用0.35mm×40mm毫火针刺双侧臀大肌、臀中肌和臀小肌的扳机点（图6-90）。

2. 用0.35mm×25mm毫火针刺双脚足底跖膜中央的扳机点（图6-91）。

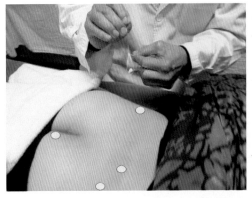

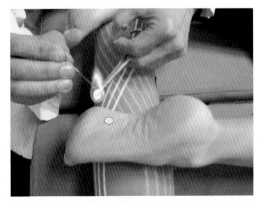

图6-90 毫火针刺臀部双侧臀大肌、臀中肌和
臀小肌的扳机点

图6-91 毫火针刺双脚足底跖膜中央的扳机点

3. 牵拉与绷紧技术治疗双脚的跖筋膜。术者双手握住患者足部置于背伸位置，嘱患者用腹部呼吸。患者吸气时术者双手不要用力，当患者呼气时，术者双手向患者头部方向推，如此重复2次。第3次呼气时，让患者用力屈脚跖，术者则用双手顶着患者的足部不让其跖屈（图6-92）。

第1次治疗后，患者臀部疼痛明显缓解，向前弯腰双手手指几乎可以摸到地面（图6-93）。

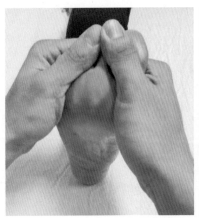

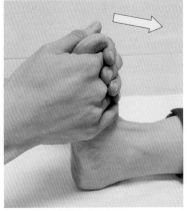

图6-92 跖筋膜牵拉与绷紧技术

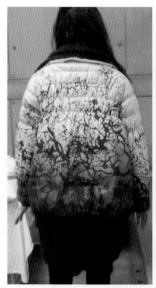
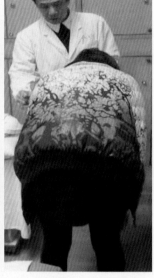
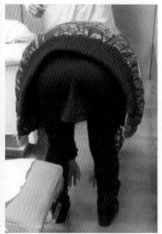

图6-93　第1次治疗后，患者几乎可以弯腰摸地

　　总共治疗3次，患者臀部疼痛基本消失。1个月后电话随访，患者在未接受其他治疗的情况下，尾椎部位不适完全缓解。

　　思考：尾椎的骨折一般愈合时间需要超过2个月。该患者仅治疗了3次就能使症状消失，其原因是：首先，是尾椎骨折没有明显移位；其次，及早使用毫火针破坏臀部的扳机点，松解筋膜，消除了臀部因为尾椎骨折引起的周围筋膜、韧带紧张（骶结节韧带、骶棘韧带）牵拉骶尾椎所产生的疼痛（图6-94、图6-95）。

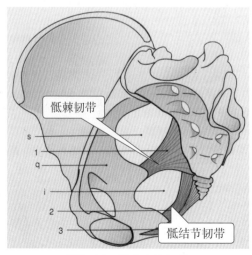

图6-94　骨盆上的韧带

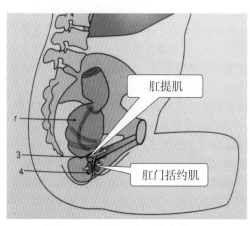

图6-95　提肛肌与肛门括约肌

从肌筋膜线的理论来看，足底的背部浅表线（图6-96）、旋转线（图6-97）是经过骶尾椎上行。当尾椎骨折后，通过肌筋膜线的牵拉，必然导致足底筋膜紧张，

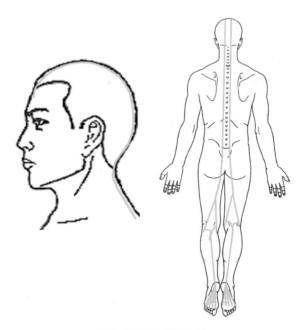

图6-96　背部浅表线

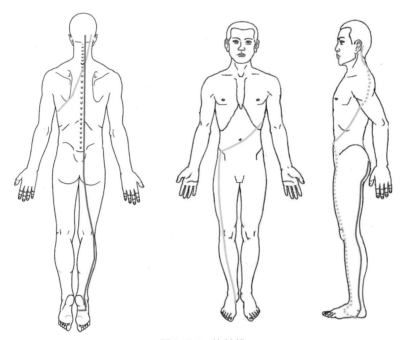

图6-97　旋转线

从查足的结果也证实了这一点。跖方肌（图6-98）的起点在跟骨，止点在趾屈长肌腱外侧面而连接在第2～5脚趾远端趾骨底部，有协助脚趾跖屈和支撑足长弓的功能。趾屈短肌（图6-99）的起点在跟结节前脚与足底腱膜的近端，止于每条肌腱到第2～5脚趾中趾节。有协助跖屈跗趾，支撑足长弓的功能。做双足底的筋膜牵拉与绷紧技术，消除背部浅表线、旋转线上的扳机点及筋膜线紧张

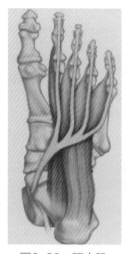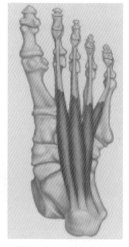

图6-98 跖方肌　　　　　图6-99 趾屈短肌

引起的疼痛和功能障碍，及其对骨折处的影响，有利于骨折的愈合。用毫火针、牵拉与绷紧技术相结合进行治疗，有相得益彰的作用，因此对患者的治疗起效快，效果明显。

十三、先天性尾椎变异，腰痛

【病例13】

女性，25岁。15天前滑倒，臀部着地致骶尾部疼痛。平坐后仰或仰卧起床时疼痛明显，站立位弯腰及后仰受限。曾在外院做检查，怀疑尾椎脱位。骶尾部轻压痛（图6-100），无叩击痛。左足底骶椎反射区触及明显压痛。

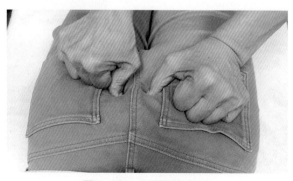

图6-100 骶尾部轻压痛

X线检查，骶椎及尾椎未见骨折与脱位征。骨盆矢状位片及侧位片未见骨关节异常（图6-101、图6-102）。

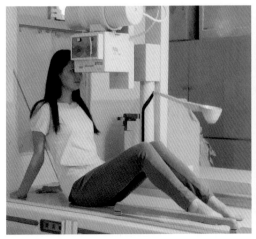
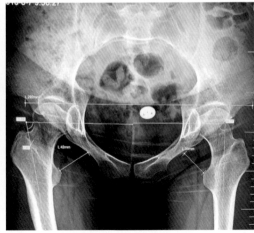

图6-101　骨盆矢状位

诊断：尾椎先天性变异。

治疗：

1. 铍针刺割骶尾部反应区及左足跟压痛点，解痉止痛。吸上易罐带针做跪姿身体前趴、后跪动作，牵拉后浅表线（深浅筋膜），调整腰椎、骶椎倾仰位错位（图6-103）。

2. 跪姿左右摆髋，牵拉螺旋线（深浅筋膜），松弛腰骶、骶尾、骶髂关节周围的肌肉韧带，减轻对骶尾椎的牵拉。调整腰骶、腰椎后关节紊乱（图6-104）。

3. 跪姿背伸下肢，牵拉前后浅表线（肌肉能量技术），锻炼核心肌群（图6-105）。

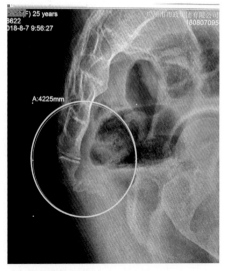

图6-102　骶尾部侧位片

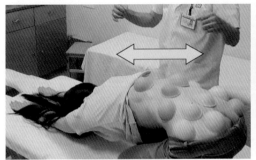
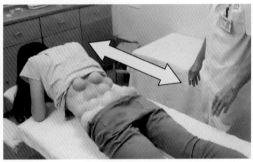

图6-103　吸上易罐带针做跪姿身体前趴、后跪动作

经过治疗后，前弯腰疼痛基本缓解，后伸仍有轻度疼痛。平坐后仰，骶尾部基本不痛（图6-106）。

嘱患者进行易罐锻炼运动，加强腰骶部的肌群力量，恢复动态平衡。2周后电话随访，疗效巩固。

思考：该病例有外伤史，平坐后仰及腰部屈伸痛，X线检查示骶椎与尾椎明

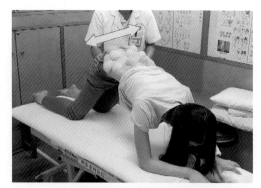

图6-104　跪姿左右摆髋

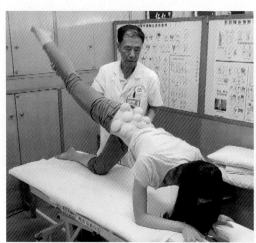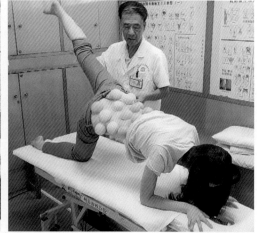

图6-105　跪姿背伸下肢

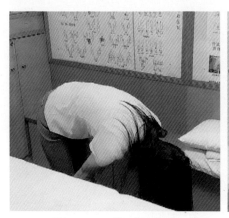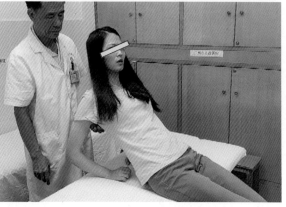

图6-106　第1次治疗后，前弯腰疼痛基本缓解；平坐后仰，骶尾部疼痛基本缓解

显成角，常规应诊断为尾椎骨折或脱位。但实际上查体骶尾部仅有轻压痛，无叩击痛，不符合骨折或脱位特征。此外，X线检查未显示骨折及脱位征象，尾椎变异成直角容易误导诊断。

十四、脊柱侧弯

脊柱侧弯是一种脊柱的三维畸形，包括冠状位、矢状位和轴位上的序列异常。正常人的脊柱从后面看应呈一条直线，且躯干两侧对称。若从正面观察患者双肩不等高，或从后面观察患者背部左右不平，就应怀疑脊柱侧弯。站立位全脊柱X线检查有助于诊断，若正位X线片显示脊柱有大于10°的侧方弯曲，即可诊断为脊柱侧弯。轻度的脊柱侧弯通常没有明显的不适，外观上也看不到明显的躯体畸形，无须手术治疗。严重的脊柱侧弯会影响婴幼儿及青少年的生长发育，使身体变形，甚至可以影响心肺功能，累及脊髓，造成瘫痪，需要手术治疗。脊柱侧弯逐渐成为危害青少年和儿童的常见疾病。

早发现、早治疗是防治脊柱侧弯，防止畸形的关键。脊柱侧弯早期表现有双肩、两侧肩胛骨高低不平，脊柱偏离中线，一侧胸部出现皱褶皮纹，前弯时双侧背部不对称。早期发现主要靠父母、学校老师和校医。最简单的检查方法是弯腰试验，让患儿脱上衣，双足立于平地上，立正位，手掌对合置于双膝之间，逐渐弯腰，检查者坐于患儿前方或后方，双目平视，观察患儿双侧背部是否等高，如果发现双侧不等高则为阳性，表明可能存在脊柱侧弯并伴有椎体旋转导致隆凸。弯腰试验阳性者应及时到医院做进一步检查（图6-107）。

大部分脊椎侧弯的与遗传及环境因素有关。约3%的人有脊椎侧弯的问题，大多数脊柱侧弯发生在青少年时期。而中年人及老年人脊柱侧弯常出现背痛，甚至有腿部症状，如麻木、刺痛感，这种情况称为退化性脊柱侧弯。女性受影响的程度会比男性大。

脊柱侧弯又分为两种，一种为结构性脊柱侧弯症（structural scoliosis），患者躺下时，脊柱侧弯现象不会消失，此类脊椎侧弯患者中有80%为原发性脊柱侧弯；其次为次发性脊柱侧弯，这是

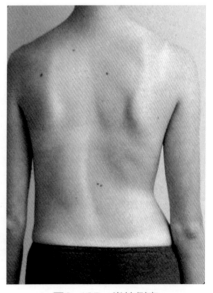

图6-107　脊柱侧弯

一种非结构性脊柱侧弯症（non-structural scoliosis），患者躺下时，侧弯现象消失，常见的因素是神经肌肉病变、脊柱左右两侧肌肉张力不平衡、两脚长度不等等。

【病例14】

男性，10岁。发现高低肩1年余，足后内侧疼痛1周。弯腰试验阳性，颈部肌肉僵硬。肩颈及头部不在中间位。高低肩，肩胛带肌肉萎缩，肩胛骨向后凸。

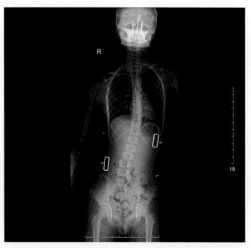

图6-108 患者轻度脊柱侧弯，Cobb角20°

脊柱左侧肌肉萎缩，第3腰椎横突处有明显压痛。骨盆向右侧倾斜，骶髂关节错位，右侧膝过伸，右足底扁平，跟骨向后半脱位，跟骨前结节与距骨头对位较差，跟腱缩短，后足后内侧压痛。X线检查示轻度脊柱侧弯，Cobb角20°（图6-108）。

治疗：

1. 易罐放松：松解紧张的小腿后侧肌群及跟腱（图6-109）。

2. 足踝松动：调整足踝小关节对位，尤其跟骨前结节与距骨头的对位（图6-110）。

3. 骶髂整复：使用龙氏手法评估治疗骶髂关节。

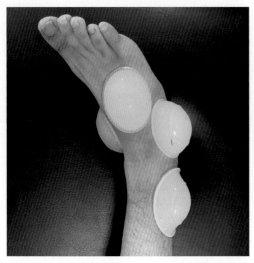

图6-109 易罐松解紧张的小腿后侧肌群及跟腱

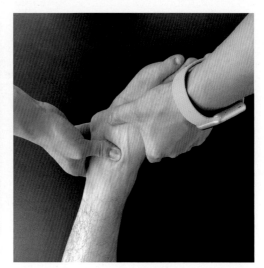

图6-110 足踝松动

4. 核心稳定：患者取仰卧位，双脚置于瑜伽球上，双足背屈，双膝并拢，臀部用力夹紧，收腹挺腰，使整个身体处于一条直线上，以锻炼患者的核心肌群。

5. 强化背肌：患者四点跪位，头前伸，逐次抬高右侧上肢及左侧下肢，增强背肌，强化上核心稳定性。

6. 强化臀肌：患者取侧卧位，进行侧卧外展训练，以锻炼患者的臀中肌。再取俯卧位，进行俯卧后伸训练，锻炼臀大肌。

7. 骨盆协调性训练：患者取坐位，双脚伸直，以坐骨结节为支点，做前后、左右移动训练（图6-111）。

治疗训练3个月后X线检查，脊柱侧弯明显好转（图6-112）。

思考：国际脊柱侧凸矫形和康复治疗协会（The International Scientific Society on Scoliosis Orthopaedic and Rehabilitation Treatment，SOSORT）指南推荐：Cobb角＜10°时需观察随访；

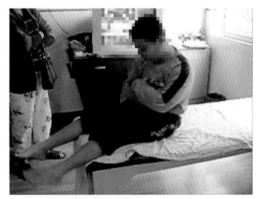

图6-111　骨盆协调性训练

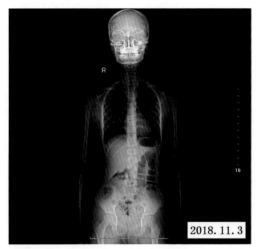

2018.11.3

图6-112　治疗训练3个月后X线检查，脊柱侧弯明显好转

Cobb角10°～20°时，一般选择特定性运动疗法；Cobb角为20°～45°时，推荐支具治疗，同时配合特定性运动疗法；Cobb角＞45°时可考虑手术矫正治疗。

施罗斯技术是德国著名的康复专家Katharina Schroth女士（也是脊柱侧弯患者）于1921年发明的，用于大Cobb角度的脊柱侧弯的保守治疗方法，经过多年的发展，施罗斯技术已成为国内外主流的脊柱侧弯矫正技术。

特发性脊柱侧弯经过侧弯趋向期、姿态性侧弯期和结构性侧弯期3个阶段。侧弯趋向期，患者的脊柱侧弯趋向尚能自动矫正；姿态性侧弯期，患者站立时侧弯；结构性侧弯期，脊柱侧弯在任何位置都不能消失，并伴有旋转变化，以及脊柱附属物产生相应的畸形。

十五、肺癌微创术后康复

肺癌多起源于支气管黏膜上皮，是目前男性发病率最高的癌症，也是最难治的肿瘤之一。许多肺癌确诊时，病程已进展到晚期，给患者和家属带来很大的痛苦和负担。统计学数据显示，小细胞肺癌患者治疗后多数可生存6~12个月。非小细胞肺癌可分为四期，一般分期越晚，生存期越短，晚期非小细胞肺癌患者1年的生存率只有15%~35%。不同患者的生存期差异很大，与患者自身的身体状况、肿瘤的情况、治疗是否合理、家属是否配合、患者是否配合等因素有关。

【病例15】

男性，71岁。因感冒、咳嗽3天，胸部呼吸不畅，检查后诊断为轻度肺部感染。经过内科治疗后咳嗽消失，胸部仍有呼吸不畅症状。该患者16年前因左侧肺癌，行微创手术，术后坚持肺部功能锻炼，每天徒步上下7楼及做体操，性格开朗。查体示左腋中线第2肋骨附近有一从后向前约6cm长的斜行手术瘢痕，瘢痕附近的筋膜有增厚感觉，轻压痛（图6-113）。X线检查示右肺支气管炎改变，左肺微创术后观（图6-114）。

红外热成像检查：治疗前右侧上肢皮温36~36.2℃，左侧（患侧）上肢皮温34.3~34.9℃。患侧手太阴经比健侧皮温低1.3~1.7℃（图6-115）。右侧外侧线皮

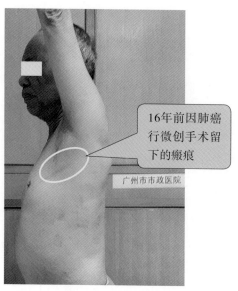

图6-113　患者肺癌行微创手术留下的瘢痕

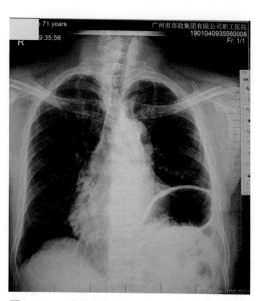

图6-114　右肺支气管炎改变，左肺微创术后观

温39.5～39.7℃，左侧（患侧）外侧线皮温37.1～37.4℃，患侧外侧线比健侧皮温低2.3～2.4℃（图6-116）。

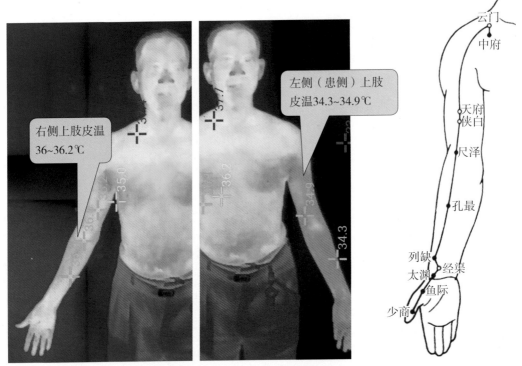

图6-115　治疗前，患侧手太阴经比健侧皮温低1.3~1.7℃

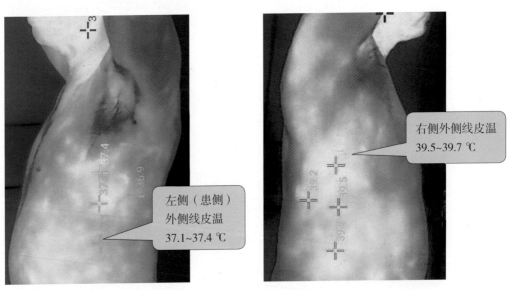

图6-116　治疗前，左侧（患侧）外侧线比健侧皮温低2.3~2.4℃

诊断：右肺支气管炎改变、左肺微创术后瘢痕挛缩经筋病。

治疗：易罐吸在前胸和腋下，嘱患者双手上举，分别握自己的腕关节左右侧屈，牵拉外侧线（足少阳胆经），以及左右转体动作，牵拉螺旋线，各5分钟（图6-117、图6-118）。

治疗后，胸部的束带样感觉明显消失，胸部呼吸畅顺。

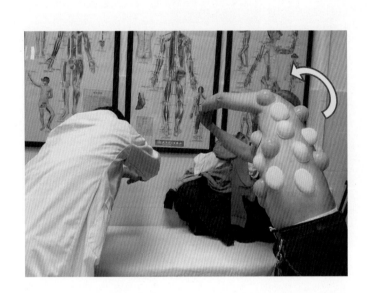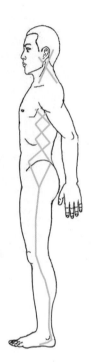

图6-117　侧屈运动，牵拉外侧线（足少阳胆经）

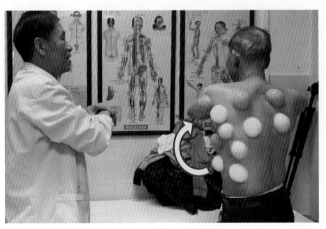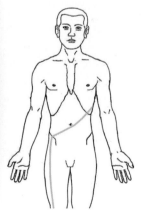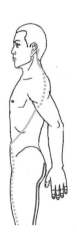

图6-118　转体运动，牵拉螺旋线

第2天治疗前，红外热成像检查示右侧（健侧）上肢皮温37.2～37.6℃，左侧（患侧）上肢皮温36.1～36.7℃，患侧手太阴经比健侧皮温低0.9～1.1℃（图6-119）。右侧（健侧）外侧线皮温35.5～36.1℃，左侧（患侧）外侧线皮温36.0～36.5℃，左侧（患侧）外侧线皮温比健侧高了0.6℃（图6-120）。

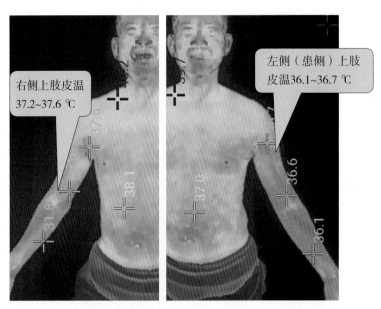

图6-119　第2天治疗前，左侧（患侧）手太阴经比健侧皮温低0.9～1.1℃

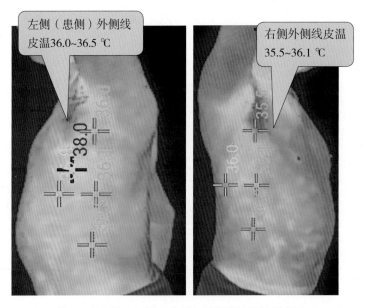

图6-120　第2天治疗前，左侧（患侧）外侧线皮温比健侧高了0.6℃

思考：晚期癌症患者1年的生存率只有15%~35%，但不同患者的差异颇大。该患者自身的身体较好，肿瘤在早期发现，采用了先进的微创治疗方法，而且手术后患者积极配合进行呼吸功能锻炼，这些都与有较长的术后生存期有着密切的关系。

手术切口在身体的外侧线上，即足少阳胆经上，通过易罐牵拉浅筋膜，侧屈和转体牵拉深筋膜，松弛了胸廓部的紧张，消除了束带样感觉。从治疗前后的红外热成像检查对比来看，治疗后右侧外侧线皮温有所降低，而左侧（患侧）外侧线皮温有所升高了，两侧温度趋于平衡，正是符合了中医诊断的"整体审查，诊法合参，病症结合"的基本原则，以及"司外揣内，见微知著，以常衡变"的原理。

中医理论认为"经络所过，主治所及"。手太阴肺经的病变，反映了经络不畅，气血不通，因此在体表的经脉循行路线上患侧呈现皮温比健侧低1.3~1.7℃。治疗后的第2天再进行红外热成像检查，患侧皮温虽然比健侧仍低0.9~1.1℃，但已经比治疗前升高了1.8℃，这表面之前的治疗起到了明显的疗效。肺经的经脉运行改善，阴阳协调，从而使整个胸廓运动正常，肺的呼吸功能保持协调。

十六、乳腺癌保乳术后康复

乳腺是由皮肤、乳腺腺体、纤维组织和脂肪组成。乳腺癌是发生在乳腺上皮组织的恶性肿瘤，其中99%发生在女性，男性只占1%。原位乳腺癌并不致命，但由于乳腺癌细胞丧失了正常细胞的特性，细胞之间连接松散，容易脱落。癌细胞脱落后，游离的癌细胞随血液或淋巴液播散全身，危及生命。

全球乳腺癌发病率一直呈上升趋势。近年来，我国乳腺癌发病率的增长速度有增加趋势，全国肿瘤登记地区乳腺癌发病率位居女性恶性肿瘤的第1位，女性乳腺癌发病率（粗率）全国为42.55/10万，城市为51.91/10万，农村为23.12/10万。女性乳腺癌年龄组别发病率0~24岁年龄段处于较低水平，以后逐渐上升，50岁达到高峰，55岁以后逐渐下降。

乳腺癌的病因尚未完全清楚，遗传是乳腺癌的高危因素，乳腺癌患者多有乳腺癌家族史（即一级亲属，如母亲、女儿、姐妹，有乳腺癌发病史）。乳腺癌的危险因素还有月经初潮早、未婚、未育、晚育、未哺乳、绝经迟、患乳腺良性增生性疾病未及时诊治、乳腺非典型增生、胸部过高剂量放射线的照射史、长期过量饮酒、绝经后肥胖、长期服用外源性雌激素，以及携带与乳腺癌相关的突变基因。具有以上若干项高危因素的女性只是罹患乳腺癌的风险比正常人高，并不一定患乳腺癌。

近年来随着对乳腺癌生物学认识的不断深入，以及治疗理念的转变与更新，乳腺癌的治疗进入了综合治疗时代，形成了乳腺癌局部治疗与全身治疗并重的治疗模式。根据肿瘤的分期和患者的身体状况，分别采用手术治疗、放疗、化疗、内分泌治疗、生物靶向治疗、康复理疗及中医药辅助治疗等多种手段。外科手术在乳腺癌的诊断、分期和综合治疗中发挥着重要作用。放疗是利用放射线破坏癌细胞的生长、繁殖，达到控制和消灭癌细胞的作用。手术、放疗均属于局部治疗。化疗是一种应用抗癌药物抑制癌细胞分裂，破坏癌细胞的治疗方法。内分泌治疗是采用药物或去除内分泌腺体的方法来调节机体内分泌功能，减少内分泌激素的分泌量，从而达到治疗乳腺癌的目的。生物靶向治疗是近年来最为活跃的研究领域之一，与化疗药物相比，具有多环节作用机制的新型抗肿瘤治疗药。中医药辅助治疗乳腺癌强调调节与平衡的原则，恢复和增强机体内部的抗病能力，从而达到阴阳平衡治疗肿瘤的目的。乳腺癌的康复治疗是一种前沿的治疗理念，不同阶段的康复治疗有不同的康复方案和作用，康复治疗可以缓解疼痛，促进关节功能的恢复，防止肌肉萎缩，缓解心理压力，树立战胜疾病的信心，帮助患者尽早康复。康复治疗时根据脊椎病因理论，按照三步定位诊断法，松弛背部紧张的筋膜，纠正患者错位的胸椎及相应的肋骨，恢复脊椎的正常功能，从而减少不适。化疗、内分泌治疗、生物靶向治疗及中医药辅助治疗均属于全身治疗，治疗过程中要兼顾患者身体的具体状态，对早期、中期乳腺癌患者争取治愈，对于晚期患者应争取延长寿命，提高生活质量。

乳腺癌可在肺、肝、骨、脑等器官发生转移，并破坏其正常组织，如治疗不及时可危及生命。

乳腺癌的分期方法有很多种，目前采用国际抗癌协会的TNM分期法。其中T是指原发癌肿瘤的大小，N是指区域淋巴结的数目，M是指有没有发生远处转移。根据TNM的情况进行不同的组合把乳腺癌分为5期，其中0期是指原位癌不伴有淋巴结和远处转移。最后一期，即Ⅳ期是指存在远处转移，不管原发病灶的大小和淋巴结转移的情况。

乳腺癌的治疗原则：Ⅰ期，手术治疗为主，目前趋向于保乳手术加放疗，对具有高危、复发倾向的患者可术后辅助化疗；Ⅱ期，先手术治疗，术后根据病理和临床情况进行辅助化疗；Ⅲ期，先辅助化疗后再做手术治疗，术后根据临床和病理情况做放疗、化疗，以上各期患者如果受体阳性，应该在化、放疗结束后给予内分泌治疗；Ⅳ期，以内科治疗为主的综合治疗。患者应调整心态，积极配合规范治疗。

【病例16】

女性，51岁。腰背痛，活动受限3天。患者15个月前诊断为左侧乳腺癌，行保乳手术。术后每隔3个月复查。1个月前复查无异常。查体示腰背肌肉稍紧张，第4～7胸椎棘突偏左、压痛，左侧肩胛间区有条索样硬结。第3～4腰椎棘突之间有台阶样感觉，第3～4腰椎、第4～5腰椎、第5腰椎至第1骶椎棘突间隙压痛。腰部屈伸受限。足部双侧的胸椎反射区上段和腰骶椎反射区，以及双侧的胸部反射区有小硬结和增厚感觉，压痛（图6-121）。

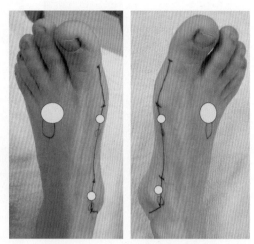

图6-121　患者足部反射区压痛点

红外热成像检查：身体皮温最高41.2℃，右侧胸部皮温39℃，左侧胸部皮温37.8℃（正常人的胸部皮温是左侧高于右侧0.4℃左右）（图6-122）。

X线检查：右侧胸术后改变（图6-123），胸椎骨质增生并侧弯，右侧第5、第6肋骨骨质改变（图6-124），第4～6胸椎棘突偏左（图6-125）。进一步检查发现第4、第5腰椎前滑脱（图6-126），腰椎轻度侧弯，右侧腰大肌紧张（图6-127）。

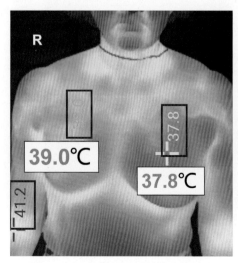

图6-122　治疗前，红外热成像检查

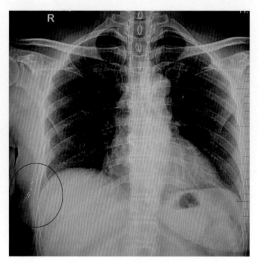

图6-123　右侧胸术后改变

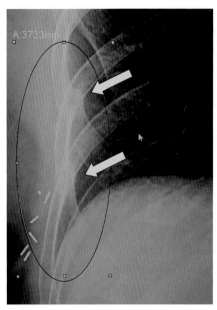

图6-124　右侧第5、第6肋骨骨质改变

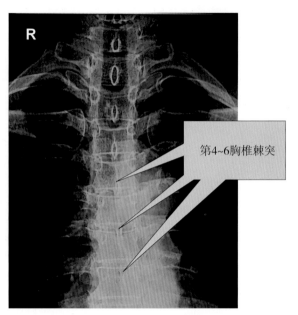

第4~6胸椎棘突

图6-125　第4~6胸椎棘突偏左

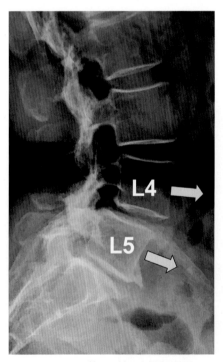

L4

L5

图6-126　第4、第5腰椎前滑脱

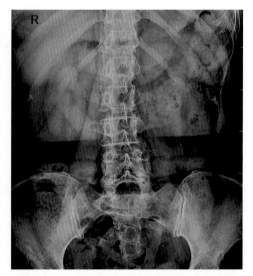

R

图6-127　腰椎轻度侧弯，右侧腰大肌紧张

诊断：第4、第5腰椎滑脱，第4～6胸椎后关节紊乱，右侧第5、第6肋骨骨质改变，疑似乳腺癌肋骨转移。

分析：患者来求治主要的目的是解决腰部活动受限，查体、查足和X线检查均提示腰椎滑脱。虽然患者的背痛不明显，但查足和X线检查提示第4～6胸椎后关节紊乱，右侧第5、第6肋骨骨质改变，且15个月前诊断为左侧乳腺癌，并行保乳手术，红外热成像检查提示胸部双侧皮温有明显的差异性，从中医治未病的观点出发，应该注意乳腺癌转移的可能。从脊椎相关疾病的角度出发，这符合脊椎相关肿瘤的理论。20世纪60年代，龙层花教授就开始研究脊椎，并在国内第一个提出"脊椎病因理论"，她与美国中医博士后齐秀平医生于2010年曾共同发表论文，探讨乳腺癌与胸椎退行性变、错位的联系，并明确指出乳腺癌与第3、第4、第5胸椎密切相关。

法国阿特曼整复医学院著名的筋膜整复师马可，应用筋膜理论分析认为，乳腺癌与第3～5胸椎及第3～5肋骨有密切关联，治疗的方法应该从第5胸椎开始，从下往上整复，恢复胸椎和肋骨到正常位置。

至于该患者是否为乳腺癌肋骨转移，则需进一步复查。在与患者及其家属交流时，应十分谨慎，切忌妄下结论。

治疗：

1．铍针在腰骶疼痛部位做皮下剥离，以解痉止痛（图6-128）。

2．吸上易罐后做龙氏摇腿揉腰8～12次，松弛腰背、腰骶部筋膜和肌肉，纠正胸椎、腰椎错位（图6-129）。该动作要求循序渐进，双侧下肢摆动的幅度越大，松弛的效果就越好。

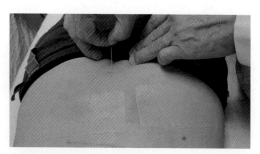

图6-128　铍针在腰骶疼痛部位做皮下剥离

3．做俯卧位-跪姿牵拉动作，跪姿时臀部要坐到足跟上，然后还原俯卧位。如此反复6～8次，用以牵拉腰背筋膜，纠正胸椎与腰椎的错位（图6-130）。

4．站立位，把易罐吸在双侧的肩部、背腰、上胸部、双侧肋弓部，先屈右侧肘关节，左手握右侧肘尖，带动身体向左侧转。要求循序渐进，转动的幅度越大越好，用以牵拉背部及腹内斜肌。完成后再按同样方法做对侧（图6-131），如此反复6～8次。

5．站立位，做肩部环转运动（双肩向前收，再耸肩，再向后翻，最后向下垂），重复8～12次（图6-132）。注意不能反向转动。该动作可以松弛胸背部紧张的筋膜及肩部的肌肉，调整上胸部椎体的位置，改善肩部和上肢的淋巴及血循环。

经过治疗后，患者肩背部和腰部紧张明显缓解。治疗后，红外热成像检查示双侧胸部皮温下降（图6-133）。另外，做好患者安抚工作，使患者积极配合治疗也很重要。

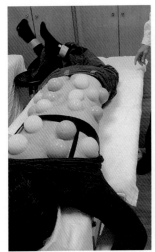 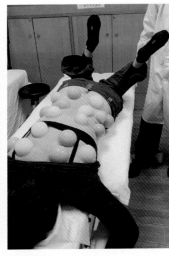

图6-129　吸上易罐后做龙氏摇腿揉腰

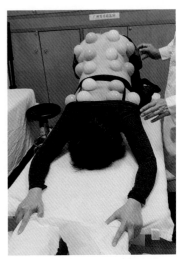

图6-130　俯卧位—跪姿牵拉

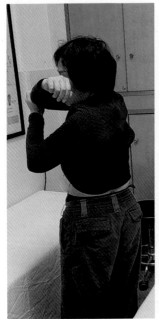 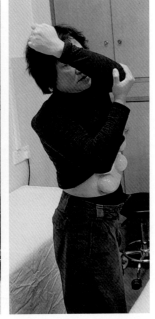

图6-131　屈肘关节，握肘尖，带动身体向左、右侧转腰

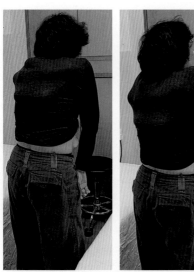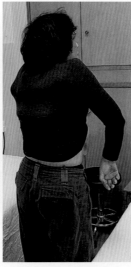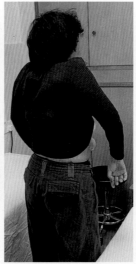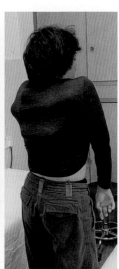

图6-132 吸上易罐做肩部环转运动

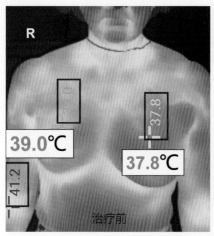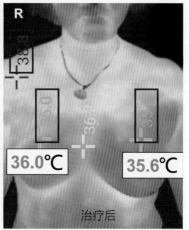

图6-133 治疗前、后红外热成像对比

　　思考：根据乳腺癌的脊椎病因理论，乳腺癌与第4胸椎上3下3，即第1～7胸椎，原发起点相关胸椎错位显著相关，应尽早复正胸椎，再行手术切除。手术创口愈合完善后，继续此法对防止乳腺癌复发、扩散、淋巴转移有一定作用。提前行乳腺癌胸椎复位的患者较未行胸椎复位者，有明显差异，值得大家参考。

　　早期发现有乳腺良性结节者，可指导其进行乳腺按摩。轻捏乳头做上下、左右、左上右下、右上左下的提拉动作，再前后、上下抖动乳房，并挤出乳头积液。每天早、晚各1次，每次约10分钟，约3个月可把结节激散。之后仍应继续间断性抖动乳房，每周2～3次，以巩固散结效果，防止发展成乳腺癌。

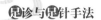

第二节 足诊与足针在四肢关节疾病的临床应用

一、桡骨远端陈旧性骨折

骨折是指由于外力的作用破坏了骨的完整性和连续性。根据骨折线的形态可以分为横断骨折、斜形骨折、螺旋形骨折、嵌插骨折、压缩骨折、裂纹骨折、青枝骨折、骨骺分离、粉碎性骨折。其中粉碎性骨折是指骨碎裂为3块以上。骨折线呈T形或Y形时，又称为T形骨折或Y形骨折。

根据骨折后就诊时间可以分为新鲜骨折（伤后2～3周以内就诊者）和陈旧性骨折（伤后2～3周以后就诊者）。

桡骨远端骨折是指发生在桡骨远端2～3cm范围内的骨折，非常常见，约占全身骨折的1/10。多见于老年妇女，青壮年发病多为暴力外伤所致，常伴桡腕关节及下尺桡关节的损坏。

（一）桡骨远端骨折的分型

1. **伸直型骨折** 最常见，多为间接暴力致伤。跌倒时腕关节处于背伸位，前臂处于旋前位，手掌着地，暴力集中于桡骨远端松质骨处而引起骨折。骨折远端向背侧及桡侧移位。老年人由于骨质疏松，轻微外力即可造成骨折，且常为粉碎性骨折，骨折端因嵌压而短缩。粉碎性骨折可累及关节面或合并尺骨茎突撕脱骨折及下尺桡关节脱位。

2. **屈曲型骨折** 较少见，骨折发生的受力与伸直型骨折相反，跌倒时手背着地，骨折远端向掌侧及尺侧移位。

3. **巴尔通骨折** 是指桡骨远端关节面纵斜形骨折，伴有腕关节脱位。跌倒时手掌或手背着地，暴力向上传递，通过近排腕骨的撞击引起桡骨关节面骨折，在桡骨下端掌侧或背侧形成一带关节面软骨的骨折块，骨块常向近侧移位，并发腕关节脱位或半脱位。

（二）临床表现

腕部肿胀、压痛明显，手和腕部活动受限。伸直型骨折有典型的餐叉状和枪刺样畸形。屈曲型骨折畸形与伸直型相反。

（三）诊断

根据临床表现、体检和X线检查可以明确诊断。但对于骨折粉碎程度高的患者，在X线检查的基础上，应采用CT断层扫描协助诊断。

（四）治疗

（1）无移位的骨折用石膏四头带或小夹板固定腕关节于功能位3～4周。

（2）有移位的伸直型骨折或屈曲型骨折适宜用手法复位。伸直型骨折，非粉碎性未累及关节面者，常采用牵抖复位法；老年患者、粉碎性骨折、累及关节面者，常采用提按复位法。

（3）粉碎性骨折复位困难或复位后不易维持者，常需手术复位，加钢板内固定。

（4）骨折固定期间要注意肩、肘及手指的活动锻炼。尤其老年人，要防止肩关节僵硬。

（5）少数损伤较重，且治疗不当引起骨骺早期闭合者，数年后可出现尺骨长、桡骨短，手腕桡偏的畸形。此种畸形给患者带来不便和痛苦，可行尺骨茎突切除术矫正。

【病例1】

女性，62岁。因摔倒，右手撑地导致肿胀、疼痛，活动受限72天，伴颈椎疼痛。曾接受按摩、敷药等治疗（不详）。查体示右腕关节畸形、肿胀、疼痛，腕关节变宽，右桡骨远端可触及环状压痛，尺骨小头处压痛。腕关节屈伸及桡偏、尺偏受限。前臂外旋明显受限并疼痛。颈部肌肉紧张，下段颈椎后关节突和横突压痛，无放射痛。双侧足部的第5跖骨基底部（上肢的反射区）可触及增厚感，压痛。右侧蹞趾内侧的颈椎反射区压痛。

红外热成像检查：治疗前，右侧足第5跖骨基底部32.8℃，左侧足34.1℃，患侧比健侧温度低1.3℃（图6-134、图6-135）。

X线检查：右侧桡骨远端陈旧性骨折，骨折端因嵌压而缩短，并发尺骨茎突撕脱骨折（图6-136）。颈椎退行性变，第5～6颈椎椎间孔变窄（图6-137）。

诊断：右侧桡骨远端陈旧性骨折；骨折端因嵌压而缩短，并发尺骨茎突撕脱骨折；颈椎病。

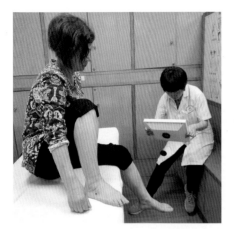

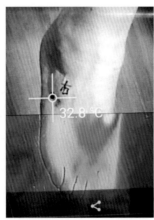

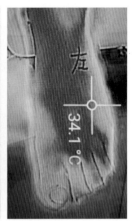

图6-134　患者做红外热成像检查　　　　　图6-135　治疗前，双足红外热成像检查

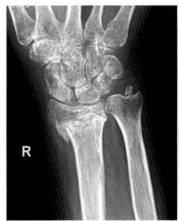

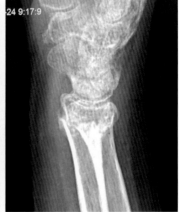

图6-136　右侧桡骨远端陈旧性骨折，尺骨茎突撕脱性骨折

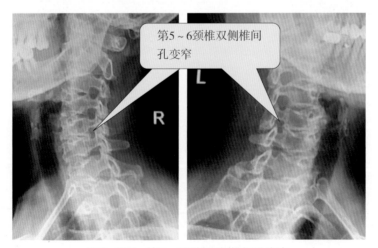

图6-137　第5~6颈椎双侧椎间孔变窄

治疗：

1. 用1寸毫火针分别针刺右侧桡骨骨折端反应点，双侧足部第5跖骨反应点、足部颈椎及手部反应点（图6-138至图6-140），留针5分钟。

2. 易罐分别吸在右侧前臂和颈部，做前臂的伸屈、桡偏、尺偏运动，腕关节做环转运动，颈部做低头、仰头、左右旋转运动（图6-141），以上动作分别在仰卧位及坐位反复进行，总共20分钟。

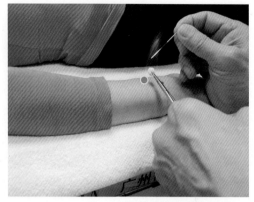

图6-138　毫火针刺右侧桡骨骨折端反应点

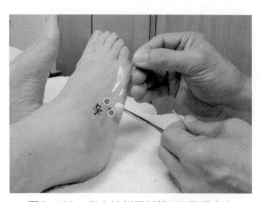

图6-139　毫火针刺足部第5跖骨反应点

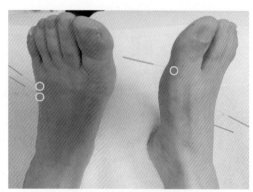

图6-140　针刺足部颈椎及手部反应点

完成后休息15分钟，再做足部红外热成像检查，示右侧足第5跖骨基底部33.3℃，左侧33.7℃，患侧皮温升高了0.5℃，健侧温度低了0.4℃（图6-142），双侧温度仅相差0.4℃。手腕活动度测量，右手外旋角度改善，疼痛明显减轻。做双手摸背动作，两手间距缩短（图6-143、图6-144）。

第2次治疗在原来治疗的基础上加患侧前臂腕关节背伸，针刺前臂的硬结压痛点（图6-145）。针刺后，加易罐做前

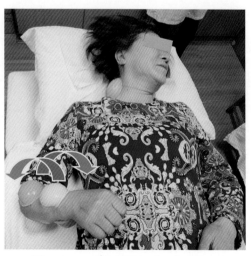

图6-141　吸上易罐运动颈部及右手

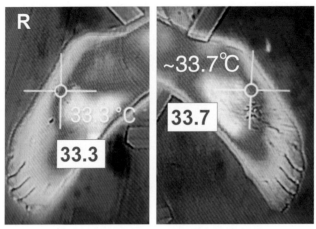

图6-142　治疗后，足部红外热成像检查

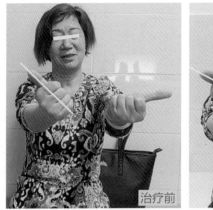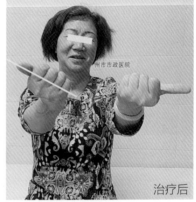

治疗前　　　　　　　　　　　治疗后

图6-143　第1次治疗前后，手腕活动度对比

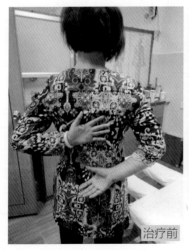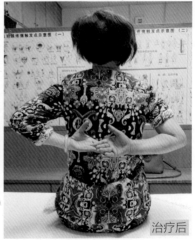

治疗前　　　　　　　　　　　治疗后

图6-144　第1次治疗前后，做双手摸背动作，两手间距对比

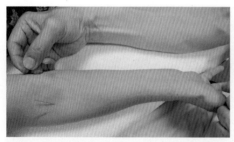
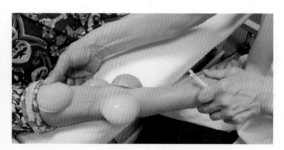

图6-146　患侧前臂腕关节背伸，针刺前臂的硬结压痛点　　　　图6-147　针刺后，加易罐运动

臂的屈伸，肩臂部的环转运动（图6-146，图6-147）。

　　经过10次治疗，患者右腕关节肿胀减轻，疼痛不明显，嘱咐患者继续坚持锻炼。

　　思考：桡骨远端陈旧性骨折，骨折端因嵌压而短缩，并发尺骨茎突撕脱骨折是骨折的畸形愈合，因为桡骨嵌压而短缩，导致尺骨相对延长，这使桡尺下关节对位不良。另外尺骨茎突撕脱骨折，使三角软骨受损。这些损伤引起腕关节的疼痛、肿胀和活动障碍。用毫火针针刺前臂和足反射区可解决疼痛、肿胀。易罐的运动锻炼可消除活动障碍。

　　第5～6颈椎椎间孔变窄，引起颈部的疼痛和活动受限。同时，从该椎间孔发出的神经支配手部运动，颈椎的退行性变，会影响骨折部位的康复。因此，颈部的易罐治疗，有助于颈部症状的消除和促进患部骨折的愈合，是一举两得的方法。

　　足部治疗前后红外热成像检查提示治疗前患侧温度低于健侧1.3℃，治疗后患侧温度上升而健侧温度变低，双侧温度仅仅相差0.4℃。正好说明了毫火针的治疗除了能解痉止痛外，还可以调节阴阳平衡。

二、第5跖骨陈旧性粉碎性骨折

【病例2】

　　女性，54岁。8个月前被车轮压伤左足，致左足第5跖骨粉碎性骨折，伤后辗转多间医院治疗，但左足仍有疼痛，特别是行走在不平的路面时疼痛明显。略跛行步态，腰背肌肉稍微紧张，压痛。左足背稍肿胀，第5跖骨附近皮下有筋结块，压痛，跖楔关节压痛明显。左侧踝关节背伸及跖屈受限，内外翻尚可，下蹲时左侧踝关节酸痛并受限。X线检查示左侧第5跖骨陈旧性粉碎性骨折（图6-148）。

诊断：左侧第5跖骨粉碎性骨折后遗疼痛，左侧第5跖楔关节、踝关节肌筋膜病，腰背肌筋膜劳损。

治疗：

1. 1寸毫火针刺左侧第5跖骨关节、踝关节反应点（图6-149）。

2. 左侧踝关节松动术（图6-150）。

3. 左侧踝关节（胫距骨关节）手法复位（图6-151）。

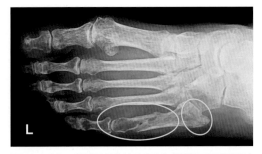

图6-148　患者X线检查示左侧第5跖骨粉碎性骨折

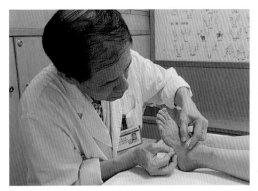

图6-149　1寸毫火针刺左侧第5跖骨关节、踝关节反应点

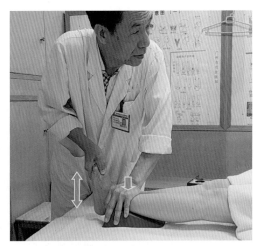

图6-150　左侧踝关节松动术

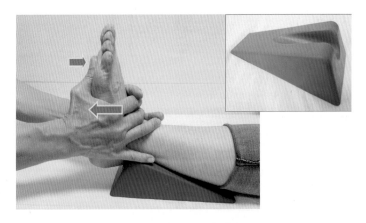

图6-151　左侧踝关节（胫距骨关节）手法复位

4. 俯卧摆腿操（图6-152）。患者取俯卧位，在双侧臀中肌、第3腰椎横突、第12肋骨吸上易罐后，双侧膝关节屈曲90°，尽量做左右摆动。摆动的幅度较小的一侧，增加摆动次数，直到两侧摆动的幅度相等为止。该方法可以松弛腰部肌肉，减轻因左脚骨折不敢负重造成的双下肢受力不平衡。在摆腿操后，做常规的腰腿部手法推拿。

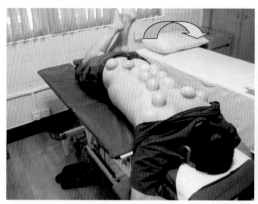
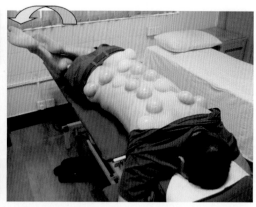

图6-152　吸易罐后，做俯卧摆腿操

治疗后，患者走动及下蹲时的疼痛感消失。

第2天复诊，患者讲述早上走路时左侧踝关节稍有酸痛感，但比之前有所缓解。治疗用2支1寸毫火针同时刺左侧足第5跖骨中段反应点，1支1寸毫火针刺右侧足第5跖骨中段反应点（图6-153）。

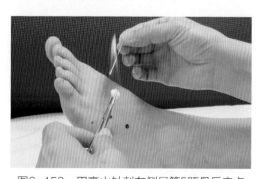

图6-153　用毫火针刺左侧足第5跖骨反应点

再用易罐沾少许油后，从上往下拉左侧足底筋膜1分钟（图6-154）。

第3次复诊，患者讲述走路时左侧小腿外侧稍微有酸胀感。查体示左侧臀小肌有小条索状物，压痛明显。用小针刀刺左侧臀小肌扳机点（图6-155），因为这是臀小肌的扳机点引起的传引痛（图6-156）。接着做左侧易罐臀小肌牵拉（图6-157）：健侧卧位，在左侧腋下、第12肋骨下缘、臀小肌、大腿外侧、腓

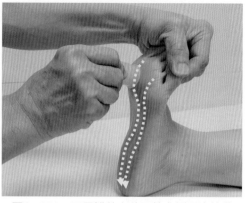

图6-154　用易罐从上往下拉左侧足底筋膜

骨小头吸上易罐后，臀部尽量靠在床边。先把左侧下肢上抬，再从床边向后下方放下，用以牵拉与臀小肌密切相连的外侧浅表线（图6-158）。

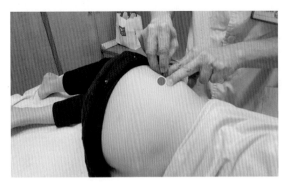

图6-155　铍针刺左侧臀小肌扳机点

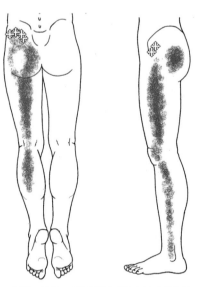

图6-156　臀小肌扳机点的传引痛

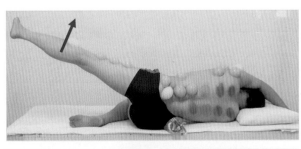

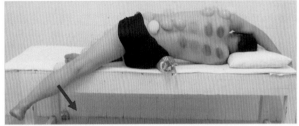

图6-157　易罐臀小肌牵拉

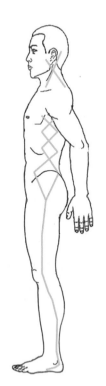

图6-158　外侧浅表线

按上述治疗9次后，左足不适感消失。随访5个月无不适。

思考：第5跖骨粉碎性骨折后遗疼痛与足周围的软组织损伤有密切联系，因此治疗时用铍针和毫火针松弛筋结及皮下粘连。骨折发生的同时，胫距关节也发生错动。由于损伤时间稍长，踝关节周围的软组织较为紧张，故先用松动术调整胫距关节的活动度后，再进行胫距关节的复位。

左侧足第5跖骨骨折的同时，人体上身会向右倾斜旋转，导致左侧的臀小肌损伤。臀小肌损伤局部一般不会感到疼痛，只有触诊才会发现有条索状硬结，压痛。压臀小肌时酸胀痛会放射到大、小腿的外侧——这就是臀小肌扳机点引起的牵涉痛。在踝关节损伤类病症久治不愈时，如果发现臀小肌有条索状硬结，压痛，用针刺或推拿后，不适感往往很快能消除。

三、下肢术后并发足下垂

足下垂是由于神经根（腓总神经、脚神经、坐骨神经、腰骶神经根、大脑神经均有可能）长期严重受压导致神经功能障碍。神经根表面压力超过50mmHg，并持续2分钟即可引起神经功能障碍，而在100mmHg以上即可造成足周围神经损伤、脊髓运动神经损伤、肌营养不良和关节屈曲畸形，进而增加关节僵硬程度和关节周围肌肉的结构改变，引发生物力学变化。下肢术后可能出现的软组织缺损，瘢痕牵张等情况会使患者出现腓总神经损伤，导致足下垂，一般在6~12个月逐渐恢复功能。

足下垂常见的临床表现有：足下垂无力；腓肠肌、比目鱼肌无力，前掌部屈曲受限；胫骨后肌、腓骨长肌、腓骨短肌、前足掌部相对于后足掌部呈跖屈状；由趾长屈肌代偿，伴足趾的较强屈曲；由𧿹趾长屈肌代偿，伴足𧿹趾的屈曲。

【病例3】

女性，37岁。双侧髋臼发育不良，住院后行右侧髋臼周围截骨术加骨盆内固定术。术后卧床，诉右侧髋关节胀痛，右侧下肢麻木胀痛，足不能背屈。无晨僵，无恶寒发热，无头晕头痛，无胸闷心悸，无腹痛腹泻，纳眠可，二便调。近期体重未见明显改变。右侧足稍肿胀，皮温略低，右侧膝腱反射与跟腱反射消失，右侧下肢各处肌力及肌张力减弱，部分区域感觉异常（图6-159、表6-1）。肌电图检查示腓总神经轻度损伤。

诊断：术后腓总神经轻度损伤。

表6-1　下肢感觉评估

检查项目		右大腿外侧	右大腿内侧	右小腿外侧	右小腿内侧	右足背
浅感觉	痛觉	过敏	减退	减退	减退	麻木感强
	触觉	过敏	减退	减退	减退	麻木感强
	温度觉	过敏	减退	减退	减退	麻木感强
深感觉	位置觉	正常	正常	正常	正常	正常
	震动觉	未测	未测	未测	未测	未测
	运动觉	正常	正常	正常	正常	正常
复合觉	皮肤定位觉	正常	正常	正常	正常	正常
	两点辨别觉	正常	减退	减退	未测	减退
	实体觉	正常	正常	正常	正常	正常

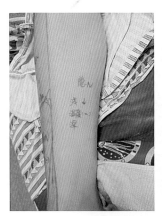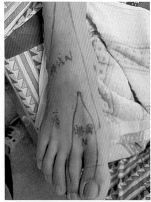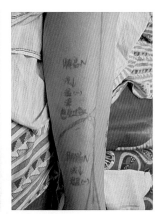

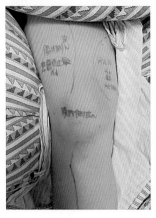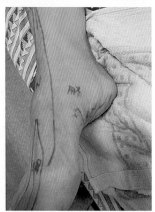

图6-159　右下肢的感觉评估定位

治疗：

1. 足针疗法。以足底反射区及受损局部取穴为主，远端取穴为辅的原则，采用电针治疗。电针选用脉冲电流仪，波形选择连续波，在胫前肌处沿腓总神经走行针刺，并辅以太冲、解溪、三阴交、阳陵泉、阴陵泉等穴位。隔3天更换1组，每次20分钟。每天1次，10次为1个疗程。

2. 神经促通技术。运用快速接触、刷擦、冰块、振动、疼痛、快速伸张等刺激，施加于右侧胫前肌、腓骨肌部位，并辅以视觉、听觉的刺激，使患者跟随进行足背屈动作，促进其神经肌肉的恢复（图6-160）。

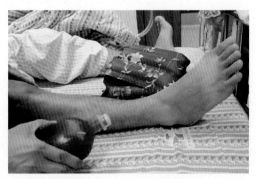

图6-160　神经促通技术

3. 经皮电刺激神经疗法。以弱电流强度，长时间刺激，使肌肉收缩，延迟萎缩的发生，改善血液循环，减轻水肿，抑制肌肉纤维化，并且在给予适当的电刺激后，神经恢复的速度加快，可以接受神经再支配。随着神经的再支配，肌肉的功能逐渐恢复，电刺激的波宽和刺激的时间应逐渐缩小，每次治疗肌肉收缩的次数逐渐增加。对于麻木等异常感觉者，可以采用低中频电疗法、磁疗法。

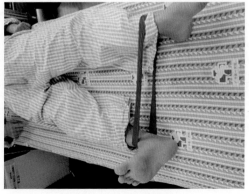

图6-161　弹力带辅助运动

4. 被动活动。被动进行踝跖屈、背屈、环转活动，每天3次，每次10分钟。

5. 弹力带辅助运动（图6-161）。用弹力带套住足背，手进行牵拉的同时足背屈，恢复本体感觉，每次做10个足背屈动作，5次为1组，每组之间休息1分钟，每天做3组。因患者有感觉障碍，要防止皮肤损害，任何情况下都禁止做过伸动作，保持训练适度，不可过分疲劳。

6. 推拿疗法。推拿按摩的主要作用是改善血液循环，防止软组织粘连，促进肌肉功能的恢复，但手法要轻柔，以患侧局部治疗为主。

治疗2周为1个疗程，患者经过3个月间歇性治疗后，足下垂下肢症状明显缓解，感觉异常有恢复，疼痛得到控制。

思考：损伤后循环障碍、组织液渗出增多，可抬高患肢，但不适宜过高，因股骨头比较脆弱，注意不要使应力集中在股骨头处。还可以采用弹力带压迫、做轻柔的向心性按摩与受累肢体的被动活动、冰敷，以及短波、微波刺激等方法，改善局部血液循环，促进组织液的吸收。

软组织挛缩和骨骼畸形者，早期应做受累肢体各关节的被动活动，每天至少1次，以保持受累各关节的正常关节活动度。踝关节应背屈90°。

由于受累肢体感觉缺失，易发生继发性外伤，应注意对受累部位的保护。若出现外伤，应选择适当的治疗，以促进伤口愈合。

四、足跖楔关节陈旧性损伤

【病例4】

女性，67岁。穿高跟鞋后右足背肿痛，3年。最近半年右足背肿痛加重，半小时的行走会导致右足肌肉抽筋，需揉按10分钟才能缓解。在专科医院诊断为右足舟楔关节陈旧性半脱位，建议手术矫形治疗。查体示腰曲增大，腰臀肌肉紧张，第4腰椎、第5腰椎、第1骶椎之间有台阶样感觉，压痛。右侧髂后上棘压痛，双侧下肢不等长（图6-162），走路稍跛行。右侧足背明显隆起，跖楔关节压痛，第2~4趾间关节屈曲（图6-163）。踝关节背伸跖屈受限。X线检查示第4、第5腰椎向前Ⅰ度滑脱，腰椎退行性变（图6-164）。右侧足骨质增生（右侧第1~4跖骨基底及楔骨骨质可见尖样突起，局部骨质致密硬化）（图6-165）。

诊断：右足骨质增生（右侧第1~4跖骨基底及楔骨错位），第4、第5腰椎滑脱，骨盆旋移。

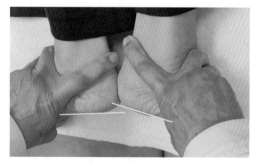

图6-162 患者左脚长，右脚短

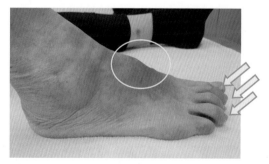

图6-163 右侧足背隆起，第2~4趾间关节屈曲

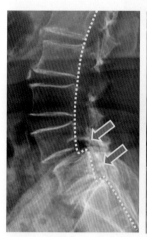
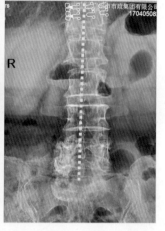

图6-164 第4、第5腰椎向前Ⅰ度滑脱，腰椎退行性变

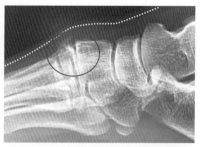

图6-165 右侧足第1~4跖骨基底及楔骨骨质可见尖样突起，局部骨质致密硬化

第1次治疗：

1．毫火针刺右侧足底筋膜，松弛紧张的趾屈肌（图6-166）。

2．右侧跖楔关节松动（图6-167）。

3．踇趾外翻伸展治疗（图6-168）。

4．髋关节后前松动（图6-169）。

5．髋关节前后松动（图6-170）。

6．髋关节左右松动（图6-171）。

7．髋关节上下松动（图6-172）。

第1次治疗后，右下肢明显轻松，可以连续走上半小时路。

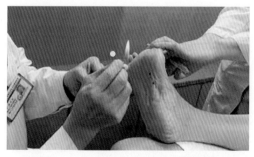

图6-166 毫火针刺右侧足底筋膜

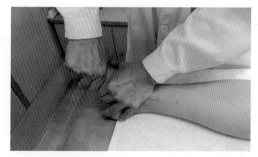

图6-167 右侧跖楔关节松动

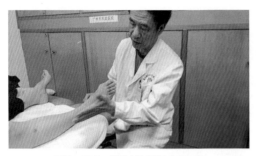

图6-168 蹑趾外翻伸展治疗

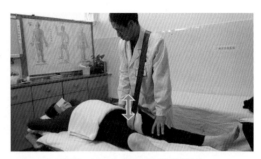

图6-169 髋关节后前松动

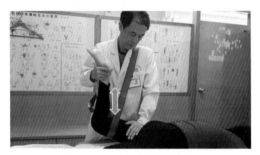

图6-170 髋关节前后松动

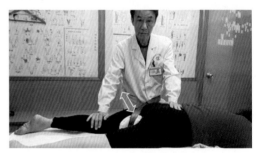

图6-171 髋关节左右松动

第2次治疗：

1．毫火针刺第4～5腰椎间隙及第5腰椎与第1骶椎间隙（图6-173）。

2．俯卧位龙氏摇腿揉腰（图6-174）。

3．腰腿推拿。

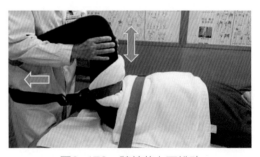

图6-172 髋关节上下松动

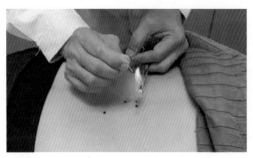

图6-173 毫火针刺第4~5腰椎间隙及第5腰椎与第1骶椎间隙

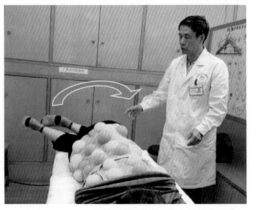

图6-174 俯卧位龙氏摇腿揉腰

第3次治疗：

1．铍针刺腰及右足反应区。

2．俯卧位及仰卧位的龙氏摇腿揉腰。

3．提臀撞正法纠正腰椎滑脱（图6-175）。

4．核心肌群锻炼（图6-176）。

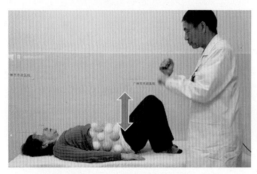
图6-175　提臀撞正法纠正腰椎滑脱

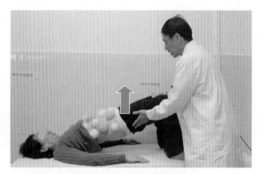
图6-176　核心肌群锻炼

经过9次治疗后，右足疼痛基本消失，嘱咐患者坚持做核心肌群锻炼，右足进行熏洗、揉按及足部肌力锻炼。

五、足跖筋膜炎

足跖筋膜为足底腱膜的一部分，系足底深筋膜中央腱性增厚部分，起于跟骨结节内侧突，对维持足弓有重要作用。当足跖筋膜反复长期的承受超过其生理限度的作用力时，可诱发炎症，形成退变、纤维化，导致足跖筋膜炎（图6-177）。

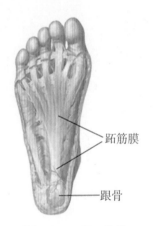

跖筋膜

跟骨

图6-177　足跖筋膜

【病例5】

男性，45岁。右足底疼痛半年，加重1周。查体示右侧足第1跖骨压痛，触及串珠样结节（图6-178）。右侧腓肠肌较左侧紧张，压痛明显。双侧髂嵴不处于同一水平，下肢呈长短脚（左侧足较右侧足长）。X线检查，右侧足跖骨及跟骨未见异常。

分析：患者酷爱竞走，习惯右侧足发力，导致右侧下肢腓肠肌及足底的肌肉疲劳性受损，引起局部肌肉劳损导致筋膜发炎。表现为局部疼痛，走路起初最重，活动后减缓。

诊断：右侧足跖筋膜炎。

思考：患者主要因为疲劳性损伤导致足跖筋膜及腓肠肌肌纤维受损，局部血液循环受限，故治疗时应着重松解受损处肌肉、筋膜，加速血液循环。纠正步态，避免长期一侧下肢用力从而造成二次损伤。

治疗：

1.足针刺右侧足跖第1跖骨跖筋膜、右侧腓肠肌扳机点，松解紧张肌肉及筋膜（图6-179）。

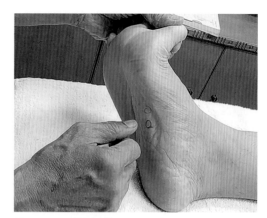

图6-178　右侧足第1跖骨压痛，触及串珠样结节

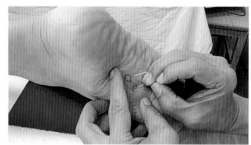
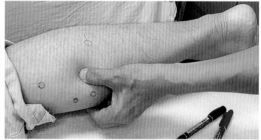

图6-179　足针刺右侧足跖第1跖骨跖筋膜、右侧腓肠肌扳机点

2.在足跟、腓肠肌（即人体背侧肌肉链与扳机点处）吸附易罐，带针牵拉，以增强牵拉效果，加速愈合（图6-180）。

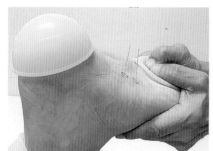
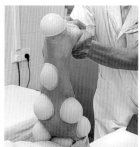
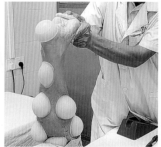

图6-180　在足跟、腓肠肌吸附易罐，带针牵拉

3. 腓肠肌、胫前肌处吸附易罐，单腿站立于易棒梯面处进行按压，松解足跖肌筋膜从而增强治疗效果（图6-181）。

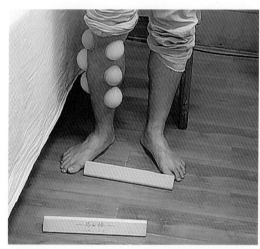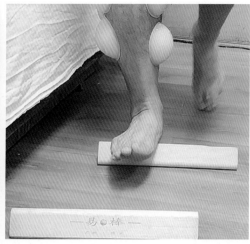

图6-181 腓肠肌、胫前肌处吸附易罐，单腿站立于易棒梯面处进行按压

经过治疗后患者疼痛减半，治疗5次后痊愈。

嘱患者注意科学运动，合理安排运动时间，避免在强身健体过程中对身体造成伤害。

六、跗趾外翻

跗趾外翻是指第1趾骨和第1跖骨之间的关节倾斜超过15°（图6-182），发病率女性高于男性，多见于中老年妇女。跗趾外翻可由多种原因造成，如经常穿高跟

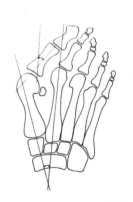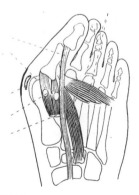

图6-182 跗趾外翻

鞋、尖头鞋等。另外，扁平足也容易造成蹞趾外翻。造成蹞趾外翻的原因可分为先天因素与后天因素两类。先天因素是包括关节神经因素、肌肉因素等。例如，扁平足导致足底筋膜力及脚底机能降低，跖趾关节受力不平衡而变形。后天因素多与穿鞋有关，鞋跟过高、鞋头过尖或者鞋子过窄，均可引起脚跟不稳定，对脚趾造成挤压、摩擦和压迫，影响到脚趾的活动和功能，引起疼痛。行

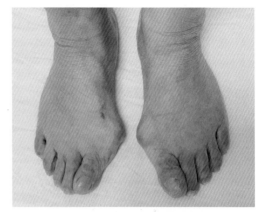

图6-183　蹞趾外翻

走时，全身的重量落在脚的前端，脚趾因为受到身体重力压迫逐渐移位，引起了蹞趾外翻（图6-183）。

长期的蹞趾外翻，使第1跖骨向内移位，引起足纵弓和横弓塌陷，蹞趾因为蹞收肌和蹞长屈肌腱牵拉往外移，第1、第2跖骨间的夹角就会加大，在第1趾骨头的内侧形成一个骨赘。当蹞趾外翻逐渐加重，第2跖骨被第1趾骨挤压向背侧，趾间关节屈曲，形成垂状指。

蹞趾外翻通常呈对称性，第1跖趾关节轻度半脱位。由于内侧关节囊附着处有牵拉，可有骨赘形成。第1跖骨的突出部位，由于长期受鞋帮的摩擦，皮肤增厚，并可以在该处的皮下产生滑囊炎，引起红肿。第2、第3跖骨头跖面皮肤因负担加重，会形成胼胝。

要预防蹞趾外翻，平时可选择宽松舒适的鞋子，以便让脚趾有足够活动空间，减少鞋面对脚趾所造成的压迫。

【病例6】

女性，82岁。腰膝关节痛、伴双脚部不适反复4年，遇到天气变化时症状加重，用热敷或理疗可以缓解。长时间行走，左脚感到不适，不敢出门。腰背、臀部肌肉稍紧张，轻压痛。左侧膝关节稍肿胀，膝关节内侧压痛，伸曲膝关节活动稍受限。足部有足癣，双侧蹞趾明显外翻，以右脚明显。双侧的第1、第2跖骨之间的陷谷穴，双侧足部腰及膝关节反射区压痛明显。

X线检查示腰椎退行性变，腰椎侧弯，左侧膝关节退行性变、骨质增生，膝关节间隙外宽内窄（图6-184、图6-185）。

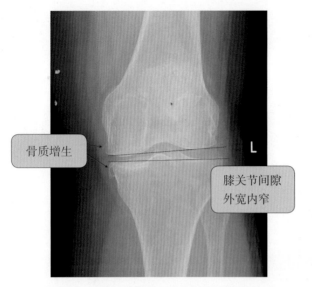

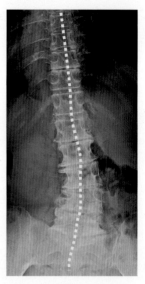

图6-184　患者X线检查示左侧膝关节退行性变　　　图6-185　腰椎退行性变并侧弯

诊断：腰椎退行性变，左膝关节退行性变，双侧踇趾外翻。

治疗：

1. 术者戴上橡胶手套，用0.19mm×25mm针刺双侧的陷骨穴，以松弛紧张的踇收肌，解痉止痛。针刺双侧足部腰及膝关节反射区（图6-186）。

2. 术者一手用3号易罐吸在足底，另一手协助患者足部做背伸和跖屈运动，牵拉足底筋膜（图6-187）。

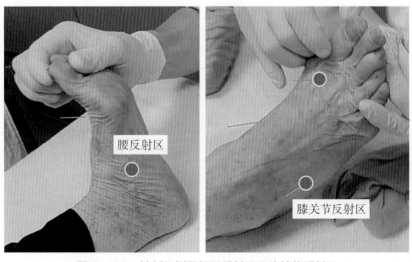

图6-186　针刺双侧足部腰反射区及膝关节反射区

3．术者一手把脚趾和踝关节尽量背伸，另一手用5号易罐从上往下拉足底筋膜（图6-188）。

4．术者用双手分别握住患者踇趾及第2脚趾，使患者脚部尽量背伸。先让患者用腹式呼吸，吸气时术者双手固定，呼气时术者尽量使两脚趾分开，如此重复2次，利用牵拉技术松弛患足的踇收肌和趾屈短肌（图6-189）。

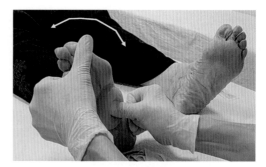

图6-187　足底吸上3号易罐后，做足部背伸和跖屈运动，牵拉足底筋膜

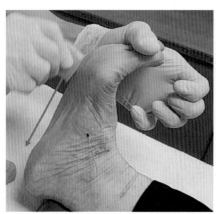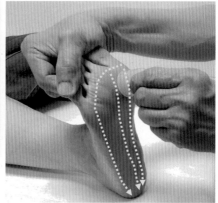

图6-188　用5号易罐从上往下拉足底筋膜

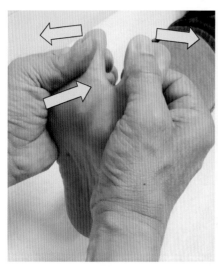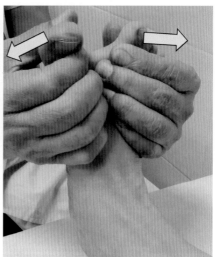

图6-189　用双手分别握住踇趾及第2脚趾，并使其分开

5．坐位踩易棒。患者坐稳后，将易棒踩在双脚蹈趾及第2脚趾之间（图6-190）。当患足无不适时，可将身体重心前移，加大足部的压力。

6．站立位踩易棒。坐位踩易棒适应后，可以改为站立位踩易棒。对于年龄较大者，旁边应有人扶持（图6-191）。可首先尝试站立1分钟，如无不适，再逐渐延长时间。

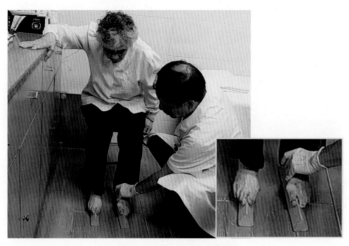

图6-190　坐位踩易棒

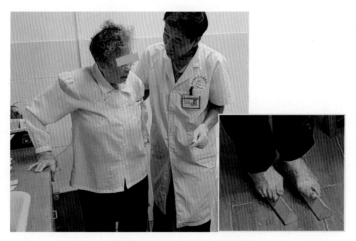

图6-191　站立位踩易棒

治疗后，患者当场感到腰膝关节和双脚轻松。

思考：人体生物力学研究表明，当蹈趾外翻后，形成了足内翻，应力向上传递，引起胫骨内旋，接着又引起股骨内旋，导致膝关节间隙应力改变而产生疼痛。股骨

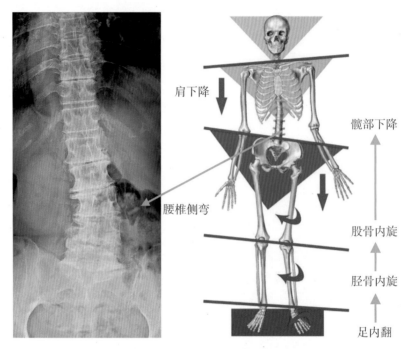

肩下降

髋部下降

腰椎侧弯

股骨内旋

胫骨内旋

足内翻

图6-192　足内翻的生物力学改变

内旋又可引起骨盆旋移，使患侧骨盆下降而倾斜。骨盆不平，再引起腰椎的代偿性侧弯，产生腰痛。严重者还会引起颈背部的不适甚至是疼痛（图6-192）。

用牵拉技术、易罐和易棒治疗，可以松弛𧿹收肌和𧿹屈短肌。当纠正了𧿹趾外翻，就是从源头治疗膝关节和腰痛。因此，虽然对患者进行治疗过程中没有直接针对腰膝关节的治疗，也能使其疼痛消除。

𧿹趾外翻及其导致腰膝关节疼痛是一个日积月累的病理改变过程，所以要坚持做易棒压足，锻炼足部肌群，才能巩固疗效。

七、足跟骨骨质增生与足底筋膜炎

（一）足跟骨骨质增生

骨质增生俗称骨刺，是老年人的常见病、多发病。人体关节会由于各种原因造成软骨磨损，并促成骨头自身的修补、硬化与增生，这是一种自然老化现象。通常而言，骨质增生就表示人体骨骼进入老化阶段。但是骨质增生并非老年人所专有，许多人由于长时间保持固定姿势，也容易发生骨骼退化现象，从而产生骨刺。

骨质增生多发生在45岁以上的中年人或老年人，男性多于女性。最常见的部位是颈椎、腰椎、膝、足跟等关节。足跟骨骨质增生（足跟骨骨刺）是中老年人的多发病，多数会引起疼痛。

（二）足底筋膜炎

足底筋膜炎是由于足底筋膜附着处过度牵拉骨膜，引起疼痛，导致足底筋膜紧张的病变，即足底的肌腱或筋膜发生无菌性炎症。常见病因是长时间走路或跑跳。另外，结构的异常也会导致足底筋膜拉力不平衡，如有扁平足、高弓足、跟腱挛缩或过短等。

足底筋膜炎通常表现为足跟痛，早上下床的第1步最明显，这是由于经过晚上的休息，足底筋膜无需负重，处于缩短状态。下床踩地时，会对足底筋膜产生较大的拉力，从而产生疼痛。另外，久坐以后站立也会引起明显疼痛，走一小段路后疼痛消失。若长时间行走，足底筋膜被反复牵拉，可引起跟骨周围的肌肉、肌腱、滑囊、脂肪垫退行性变或跟骨内压增高，疼痛症状又会出现，甚至加剧，呈搏动性、灼热性、刺痛性，足跟处出现压痛。

（三）足跟骨骨质增生与足底筋膜炎的联系

足底筋膜炎是足跟疼痛的病因，而足跟骨骨质增生则是由于足底筋膜在跟骨附着处过度牵拉骨膜引起的骨结构改变。两者的治疗方法是同样的。

足跟骨在长期行走站立时，受到各种方向应力，引起跟骨周围的肌肉、肌腱、滑囊、脂肪垫退行性变或跟骨内压增高，表现为足跟骨周围疼痛的一系列临床症状。若X线检查提示存在足跟骨骨质增生，应考虑诊断为足跟骨骨质增生；若无足跟骨骨质增生应诊断为足底筋膜炎。

【病例7】

男性，75岁。平素爱下象棋，2个月前，下完棋后站立起来时，双侧足跟部像鞋子里进了沙子一样扎着疼痛，慢走10多分钟后足跟疼痛缓解。早上起床后下地也会出现相同症状，稍坐片刻后再站立起来，疼痛感会有所减轻。若连续步行1小时，

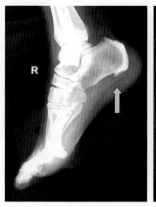
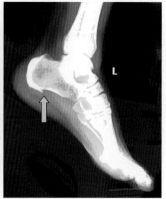

图6-193　患者X线检查示双侧跟骨骨质增生

足跟就会有火烧样疼痛。查体示双侧足跟部稍微肿胀，跟骨压痛明显。X线检查示双侧足跟骨骨质增生（图6-193）。

红外热成像检查：左侧足底压痛处31℃，右侧足底压痛处27.1℃（图6-194、图6-195）。

诊断：双侧足跟骨骨质增生。

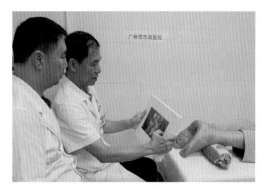

图6-194　做红外热成像检查

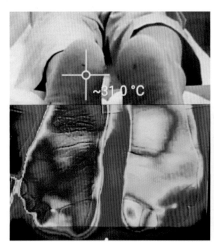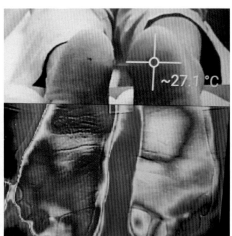

图6-195　治疗前，双侧足跟的温度

治疗：

1. 用2支1寸毫火针分别刺双侧足跟的反应点（图6-196）。针刺后约5分钟再做红外热成像检查，示左侧足底压痛处38.2℃，右足底压痛处33.5℃（图6-197）。与治疗前对比，双侧足底温度分别升高7.2℃及6.4℃。

2. 让患者双脚尽量做带针的跖屈和背伸的动作约5分钟后，拔针。休息约15分钟后，

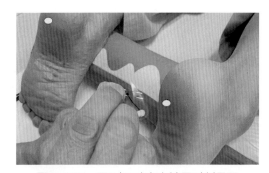

图6-196　用2支1寸毫火针同时刺足跟

再做红外热成像检查，示左侧足底压痛处37.4℃，右足底压痛处34.2℃（图6-198）。与治疗前对比，双脚底温度分别升高6.4℃及7.1℃。

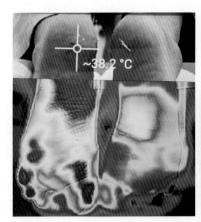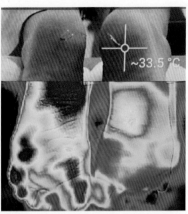

图6-197　针刺后约5分钟，双侧足跟的温度

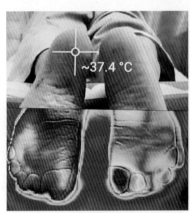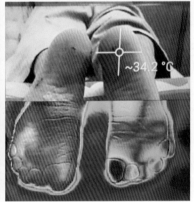

图6-198　针刺20分钟后，双侧足跟的温度

3．双侧小腿后方吸上易罐后做推墙训练。双脚呈弓步站立，前脚半屈曲，脚尖位于髌骨垂线稍前方。后下肢绷直，足尖朝前，脚跟不能离开地面，双手用力推墙（图6-199）。每侧做30～60秒，做完一侧再做另一侧，每次做3～5组。嘱患者平时在家经常做此锻炼。

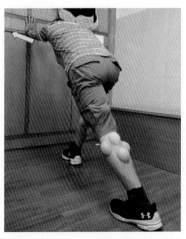

图6-199　双侧小腿后方吸上易罐后做推墙训练

【病例8】

男性，45岁，阿尔及利亚籍。长期练习跑步，7个月前因跑步导致右侧小腿至足底疼痛，曾经在国外应用理疗、泡浴等的方法治疗，只能短期缓解。跑步后，足底疼痛复发。因为到广州参加秋季交易会，由翻译员带来就诊。查体示腰臀及双侧小腿肌肉紧张，压痛明显。直腿抬高试验、4字试验和跟臀试验均阴性。双侧足底可以触及条索样物，右侧背屈踝关节时条索样物更明显，压痛。双侧小腿腓肠肌、比目鱼肌、趾长屈肌、胫后肌、足跖方肌上可以触及扳机点（以右侧小腿围明显）。X线检查，右侧足跟骨未见异常（图6-200）。

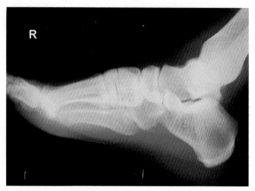

图6-200 患者X线检查，右侧足跟骨未见异常

诊断：双侧足底筋膜炎（以右侧为主）。

治疗：

1．毫火针刺双侧小腿及足底的扳机点（以右侧为主）（图6-201）。

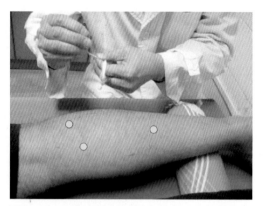

图6-201 毫火针刺双侧小腿及足底的扳机点（以右侧为主）

2．双侧小腿后方吸上易罐后做推墙训练。

完成上述治疗后，患者走路时足底疼痛已经缓解，甚至轻踩地面也无疼痛感觉。用右侧足用力踩地，仍稍有不适（图6-202）。通过不到20分钟的治疗，就能明显消除疼痛，患者感到不可思议，高兴地握手致谢（图6-203）。

思考：足底疼痛除了足跟骨骨质增生外，足底肌筋膜炎也是最常见的病因。引起疼痛的病源，有的在足底扳机点，有的是小腿上的扳机点的牵涉痛（图6-204至图6-208），还有的在腰骶部。因此，对于足底疼痛的查体与查足，必须注意先检查腰骶、骶髂关节、骨盆有否异常（参阅《脊椎相关疾病治疗学》），待排除是脊椎相关疾病引起的疼痛后，再做小腿和足底的检查。

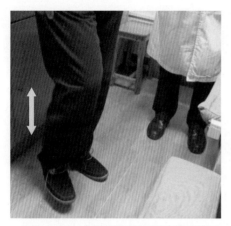

图6-202 患者轻跺地面无疼痛感觉

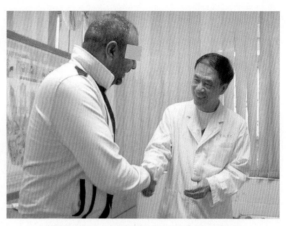

图6-203 患者高兴地握手表示感谢

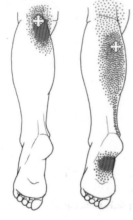

图6-204 腓肠肌扳机点

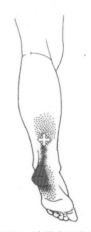

图6-205 比目鱼肌扳机点

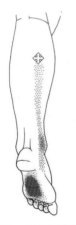

图6-206 趾长屈肌扳机点

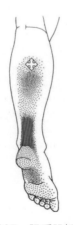

图6-207 胫后肌扳机点

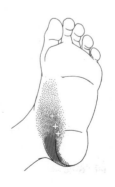

图6-208 跨外展肌扳机点

八、膝关节内外侧半月板损伤

膝关节内外侧半月板损伤多由扭转外力引起。当腿部承重，小腿固定在半屈曲、外展位时，身体及股部猛然内旋，内侧半月板在股骨髁与胫骨之间受到旋转压力，而致半月板撕裂（图6-209）。如扭伤时膝关节屈曲程度愈大，撕裂部位愈靠后。外侧半月板损伤的机制相同，但作用力的方向相反。破裂的半月板如部分滑入关节之间，可使关节活动发生机械障碍，妨碍关节伸屈活动，形成交锁。严重创伤病例，半月板、十字韧带和侧副韧带可同时损伤。半月板损伤的部位可发生在半月板的前角、后角、中部或边缘部。损伤的形状可为横裂、纵裂、水平裂或不规则形，甚至破碎成关节内游离体。

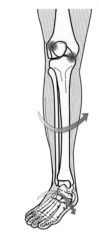

图6-209　膝关节半月板损伤

【病例9】

女性，60岁。车祸致左侧膝关节受伤44天，左侧股四头肌紧张，浮髌试验（＋），侧方挤压试验（＋），就诊时佩戴膝关节矫形固定器，呈跛行步态（图6-210），仰卧位评估膝关节屈曲的角度为130°（图6-211）。

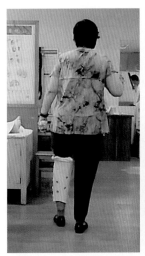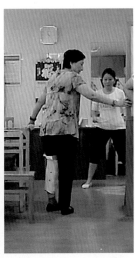

图6-210　患者就诊时佩戴膝关节矫形固定器，呈跛行步态

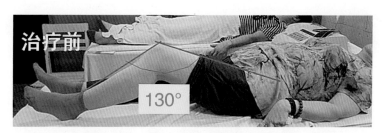

图6-211 治疗前评估膝关节屈曲的角度

X线检查示膝关节退行性病变（图6-212）。

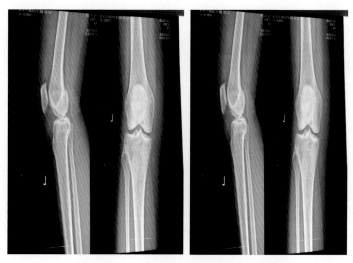

图6-212 X线检查示膝关节退行性病变

磁共振成像检查示左侧胫骨外髁不完全性骨折，内侧副韧带损伤，内侧半月板前角挫伤，内侧后角及外侧半月板前后角损伤，怀疑撕裂（图6-213）。左侧膝关节退行性病变，左侧膝关节腔少量积液。

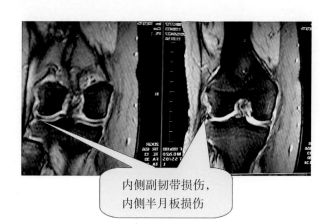

内侧副韧带损伤，内侧半月板损伤

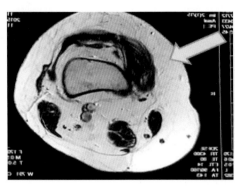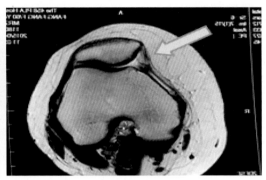

图6-213　磁共振成像检查示内侧副韧带损伤，内侧半月损伤

治疗：

1.用2支毫火针针刺足部阳性反应点（图6-214）及膝关节的足底反射区。

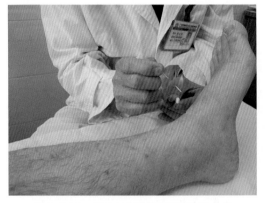

图6-214　毫火针针刺足部阳性反应点

2.足部跖筋膜牵拉（图6-215）。

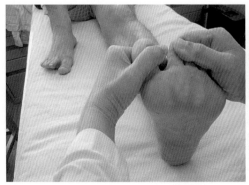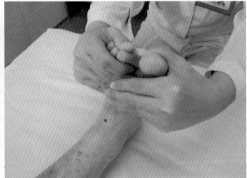

图6-215　足部跖筋膜牵拉

3. 踝关节复位（图6-216）。

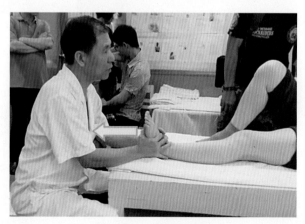

图6-216　踝关节复位

第1次治疗后，患者疼痛明显减轻，能够不佩戴膝关节矫形固定器行走（图6-217），仰卧位屈曲膝关节的活动度增加（图6-218）。

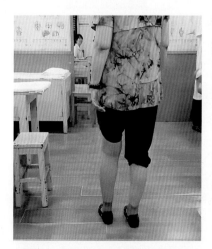

图6-217　第1次治疗后，患者能够不佩戴膝关节矫形固定器行走

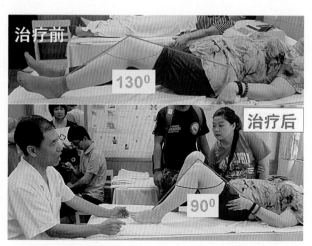

图6-218　第1次治疗后，膝关节活动度明显改善

治疗结束后，教导患者吸易罐做仰卧位膝关节屈伸功能锻炼（图6-219）。

经过6次治疗，患者疼痛消失，能够自主行走。1个月后电话随访，已无明显症状，疗效巩固。

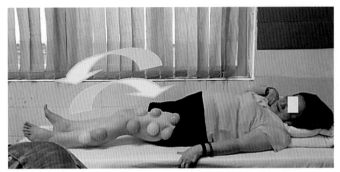

图6-219 吸易罐仰卧位，膝关节屈伸功能锻炼

思考：本案例是从远端的踝关节治疗着手。骨盆起到承上启下的作用，骨盆相当于桌面，双下肢则是桌脚，患者在膝关节扭伤的同时，打破了下肢（髋—膝—踝）生物力学的平衡（图6-220）。踝关节则是下肢的最远端，这时仅治疗膝关节，则可能疗效甚微，甚至是事半功倍。处理远端踝关节，恢复下肢生物力学平衡，使到膝关节与髋关节的平衡得以恢复，从而提高疗效。

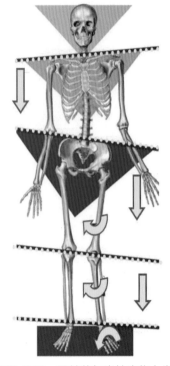

图6-220 踝关节与脊柱生物力学

九、锁骨骨折后遗症

锁骨呈S形，架于胸骨柄与肩峰之间，是连接上肢与躯干之间的唯一骨性支架。锁骨位于皮下浅表处，受外力作用时易发生骨折，发生率占全身骨折的5%～10%。主要表现为局部肿胀、皮下瘀血、压痛或有畸形，畸形处可触到移位的骨折断端，如骨折移位并有重叠，肩峰与胸骨柄间距离变短。患侧肢体功能受限，肩部下垂，上臂贴胸不敢活动，并用健侧手托扶患侧肘，以缓解因胸锁乳突肌牵拉引起的疼痛。触诊时骨折部位压痛，可触及骨擦音及锁骨的异常活动。骨折后，不及时进行康复治疗，容易引发上肢功能障碍及疼痛等后遗症。

【病例10】

男性，52岁。右侧锁骨骨折手术后内固定10年，固定物已取出，1个多月前突发右侧肩部酸疼。查体示右侧肩肌肉稍萎缩，右侧锁骨骨折处有手术后瘢痕粘连（图6-221），用手推摩时有阻滞感。右侧肩部有轻压痛，外展、后伸、上举受限。右侧

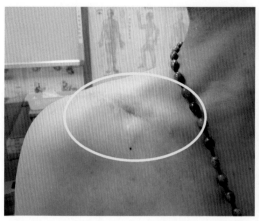
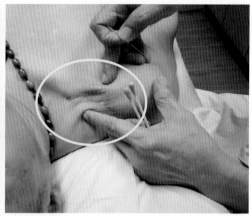

图6-221 患者锁骨骨折手术瘢痕粘连

足部肩关节反射区压痛。

治疗：

1.使用0.35mm 1寸毫针针刺右侧足部第5跖骨的反射区（图6-222）。

2.带针进行踝关节的屈伸运动（图6-223）

3.使用铍针剥离锁骨骨折瘢痕处的粘连组织（图6-224）。

经过治疗后，患者肩部活动恢复正常，酸疼不适感明显减轻，教导患者使用易罐疗法（具体操作参考《肌筋膜

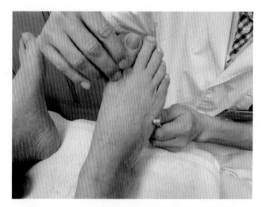

图6-222 针刺右侧足部的肩关节反射区

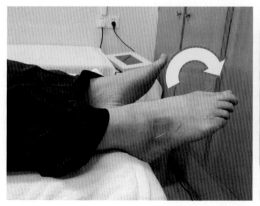
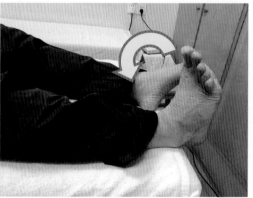

图6-223 带针进行踝关节的屈伸运动

易罐易棒手法调理术》）加强肩部的锻炼。1周后电话随访，肩部酸疼症状已消失，疗效巩固。

思考：骨折内固定术后伤口愈合的瘢痕组织粘连，会导致肌筋膜的紧张，从而影响到相关的关节，引起疼痛不适与活动障碍。运用铍针剥离紧张的筋膜和足针疗法，后续配合易罐加强锻炼能够有效地松解瘢痕组织粘连，恢复正常生理运动。

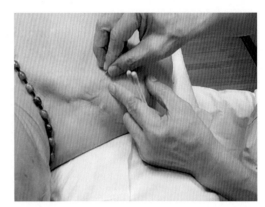

图6-224　铍针剥离瘢痕粘连组织

十、踝关节反复扭伤微创术后肿胀

踝关节扭伤是临床常见的疾病，在关节及韧带损伤中发病率最高。反复的踝关节扭伤易对踝关节的稳定造成损害，踝关节的稳定性对于正常的日常活动和体育运动起着重要的作用。踝关节扭伤可能导致的损伤包括外踝距腓前韧带、跟腓韧带，内踝三角韧带、下胫腓横韧带等。

【病例11】

男性，38岁。6年前，左侧踝关节扭伤。之后，左侧踝反复扭伤致肿胀、痛，伴关节活动不利。外院诊断为距腓前韧带损伤，行左侧踝关节镜检、关节腔清理、前踝撞击骨赘磨除、损伤距骨软骨清理、距腓前韧带修补、石膏外固定术等方法诊治，但效果不理想。查足示左侧足踝踝周肿胀，压痛，足背静脉网充盈明显，功能活动尚可。

双侧足背红外热成像检查，左侧足背静脉网明显充盈（图6-225）。

诊断：左侧踝关节挫伤（左侧踝关节镜术后）。

治疗：

1．五号美容罐由足趾向足踝向心牵拉，促进足背血液回流。

2．铍针行足背粘连松动术，松解紧张筋膜，促进血液循环（图6-226）。

3．足踝功能锻炼，纠正足踝生物力学（图6-227）。

第1次治疗结束后，患者肿痛明显缓解，再行红外热成像检查示左侧足背静脉网充盈明显减轻（图6-228）。

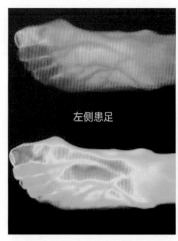
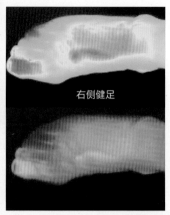
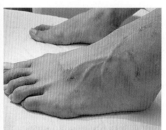

左侧患足　　右侧健足

图6-225　患者双侧足背红外热成像检查

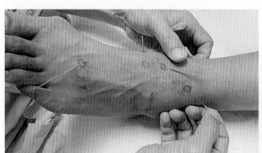
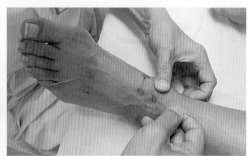

图6-226　铍针行足背粘连松解

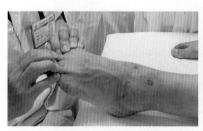
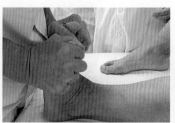
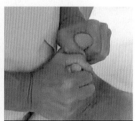

图6-227　足踝功能锻炼，纠正足踝生物力学

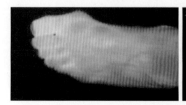
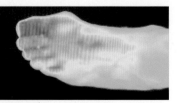

第1次治疗后的热图

图6-228　左侧足背静脉网充盈明显减轻

十一、桡骨远端青枝骨折

桡骨远端骨折是常见的四肢骨折之一，约占骨折的1/10，青少年发病多为较强暴力所致。骨折发生在桡骨远端2~3cm范围内，常常伴桡腕关节及下桡尺关节损伤。所谓青枝骨折是指骨骼虽"折"却还未"断"，因而青枝骨折是属于稳定性骨折，临床表现为患侧手腕肿胀、压痛明显，手和腕部活动受限。X线检查可以清楚显示骨折及其类型。青枝骨折不需要手术治疗，可以用小夹板固定或石膏外固定。

【病例12】

男性，14岁。6天前打篮球摔倒，右侧手腕背先着地，致腕关节疼痛、肿胀，拿东西困难，右侧腕关节肿胀、疼痛、活动受限。家长曾经用擦药酒、贴镇痛药膏等方法，但依然疼痛。查体示右侧前臂远端肿胀，桡骨远端环形压痛，握力较左侧差。颈部肌肉稍紧张，第4~6颈椎双侧后关节压痛，颈部活动稍受限。足部颈、小臂、肩胛骨、腕反应区压痛，以右侧为明显。

X线检查示右侧桡骨远端青枝骨折（图6-229）。

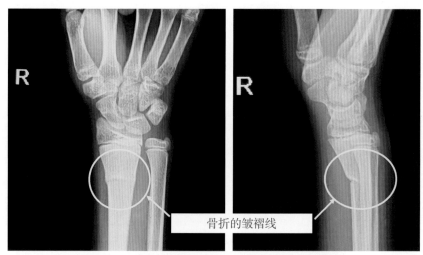

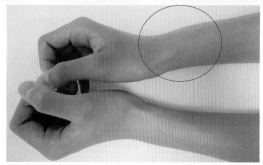

图6-229　患者X线检查示右侧桡骨远端青枝骨折

诊断：右侧桡骨远端青枝骨折，第4～5颈椎、第5～6颈椎后关节错位。

治疗：

1．用0.19mm 1寸针刺足部颈、小臂、肩胛骨、腕反应区（图6-230）以活血祛瘀，解痉止痛。

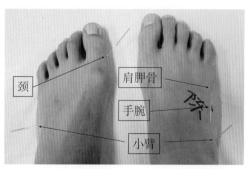

图6-230　1寸针刺足部颈、小臂、肩胛骨、腕反应区

2．右侧前臂吸上易罐后，做腕关节、肘关节屈伸运动，牵拉右侧前臂筋膜，松弛肌肉（图6-231）。

3．侧卧位，用龙氏手法整复双侧第4～6颈椎的后关节错位（图6-232）。右手的骨折与颈椎错位的关系，可以用脊椎病因学理论来解释，当摔倒时右手先着地，地面对人体的重力的反作用力作用在手部。由于桡骨远端是松质骨与密质骨交界处，是长骨中最薄弱的部位，因此在桡骨远端发生骨折。青少年骨骼中的胶质多、钙质少，所以与成年人的完全性骨折不同，形成了像嫩绿的树枝被掰弯样的青枝骨折。当骨折发生后，地面的反作用力继续往上传至肘关节、肩关节，再传到颈椎，导致颈椎的后关节错位。从第4～6颈椎后关节发出的神经是支配斜角肌的，当这两

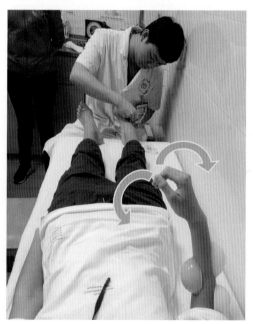

图6-231　右侧前臂吸上易罐后，做腕关节、肘关节屈伸运动

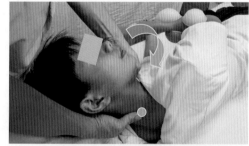
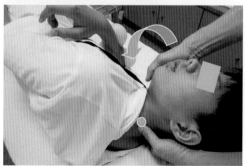

图6-232　用龙氏手法整复右侧第4～6颈椎的后关节错位

个关节错位后，斜角肌受刺激引起痉挛，从而压迫或刺激臂丛神经。臂丛神经受刺激，就加重骨折端的疼痛。因此，颈椎复位可消除骨折引起的疼痛（可以参阅《脊椎相关疾病治疗学》）。

当患者颈椎复位后，右腕关节顿时轻松了。

4．双人做右侧前臂牵拉，整复桡骨远端青枝骨折，敷上活血祛瘀、消肿止痛的油布后，再用2块小夹板固定（图6-233）。

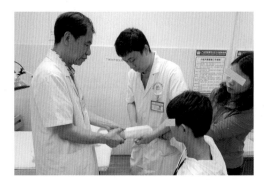

图6-233　用2块小夹板固定右侧前臂

治疗后休息20分钟，患者右腕关节疼痛已经不明显，嘱其回家注意饮食和休息，定期医院复诊。

十二、髌股关节综合征/症候群

髌股关节综合征/症候群也叫髌骨软化症，是膝前痛最主要原因之一。该病是由于髌骨软骨长期异常摩擦、挤压，导致髌骨软骨发生损伤的病变。髌股关节软骨的表层下出现变异，导致轻微不适、发炎，甚至在关节内窥镜检查时发现部分变形，常见的成因包括髌股关节劳损、创伤及错位。患者一般会觉得髌骨后面隐隐作痛，特别是久坐、走下坡路或下楼梯时，膝盖关节大幅度屈曲及进行重复的屈曲与伸展运动，疼痛会加剧。患处有时会发出摩擦声、出现假绞锁或脚软的现象。

青少年期，女性髌摩关节综合征发病率是男性的两倍，但男女运动员的发病率则大致相同。田径、体操、羽毛球及舞蹈等运动，由于腿部长期受到强烈外力撞击，所以髌股关节综合征的发病率较其他运动项目为高。当膝关节屈曲时，髌骨会在股骨髁的骨沟内移动，并坐落在髁间窝。若某些部分软组织过紧、肌力过弱、肌肉失控或生理结构异常（如膝外翻和扁平足），都可能导致髌骨错位，使髌骨不能顺畅地在骨沟内移动。

常见临床症状包括髌骭方有弥漫性疼痛，定位模糊疼痛，痛点一般位于膝盖下部，内外膝周围在上下楼的时候疼痛会加重，做下蹲动作或者下楼梯时也会加重。部分患者膝关节肿胀，出现假绞锁现象，浮髌试验假阳性，髌骨压磨试验阳性，髌骨加压股四头肌收缩试验阳性

【病例13】

男性，45岁。长期从事跳绳锻炼，1年前参加跳绳比赛后，出现膝周弥漫性疼痛，髌骨后方弥漫性疼痛较为明显，下楼梯时，膝部发软。查体示患肢股四头肌萎缩，股内侧斜肌明显萎缩，膝关节轻度浮肿，髌骨后方有广泛压痛。浮髌试验弱阳性，髌骨压磨试验阳性，髌骨加压股四头肌收缩试验阳性。足弓轻度塌陷，距骨跖屈，跟骨向后半脱位，距下关节旋前，跟骨外翻，胫后肌腱应力大，跟腱的牵拉力不足。考虑扁平足导致下肢力线不稳，致使髌骨活动轨迹出现较大偏移。

X线检查示髌骨移位，股骨内外侧髁出现骨赘（图6-234、图6-235）。

诊断：髌骨疼痛症候群、髌骨软化症

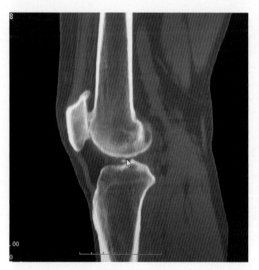 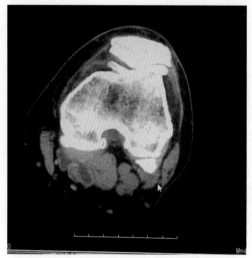

图6-234　患者X线检查示髌骨移位，髌骨移位　　　图6-235　股骨内外侧髁出现骨赘

治疗：

1．提拉足底纵弓：利用手法对患者的足部进行松动术，提拉纵弓，整复跟距关节，关节松动调整距下关节旋前，跟骨外翻，缓解疼痛和增加足底纵弓高度。

2．易罐治疗：在患者的踝关节周围吸附3号易罐，向上提起及向两侧牵拉，消除髌周肿胀（图6-236）。

3．内效肌贴处理：用内效肌贴环绕髌骨做向内侧推挤，并用内效肌贴做足底纵弓提拉，强化跟腱（图6-237、图6-238）。

4．强化股内斜肌：使患者腘窝靠在床边，嘱其进行坐位伸膝训练，要求保持膝部伸直，维持5秒（图6-239）。

5. 聚焦低强度脉冲超声治疗：利用超声波刺激髌骨后方软骨，可改变膜电位，使离子和胶体通透性增强，促进血液循环，提高痛阈，可迅速缓解疼痛、持续修复损伤。

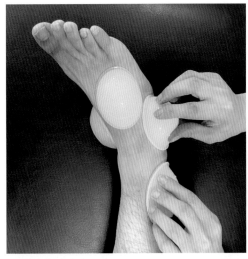

图6-236　吸附3号易罐，向上提起及向两侧牵拉

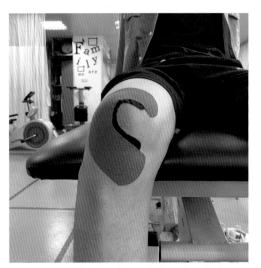

图6-237　用内效肌贴环绕髌骨做向内侧推挤

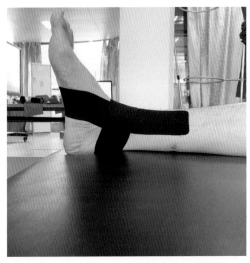

图6-238　用内效肌贴做足底纵弓提拉

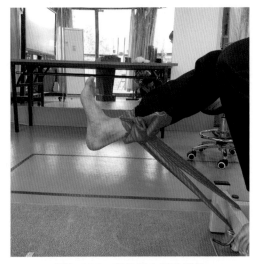

图6-239　强化股内斜肌训练

第1次治疗后，疼痛即刻缓解。经过6次治疗后，有较明显疗效，疼痛可控。

思考：当膝盖重复屈曲时，屈曲幅度愈大，髌股压力愈大。在平路上行走时，髌股压力只是身体重力的0.5倍，上楼梯时增至3~4倍，而深蹲时压力则高达7~8倍。上提及的肌肉紧张及结构异常等原因，会令髌股压力进一步增强。

患者膝部疼痛下坡（下楼）时比上坡（上楼）时严重，这是由于下坡（下楼）时，膝关节承受负荷更大所致。膝关节长时间屈曲时疼痛更明显，这是由于股四头肌做离心收缩功能较差所致。

髌股关节综合征与髌骨软化症应有所区别。两者的区别在于是否出现髌骨软骨破坏。只有出现髌骨软骨破坏者，才是髌骨软化症。髌股关节综合征是一种临床症候群，多数无明确的影像学指征。而髌骨软化症必须做关节镜检查，髌骨背面的软骨磨损是确诊标准。

十三、跟腱挛缩

挛缩是因肌肉、韧带等软组织的长度改变，柔软性及活动性下降所致。挛缩可明显地影响患者肌肉的功能和能力，引起疼痛不适。严重的挛缩治疗困难，应早期预防。跟腱挛缩是指由于骨折、跟腱断裂及神经系统损伤等引起跟腱长期制动后，不能维持正常的长度。跟腱挛缩可导致患者行走时足跟不能着地，踝关节背屈受限，严重影响跟腱功能，给患者带来极大的痛苦。

跟腱是由结缔组织构成，结缔组织是将人体的细胞、组织和器官连成整体的特殊组织。由于它具有一定硬度和韧性，在人体内不仅起着黏合、连接、支撑和负重作用，还具有防御、保护、营养和修复等多方面的功能。

从病理基础来看，结缔组织中最主要的组成成分是胶原纤维。胶原纤维多呈束状，可有分枝，相互之间可交织在一起，其特点是韧性大、抗拉力强，但缺乏弹性。

在关节周围既有致密的韧带，又有弹性强、活动性大的疏松结缔组织。在关节固定制动的情况下，韧带因不受牵拉力而自动缩短，失去弹性。疏松结缔组织，在关节固定制动、局部水肿和循环不良、创伤及炎症等情况下会出现增生性变化，胶原成分增多，密度增大变成较致密的结缔组织，限制关节的活动性，造成挛缩。

踝关节跟腱挛缩病情进展较快，在伤后制动1周左右即可发生，其早期表现为在踝关节运动范围的终末位置出现明显的被动运动阻力或疼痛，随着挛缩程度的加重，踝背伸关节活动范围逐渐减小（图6-240）。

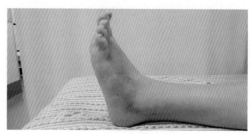

图6-240　跟腱挛缩

跟腱挛缩多表现为足尖内翻畸形。踝关节在膝关节伸展时背屈不能达到功能中立位，表现出严重的步行障碍，严重者即使使用下肢矫形器也步行困难。

预防跟腱挛缩，关键在于早期防治。例如，踝关节扭伤或踝部骨折石膏外固定时，必须采取正确的体位，并注意定时变换体位，使踝关节处于功能位，避免跟腱挛缩的发生。

【病例14】

女性，26岁。2个多月前于高处跳下扭伤左侧足部，踝关节肿痛及活动受限，不能步行，非功能位下石膏外固定。1天前，上厕所时摔倒，左侧足部第1趾骨疑似骨折，有肿胀。初诊为左侧跟腱挛缩，左侧趾骨陈旧性骨折。左侧下肢比右侧下肢明显萎缩。左侧肌力比右侧下降，疼痛，中度跛行。左侧足部肿胀，左侧第1趾骨、第5趾骨、第1掌趾关节压痛，背屈受限，踝关节背屈20°，趾屈70°。

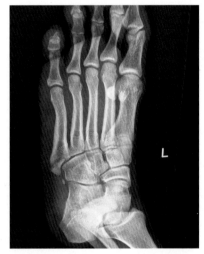

图6-241　患者X线检查示左侧趾骨陈旧性骨折

X线检查示左侧趾骨陈旧性骨折（图6-241）。

诊断：左侧跟腱挛缩，左侧趾骨陈旧性骨折。

治疗：

1．手法对患侧小腿后侧肌群进行放松。

2．关节松动。对患者的足踝部进行关节松动，解除踝关节紧张及制动，增加踝关节活动度（图6-242）。

3．牵伸训练。适当的踝背伸牵张训练，牵拉挛缩的跟腱组织（图6-243）。

4．坐位伸膝训练，刺激失用性萎缩的大腿股四头肌，尤其是股内侧斜肌。共做20组。

5．臀肌强化训练，使患者处于平卧位，指导患者进行水平外展训练，强化激活臀中肌收缩。共做10组，每组时间为10秒（图6-244）。

6．用3号易罐吸在患者的足部，向上提起，并向两侧牵拉来消除足部肿胀。共做10组，每组持续时间约30秒。

7．用肌内效贴对患者足内侧做结构性稳定处理（图6-245）。

8．患者单足站立于半球或软垫上，进行平衡训练及足部背屈训练（图6-246）。

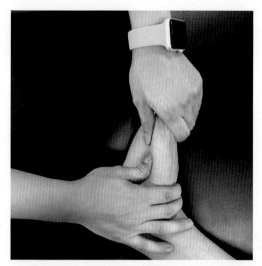

图6-242　对患者的足踝部进行关节松动

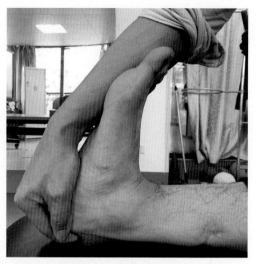

图6-243　踝背伸牵张训练

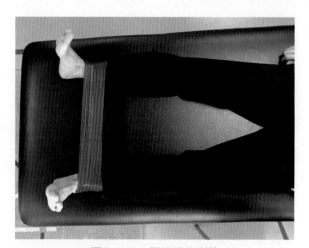

图6-244　臀肌强化训练

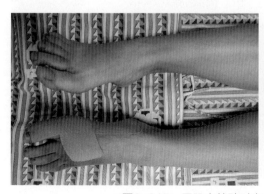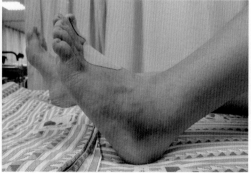

图6-245　用肌内效贴对患者足内侧做结构性稳定处理

思考：跟腱挛缩导致的足尖内翻畸形，致使患者双下肢出现功能性不等长，不及时纠正畸形，可能导致画圈步态及严重跛行。

伴有关节疼痛和挛缩的患者，被动运动的幅度以患者感到轻度的可忍受的疼痛为度。疼痛可反射性地引起肌肉收缩使被动运动困难。粗暴的运动可引起骨折（尤其是高龄、长期卧床伴骨质疏松者）、软组织损伤及异位骨化。

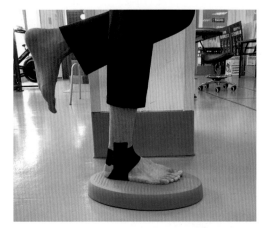

图6-246　患者单足站立于软垫上

预防挛缩比治疗挛缩容易得多，关节固定3周以内其挛缩是可逆的，固定40天以上恢复缓慢，如固定180天以上则可造成不可逆的挛缩。所以应尽早进行关节活动，预防跟腱挛缩的发生。

十四、左侧肱骨骨折内固定术后遗症

肱骨骨折常发生于肱骨外科颈、肱骨干、肱骨髁上、肱骨髁间、肱骨外髁、肱骨内上髁。其中，以前三者为多，可发生于任何年龄。多由直接暴力和间接暴力引起，如重物撞击、挤压、打击及扑倒时手部或肘部着地，暴力经前臂或肘部传至各部位。

骨折后遗症是指骨折治疗或愈合后遗留的并发症。常见的并发症有关节僵硬或关节强直，关节僵硬为关节活动部分受限，而关节强直则是完全受限。

【病例15】

男性，18岁。左侧肱骨骨折内固定术4个月后（图6-247），肘关节伸直困难。含胸弓背（上交叉综合征），胸小肌有明显的压痛。右侧足部的肘关节足反射区触及小硬结，压痛。

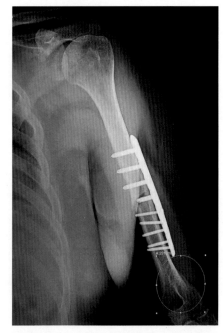

图6-247　患者X线检查示左侧肱骨骨折内固定术

红外热成像检查：双侧胸部有低温区（图6-248）。

思考：患者左侧肱骨骨折内固定术后遗症与手阳明大肠经有联系（图6-249），与手臂线、外侧线有联系（图6-250），与胸小肌扳机点有联系（图6-251）。以及与足部反射区理论有关（图6-252）。

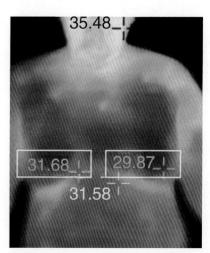

图6-248　双侧胸部有低温区

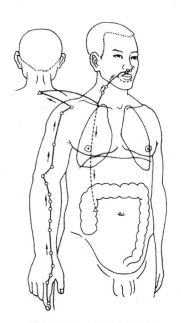

图6-249　手阳明大肠经

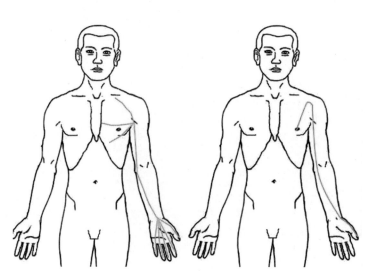

图6-250　外侧线

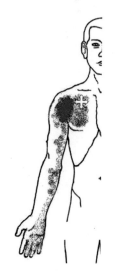

图6-251　胸小肌扳机点

治疗：

1. 用4支1寸毫针针刺双侧胸部的反应区（胸小肌）（图6-253）。

2. 用4支1寸毫针针刺右侧足的胸部和肘关节反射区（图6-254）。

3. 胸腹部吸附易罐，做自我运动牵拉胸腹部的筋膜（图6-255）。

治疗后，休息10分钟，重做红外热成像检查，对比治疗前后，双侧胸部低温区的温度明显上升（图6-256）。

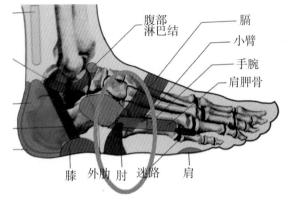

图6-252　肘关节足部反射区

第1次治疗后，患者左肘关节伸直活动功能明显改善，嘱患者用中药熏洗和易罐自我的牵拉锻炼。经过8次治疗后，左肘关节活动功能已恢复正常。2周后电话随访，疗效巩固。

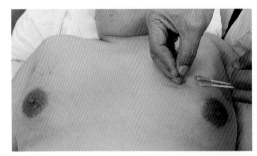

图6-253　针刺双侧胸部的反应区（胸小肌）

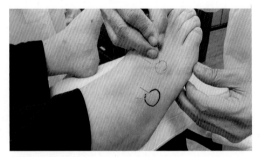

图6-254　针刺右侧足的胸部和肘关节反射区

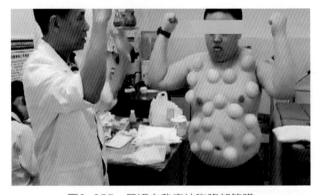

图6-255　易罐自我牵拉胸腹部筋膜

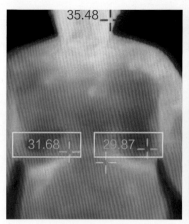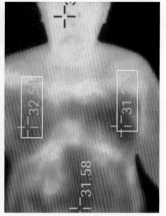

治疗前29.87～31.68℃　　治疗后31.25～32.54℃

治疗后增加0.36～1.48℃

图6-256　红外热成像检查治疗前后对比

十五、腕舟骨坏死术后疼痛

腕舟骨骨折在腕骨骨折中最常见，约占腕骨骨折的71%，多见于青壮年，男女比为8：1，左侧比右侧稍多见。由于腕舟骨特殊的血运关系，骨折后较难愈合，甚至引起缺血性坏死（图6-257），特别是移位性腕舟骨骨折，坏死率高达13%～50%，对患者的腕关节功能影响明显。

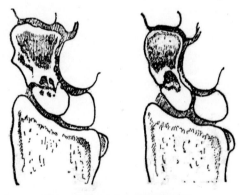

图6-257　腕舟骨缺血性坏死

腕舟骨骨折常常是由于暴力所致，因腕部受伤时背伸及尺偏的位置和角度不同，可以导致腕舟骨不同部位的骨折。

腕舟骨骨折的部位分3型：结节骨折、腰部骨折、近端骨折（图6-258）。

腕舟骨骨折患者常有跌倒以手撑地病史，伤后腕部外侧疼痛，鼻烟窝处肿胀，凹陷消失，并且有明显压痛。用力握拳受限，手部背伸或桡偏时疼痛加重。叩击第2、第3掌骨和被动伸拇指、示指时患侧腕部疼痛。X线检查可以明确骨折部位及类型。

可用手法复位、外固定、微创疗法、切开复位内固定术（包括加压螺丝钉固定术、植骨术、关节成形术、关节融合术、带血供骨块植入术）等方法进行治疗。

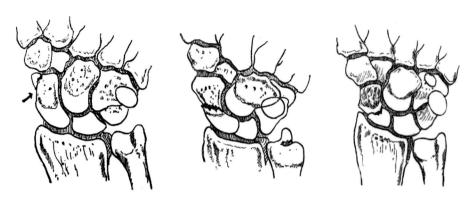

图6-258 腕舟骨结节骨折、腰部骨折、近端骨折

【病例16】

男性，29岁。10年前，打球摔倒，左侧手部首先撑地，致左侧腕关节受伤，关节内侧反复疼痛。X线检查示左侧舟骨骨折，对位对线尚好。采用手法复位加外固定治疗，5个月后，腕关节内侧仍然疼痛，复查诊断为左侧舟骨坏死，并做螺钉内固定术。术后，腕关节常有不适，休息或敷药后可以缓解。2天前，运动后左侧腕关节复发疼痛，屈伸困难。查体示左侧腕部外侧疼痛，鼻烟窝处稍肿胀，有明显压痛。用力握拳受限，背伸或桡偏时疼痛加重。叩击第2、第3掌骨和被动伸拇指、示指时患侧腕部疼痛。右侧足部腓骨外踝及右侧第5跖骨近端有皮肤增厚感，压痛。

红外热成像检查：治疗前，左侧（患侧）腕舟骨部位温度34.43℃，右侧腕舟骨35.33℃，两手温度差是0.9℃（图6-259）。左侧足第5跖骨近端（反射区）温度33.31℃，右侧足第5跖骨近端温度33.81℃，两侧温度差是0.5℃（图6-260）。

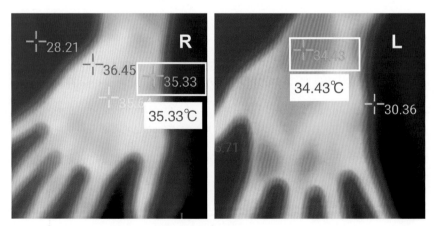

图6-259 治疗前，双侧腕舟骨部位红外热成像检查

X线检查：左侧腕舟骨粉碎性骨折内固定术后观，骨质不愈合（图6-261）。

诊断：左侧腕舟骨粉碎性骨折内固定术后，骨质不愈合。

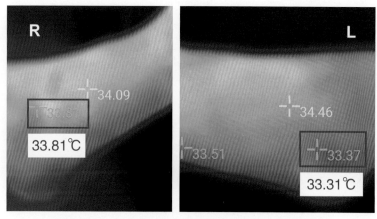

图6-260　治疗前，双侧足部反射区红外热成像检查

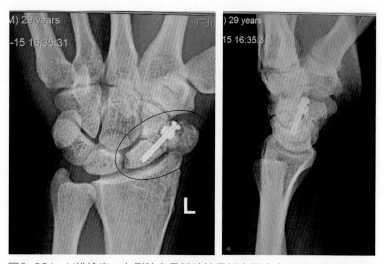

图6-261　X线检查，左侧腕舟骨粉碎性骨折内固定术后观，骨质不愈合

治疗：

1．用0.19mm 1寸针针刺右侧足部上肢反射区（第5跖骨近端）及胫骨内踝反射点（图6-262）。

2．右侧踝关节松动术（图6-263）。

3．在右侧足部做捻转针的时候，嘱咐患者左侧腕关节做幅度由小到大的屈伸、桡偏及尺偏动作，继而再做腕关节顺时针、逆时针方向的环转动作（图6-264）。

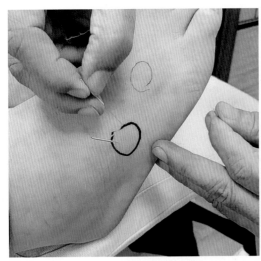
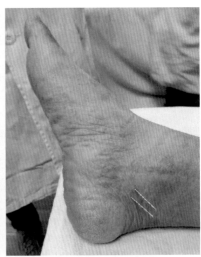

图6-262　针刺右侧足部上肢反射区（第5跖骨近端）和胫骨内踝反射点

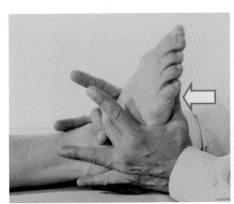
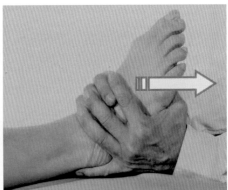

图6-263　右侧踝关节松动术

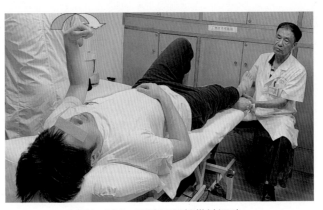

图6-264　手腕及足部带针运动

10分钟后，患者左侧腕关节的卡压感觉和疼痛基本消失。

休息20分钟后，再做双手及双足的红外热成像检查（图6-265、图6-266）。治疗后，左侧（患侧）腕舟骨部位温度36.34℃，右侧腕舟骨36.18℃，双手温度同时分别提高了1.91℃和0.75℃，相差明显变小，从原来的0.9℃缩小到0.16℃。治疗后，左侧足第5跖骨近端温度35.93℃，右侧足35.37℃，两侧温度同时分别提高了2.62℃和1.56℃。

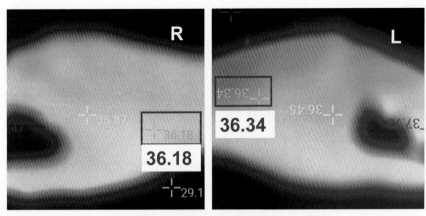

图6-265 治疗后双手腕舟骨部位红外成像

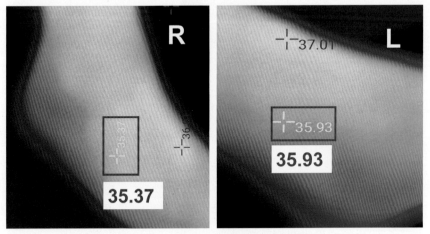

图6-266 治疗后双足反射区红外成像

思考：患者左侧腕舟骨粉碎性骨折内固定术后，骨质不愈合的病史已经有10年，平时仍然可以进行球类等运动。这次外伤仅仅是扭伤，X线检查显示陈旧性损伤，可以用筋膜治疗的方法解决疼痛及活动受限。

右侧足第5跖骨是同侧上肢的反射区，有压痛，可以用足针进行治疗。

根据全息理论，胫骨内踝和距骨相当于左侧手的桡骨及腕舟骨。针刺右侧胫骨内踝。

治疗前，红外热成像检查，左侧腕舟骨34.43℃，右侧腕舟骨35.33℃，双侧相差0.9℃。治疗后，左侧腕舟骨36.34℃，右侧腕舟骨36.18℃，双侧相差0.16℃。采用针刺足部的治疗，没有直接治疗手部，但双侧温度差明显缩小，这说明足部反射区的远端取穴治疗可以调节腕部功能，双侧手的温度接近相等，达到调节阴阳平衡的目的。

此外，治疗前，足部红外热成像检查示左侧足第5跖骨近端33.31℃，右侧足第5跖骨近端33.81℃。针刺右侧胫骨内踝和第5跖骨近端治疗后，左侧足第5跖骨近端是35.93℃，右侧足第5跖骨近端是35.37℃，双侧足部温度提高（患侧明显），仅仅针刺一侧，但双侧足部的温度接近相等。《灵枢·海论》指出："夫十二经脉者，内属脏腑，外络于肢节。"人体的五脏六腑、四肢百骸、五官九窍、皮肉筋骨等组织器官，之所以能保持相对协调统一，完成正常的生理活动，是依靠经络系统的联络沟通而实现的。通过针刺调节人体经络，可使人体上下、左右平衡，达到调和阴阳的效果。

该病例，针刺治疗了右侧足部，而左侧（患侧）手腕部只由患者自行活动。单一的足部针刺治疗，就可提高双手腕的皮肤温度，这是通过足反射区的作用，从而达到消肿止痛、改善腕关节活动度的效果。这种远处取穴的治疗方法，安全高效，能够消除患者疼痛部位针刺的恐惧感。

十六、股骨头坏死非手术保髋治疗

股骨头坏死又称股骨头缺血性坏死、股骨头无菌性坏死，是指股骨头血供中断后骨细胞和骨髓成分死亡及随后的修复，继而导致股骨头结构改变引起股骨头塌陷和髋关节功能障碍，是最常见的骨坏死，也是世界公认的难治性骨科疾病之一。

股骨头坏死一般分为创伤性和非创伤性两大类，前者主要由髋部外伤（股骨颈骨折、髋关节脱位、髋臼骨折等）引起；后者主要与大剂量使用激素及长期酗酒有关。股骨头发生坏死后患者可以在相当长的时间内无任何疼痛症状，一旦发生大面积骨小梁断裂造成股骨头塌陷后，出现剧烈疼痛，造成功能障碍。人体任何部位都可能发生骨坏死，临床以股骨头、肱骨头、腕舟骨、足舟骨、距骨、跟骨、髌骨等部分多见，尤以股骨头坏死发生率最高。发生股骨头坏死时，髋部或膝部疼痛是最早出现的症状，随着病情发展，可发生持续性疼痛、髋关节活动障碍，甚至行走困难。双侧股骨头坏死可致残，是严重影响患者身心健康、劳动能力与生活质量的骨伤科疾病。

由创伤导致股骨头的血液供应完全或部分中断而引起的股骨头坏死称为创伤性股骨头坏死。临床上，股骨颈骨折后继发创伤性股骨头坏死最为常见。近年来随着我国交通运输、建筑事业的快速发展，以及体育运动的广泛开展等因素，儿童与青壮年股骨颈骨折发生率明显增加，由于遭受的创伤暴力大、骨折移位明显、血供破坏严重，因此骨折后并发股骨头坏死的概率高达60%以上。目前，创伤性股骨头坏死的早期诊断技术仍较落后，许多患者直至发生股骨塌陷才得以确诊。发生股骨头坏死、塌陷后，若不及时进行保髋康复治疗，患者将不得不接受人工关节置换，这会给患者，特别是年轻患者的生活造成严重影响。此外，除了股骨颈骨折外，创伤性髋关节脱位、髋臼骨折等，也有部分患者会并发股骨头坏死。

药物导致股骨头坏死，如气管炎、哮喘、风湿、类风湿、颈肩腰腿痛、糖尿病、皮肤疾等患者，需长期、大量使用激素类药物，导致了激素在机体内的积蓄而发病。近期，有学者认为股骨头坏死的发生与激素的种类、剂型、给药途径有直接关系，与激素的用量及时间并不成正比。激素性股骨头坏死多为双侧同时发病，也有部分患者单侧股骨头首先发病，经数月或数年后，另一侧才发病。临床表现为髋关节疼痛、浮肿、眩晕、胸闷、下肢功能受限等。

酒精亦可导致股骨头坏死。在各种可能引起股骨头坏死的病因中，慢性酒精中毒是一个重要因素。由于长期、大量饮酒而造成酒精在体内的蓄积，导致血脂增高和肝功能的损害。血脂的升高，造成了血液黏稠度的增高，血流速度减缓，使血液凝固性改变，因而可使骨内血管堵塞、出血或形成脂肪栓塞，造成骨坏死。临床表现为酒后加重、鸭子步态、心力衰竭、乏力、腹痛、恶心呕吐等。

在诸多因素中，以局部创伤、激素、饮酒引起的股骨头坏死在临床中较为多见。由此可见，股骨头坏死的本质是各种原因引起股骨头内血液循环机制发生障碍，而导致骨细胞缺血、变性、坏死。

股骨头坏死后普遍发生骨塌陷，其机制十分复杂，目前的研究认为塌陷是坏死修复与股骨头受力共同作用的结果。股骨头坏死后，在坏死病灶周围的活骨发生修复反应，出现大量毛细血管增生，随着修复的不断进行，在坏死病灶与活骨之间形成片状的肉芽组织，导致股骨头力学性能下降。此时一旦股骨头受力超过承受能力，就有可能发生股骨头塌陷。从坏死发生到塌陷的时间短则数月，长则数年，因人而异。许多学者对于塌陷的预测做了大量研究，总体认为坏死范围越大、坏死累及外侧壁越多、塌陷风险越大，但准确预测塌陷是否发生，尤其是何时发生仍然十分困难。

塌陷前多数患者没有任何感觉，而一旦发生疼痛，往往意味着塌陷开始。因此，可以认为疼痛是塌陷发生的先兆。若通过磁共振检查发现有股骨头塌陷先兆或在股骨头塌陷初期采取有效保护措施，塌陷的风险可以大大降低、大大延缓、甚至避免。

早在2000年左右，何伟教授首先提出股骨头坏死"围塌陷期"概念，突破以往单纯以影像学诊断为主的分期分型法，将临床表现、影像学检查、病理机制有机结合，从整体的、联系的、动态的角度认识股骨头坏死，从头内外稳定、软骨状态认识塌陷。其观点认为疼痛是塌陷最敏感的预警信号；磁共振检查（MRI）提示骨髓水肿是头内不稳定最早的影像学表现；疼痛的程度与骨髓水肿程度、头内不稳定程度高度相关；髋关节旋转功能受限是塌陷后的临床体征；塌陷后的头内不稳定具有普遍性、持续性、多样性特征；股骨头头内不稳定既是影响修复最重要的因素，也是疼痛反复出现的主要原因；随着疼痛（塌陷）时间推移，关节软骨损害愈加严重；疼痛（塌陷）超过6个月左右，髋关节功能明显受限，跛行严重，坏死，塌陷同时累及前侧、外侧壁等的临床表现，影像学表现，提示保髋治疗失败机会大大增加等。这些认识与分期分型结合，大大提高了股骨头坏死的诊断水平，减少了保髋治疗的盲目性，保髋疗效不断提高，越来越受到国内外同行的认可。

【病例17】

中年男性。因红斑狼疮长期大剂量服用激素，导致双侧股骨头坏死，双侧髋部疼痛2年余。双侧下肢肌力Ⅲ级，肌张力正常，生理反射正常，病理反射未引出。挂双拐步行，骨盆稍倾斜，双侧腹股沟中点压痛，左侧大粗隆叩击无痛感，Allis征（－），双侧4字征（＋），双侧Thomas征（－），双侧下肢远端血运、感觉正常，足趾活动可。双侧髋关节前屈、内旋等功能受限，活动度见表6-2。双侧足稍肿胀，双侧髋关节反射点有明显压痛，第5掌趾关节活动受限。X线检查示双侧股骨头缺血性坏死。

表6-2　患者双侧髋关节活动度

部位	屈	伸	展	收	内旋	外旋
左侧髋部位	100°	10°	45°	15°	15°	40°
右侧髋关节	110°	10°	45°	15°	15°	40°

治疗：

1. 用3号易罐吸在患者足部肿胀处及双侧髋关节反射点，向上提起及向两侧牵拉，减轻足部髋关节反射区的疼痛。

2. 利用足针、手法对患者的第5掌趾关节进行松动术，缓解疼痛和增加踝关节活动度。

3. 使用高能量聚焦式冲击波在股骨头坏死指定区域做2.0～4.0bar强度，1.5cm深压冲击。

4. 训练核心肌群，患者取仰卧位，将瑜伽球置于腘窝下方，双足背屈，双膝并拢，臀部用力夹紧，收腹挺腰，使身体处于一条斜线上，以锻炼核心肌群（图6-267）。

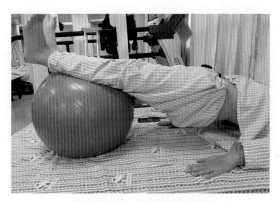

图6-267　核心肌群训练

5. 患者取侧卧位，根据股骨头坏死情况进行侧卧外展训练，以锻炼患侧臀中肌。注意训练方时，严格关注外展角度的限制及坏死区域外侧壁厚度（图6-268）。

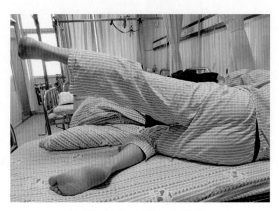

图6-268　侧卧外展训练

6. 用易罐在患侧肢体的腹股沟内侧、髋外旋肌群、内收肌群、股骨大转子处、小转子处进行适度的牵伸放松。

7. 根据患者影像学检查情况，严格挂拐，减轻双侧股骨头负荷，脱拐时间依照股骨头修复情况而定。

8. 向患者进行衣、食、住、行走、坐卧、开车等各种生活及工作的健康宣教，使患者日常行为符合保髋要求。

治疗2周为1个疗程，疗程结束后，患者疼痛明显缓解，功能好转。非手术保髋疗法治疗周期为2年，疗程内持续服用袁氏生脉成骨片、复方成骨胶囊等中成药以活血通络，生脉成骨。主要康复意义在于为股骨头坏死修复提供必要保护及时机，年轻患者尽可能延缓关节置换时间，避免出现二次翻修手术的发生。2年后该患者的股骨头明显修复，坏死区域持续缩小（图6-269）。

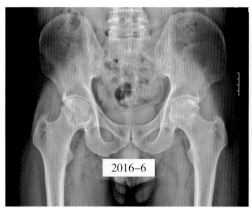
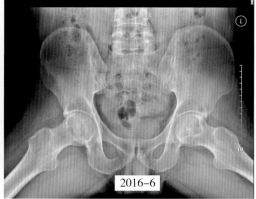

治疗前

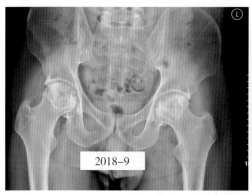
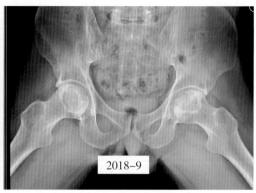

治疗后

图6-269 治疗前、后对比，股骨头明显修复，坏死区域持续缩小

思考：何伟教授的股骨头坏死围塌陷期，如图6-270所示。

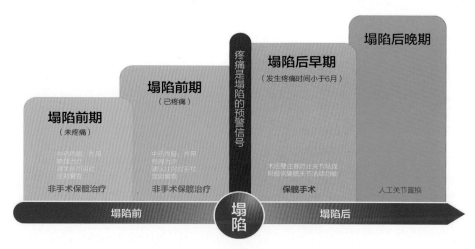

图6-270　股骨头坏死围塌陷期（何伟教授提供）

股骨头坏死后，常出现骨质碎裂、塌陷、头变形变扁等，这都是坏死的普遍现象。通过临床大量病例观察发现，股骨头坏死大多开始于骨头的前外侧，这主要由于应力集中的原因。大量临床事实证明，应力集中可使软骨下的骨小梁断裂，可使骨质压缩，骨髓内压应力上升，最终导致骨坏死。

股骨头坏死筋骨并重疗法是应用中医传统理论体系，并引进西医的冲击波治疗等先进的物理疗法，融会贯通应用于股骨头缺血性坏死的治疗。具体地说，对股骨头缺血性坏死，辨证结合辨病，进一步结合分期、分型等，对早期患者主要采用中药治疗及物理治疗，对中晚期患者采用保髋手术配合中药及运动康复的方法治疗，我们称之为股骨头坏死筋骨并重疗法。该方法体现了筋骨并重，动静结合，标本兼治的原则。

股骨头坏死正位分型及蛙位分型如图6-271、图6-272所示。

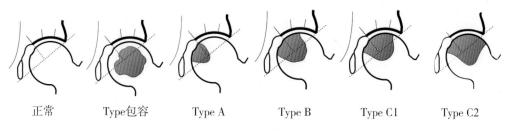

| 正常 | Type包容 | Type A | Type B | Type C1 | Type C2 |

图6-271　股骨头坏死正位分型（广州中医药大学第一附属医院三骨科提供，陈海诚医生绘制）

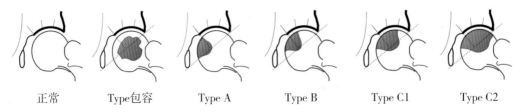

| 正常 | Type包容 | Type A | Type B | Type C1 | Type C2 |

图6-272　股骨头坏死蛙位分型（广州中医药大学第一附属医院三骨科提供，陈海诚医生绘制）

十七、下肢静脉栓塞综合征

下肢静脉栓塞综合征是指由下肢静脉血栓引起的与周围血管相关的病症。下肢静脉血栓可导致的静脉瓣膜功能不全，并发的肺栓塞，是危及患者生命的严重疾病，该病一直在临床上深受重视。静脉血栓形成的三大因素是血液滞缓、静脉壁损伤和血液高凝状态。左侧下肢血栓形成的概率远远高于右侧下肢，特别是原发性髂股静脉血栓。有时，下肢静脉血栓还可以向心性延伸至下腔静脉，甚至堵塞肾静脉而引起肾功能衰竭，威胁生命。

下肢静脉栓塞临床表现为患侧下肢出现水肿、胀痛不适，局部皮肤有大片瘀斑红肿，沿血管可扪及索状物血栓，远侧肢体或全肢体肿胀，皮肤呈青紫色，皮温降低，足背胫后动脉搏动减弱或消失，或出现静脉性坏疽；血栓伸延至下腔静脉时，双侧下肢、臀部、下腹部和外生殖器均明显水肿。血栓发生在小腿肌肉静脉丛时，Homans征和Neuhof征阳性。

术后早期，在邻近四肢或盆腔静脉周围的操作应轻巧，避免内膜损伤，避免术后在小腿下垫枕，以影响小腿深静脉回流；鼓励患者经常主动活动足部和趾部，并多做深呼吸及咳嗽动作，尽可能早期下床活动；术后常规使用气压循环治疗仪；必要时，下肢穿医用弹力袜，特别对老年癌症或心脏病患者，在胸腔、腹腔或盆腔大于手术后，股骨骨折后，以及产后妇女更应重视。

【病例18】

女性，42岁。左侧保髋术后3个月余，因先天髋发育不良行旋转截骨术，1个多月后，无明显诱因出现左侧下肢水肿，伴有轻微疼痛，无憋胀感，局部皮温稍高，无瘀斑，无喘息，气短，无胸闷、胸痛，无头痛、头晕。双侧下肢深静脉超声检查示左侧大隐静脉、腘静脉属支内异常，考虑多处血栓形成，遂以下肢静脉栓塞进行治疗。发病以来，患者神志清醒，精神一般，饮食及睡眠尚可，大小便正常。因下肢多处静脉栓塞，所以选择小腿腓肠肌中点处，即小隐静脉体表处行保留导管接触性溶栓治疗。治疗1周后去除导管，可见小隐静脉及导管创口处感染包块（图6-273）。

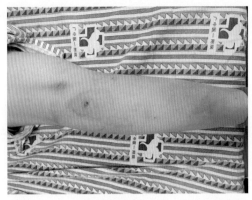

图6-273 治疗1周后去除导管，可见小隐静脉及导管创口处感染包块

查体示左侧下肢比右侧下肢短缩约1cm，未见明显萎缩，左侧下肢轻度浮肿，皮肤呈青紫色，皮温降低，沿胭静脉、大隐静脉血管有压痛，小隐静脉及导管创口处有术后包块形成。左侧足稍肿胀，皮温降低，左侧髋关节反射点有明显压痛，第5掌趾关节活动受限。下肢深静脉超声检查示左侧大隐静脉、胭静脉属支内血栓形成伴不完全闭塞，余静脉复通。

诊断：下肢静脉栓塞综合征。

治疗：

1. 用5号易罐吸附在患者的小腿肿胀处，向上提起及向两侧牵拉，减轻足部筋膜的疼痛，缓解下肢水肿（图6-274）。

2. 利用足针、手法对患足反射区关节进行松动术，缓解疼痛和增加踝关节活动度。

3. 肌内效贴在小腿肿胀处行爪形消肿促通处理（图6-275）。

4. 嘱患者每天行踝泵运动、股四头肌等长收缩等常规运动。

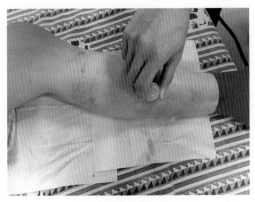

图6-274 用5号易罐吸附在患者的小腿肿胀处，向上提起及向两侧牵拉

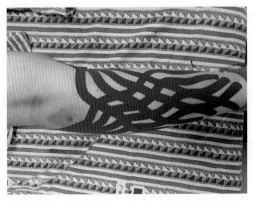

图6-275 肌内效贴治疗在小腿肿胀处行爪形消肿促通处理

治疗1周为1个疗程，患者经过2周治疗后，下肢肿胀明显减轻，瘀斑消散，胀痛得到控制。

思考：本病最主要的临床表现是单侧肢体的突然肿胀，患侧下肢静脉血栓形成，局部疼痛，行走时加剧，轻者局部仅有沉重感，站立时症状加重。查体有以下几个特征：①患肢肿胀，必须用卷尺精确测量肿胀每天的发展程度，并与健侧下肢对照，不能单纯依靠肉眼观察，这一体征对深静脉栓塞具有较高的诊断价值；小腿肿胀严重时常致组织张力增高。②下肢静脉栓塞部位常有压痛，因此下肢应检查小腿肌肉、腘窝、内收肌管及腹股沟下方股静脉。③将足向背侧急剧弯曲时，可引起小腿肌肉深部疼痛，即Homans征阳性。小腿深静脉栓塞时，Homans征常为阳性，这是由于腓肠肌及比目鱼肌被动伸长时刺激小栓塞静脉而引起。④深静脉阻塞，可引起浅静脉压升高，下肢深静脉栓塞发病12周后，可导致浅静脉曲张。

下肢静脉栓塞的并发症包括肺栓塞，溶栓后胃肠道、颅内出血，继发性深静脉瓣膜功能不全为主的血栓形成后综合征。

下肢静脉栓塞后综合征是发生在下肢静脉血栓形成后数月至数年，主要表现为下肢慢性水肿、疼痛、肌肉疲劳（静脉性跛行），静脉曲张、色素沉着、皮下组织纤维变化，重者形成局部溃疡，影响患者生活质量。

十八、膝关节术后僵硬

膝关节术后僵硬是下肢手术后常见并发症或后遗症，可导致膝关节功能严重受限或丧失。本病是由多种原因导致的膝关节功能障碍，由于膝关节可能僵硬于屈曲位、屈曲外旋位、外翻位或处于完全伸直位，故又分为屈曲性僵硬和伸直性僵硬。屈曲性僵硬常见于关节切开术后和长时间石膏制动后，也可见于长期的痉挛性瘫痪。

临床表现为膝关节屈曲畸形、伸直功能障碍及肌肉萎缩。

【病例19】

男性，20岁。左侧膝关节前交叉韧带重建术后3个月，左侧膝关节屈伸困难。曾在腰麻下行膝关节松动术，术中活动度达110°。3天后，由于疼痛及肿胀，膝关节活动度下降至40°。查体示左侧膝关节稍肿胀，活动后发热，屈曲受限，股四头肌、腘绳肌紧张，压痛。左侧足部第5趾骨压痛，足底膝关节反射区压痛。

诊断：膝关节前交叉重建术后僵硬。

治疗：

1．足底膝关节反射区按压（图6-276）。

2．在膝关节周围吸附高张力易罐，行屈伸训练，牵拉膝关节周围软组织。每组10次，每天4组（图6-277）。

3．患者取平卧位，患侧下肢屈曲放在瑜伽球上，推球做膝关节屈伸训练，每组10次，每天4组（图6-278）。

当次治疗后，膝关节活动度明显改善，疼痛减轻（图6-279）。

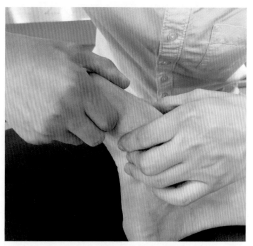

图6-276　足底膝关节反射区按压

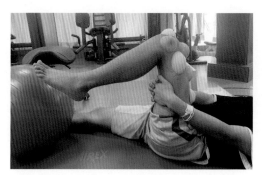

图6-277　在膝关节周围吸附高张力易罐，行屈伸训练

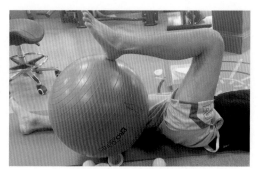

图6-278　瑜伽球训练

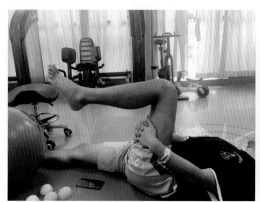

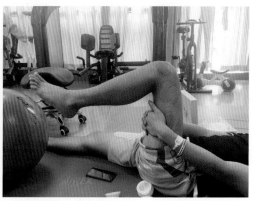

图6-279　膝关节活动度改善明显，疼痛减轻

思考：由于膝关节僵硬是下肢手术的常见并发症或后遗症，手术后应避免膝关节长时间制动，并进行早期功能锻炼。膝关节僵硬早期治疗及预防能有效提高关节功能恢复的概率。

一旦发生膝关节僵硬应采取正确治疗方法，不宜手术者可以进行牵引、骨折复位。关节固定期间注意功能锻炼。

非手术治疗疗效差或病程长且膝关节屈曲严重的患者，应考虑手术松动术治疗。传统切开松动术是较为常用的方法，但存在切口大、广泛剥离等不足，给周围组织带来了较大创伤和痛苦。

参 考 文 献

［1］ 魏征. 脊椎病因治疗学［M］. 香港：商务印书馆，1992.

［2］ 段俊峰，魏征. 脊椎病因治疗学［M］. 二版. 北京：人民军医出版社，2011.

［3］ 董福慧. 临床脊柱相关疾病［M］. 北京：人民卫生出版社，2009.

［4］ 刘连仲. 刘氏足道［M］. 赤峰：内蒙古科技出版社，2016.

［5］ 钟士元，江山红. 肌筋膜易罐易棒手法调理术［M］. 广州：广东科技出版社，2017.

［6］ 利贝曼. 髋关节外科学［M］. 何伟，译. 北京：北京大学医学出版社，2017.

［7］ 刘农虞. 筋针疗法［M］. 北京：人民卫生出版社，2016，6.

［8］ 托马斯·梅尔斯. 解剖列车：徒手与动作治疗的肌筋膜经线［M］. 关玲，周维金，瓮长水，主译. 北京：军事医学科学出版社，2015.

［9］ 周立峰，许智. 传统康复技术：十二五高职高专康复治疗技术专业规划教材［M］. 北京：中国科学技术出版社. 2014.

［10］ 卡潘德吉. 骨关节功能解剖学（第六版）下卷：脊柱、骨盆带与头部［M］. 顾冬云，戴尅戎，主译. 北京：人民军医出版社，2011.

［11］ 石学敏. 针灸学［M］. 北京：中国中医出版社，2010.

［12］ 田纪钧. 抻筋［M］. 北京：北京出版社，2012.

［13］ 钟士元. 脊柱相关疾病治疗学［M］. 三版. 广州：广东科技出版社，2018.

［14］ 钟士元. 人体经筋病治疗与扳机点图解［M］. 广州：广东科技出版社，2018.

［15］ 黄国松. 经筋病因治疗学［M］. 台中：葆椿堂医疗教育机构，2010.

［16］ 符仲华. 浮针疗法治疗疼痛手册［M］. 北京：人民卫生出版社，2011.

［17］ 李义凯. 脊柱推拿的基础与临床［M］. 北京：军事医学出版社，2001.

［18］ 刘恩明. 刘氏毫火针特色治疗［M］. 北京：人民军医出版社，2011.

［19］ 姚君弘. 痛症等常见病症的病因与手法治疗：关节肌肉的失衡与矫正［M］. 北京：北京科学技术出版社，2007.

［20］岑泽波. 中医伤科学［M］. 上海：上海科学技术出版社，1991.

［21］李万瑶. 经筋病针灸临床治疗方法探讨［J］. 针灸临床，2004，20（12）：2-4.

［22］黄敬纬. 经筋疗法［M］. 北京：中国中医药出版社，1996.

［23］庞智晖，曾伟恒，张颖，等. 快速康复程序结合肌筋膜牵拉疗法促进全髋置换患者康复的临床研究［J］. 中医正骨，2011，23：9-12.

［24］田纪钧. 刃针微创治疗术［M］. 北京：中国中医药出版社，2005. 10.

［25］曲绵域，于长隆. 实用运动医学［M］. 北京：北京大学医学出版社，2003.

［26］包寒毅. 推拿流派中的一朵奇葩——宣氏压痛点强刺激推拿法［J］. 按摩与导引，2009，25（8）：1-3.

［27］SIMONS. 肌筋膜疼痛与机能障碍激痛点手册［M］. 官大绅，译. 台北：合记图书出版社，2004.

［28］董福慧. 触诊诊断学［M］，北京：中国盲文出版社，2015.

［29］龙层花，钟士元，王廷臣. 骨盘旋移综合征［J］. 颈腰痛，2004，25（3）：198-202.

［30］孙树椿，孙之镐. 中医筋伤学［M］. 二版. 北京：人民卫生出版社，2011.

［31］董福慧，郭振芳，张春美. 皮神经卡压综合征［M］. 北京：北京科技出版社，2002.

［32］李义凯. 软组织痛的基础与临床［M］. 香港：世界医药出版社，2011.

［33］FREDDY M. KALTENBORN. 脊椎基本评估与松动技术［M］. 苏锦勤，编译. 台北：合记图书出版社，2004.

［34］FREDDY M. KALTENBORN. 关节徒手松动术（一）四肢的评估和治疗［M］. 何兆邦，苏锦勤，编译. 台北：合记图书出版社，2006.

［35］KALYANI PYEMKUMAR（美），等. 按摩相关的解剖学与生理学［M］. 李德淳，赵华，译. 天津：天津科技翻译出版公司，2006.

［36］PHILIPP RICHTER（比）. 肌肉链与扳机点：手法镇痛的新理念及其应用［M］. 赵学军，傅志俭，宋文阁，译. 济南：山东科技出版社，2011.

［37］PHILIP E. GREENMAN，D.O.，F. A. A. O. 徒手复健医学［M］. 张蕴绮，谢任丰，陈威达，译. 台北：合记书局，2000.

［38］瑞隆（美）. 哈他瑜伽关键肌肉全解［M］. 蔡孟梅，常虹，译. 上海：上海锦绣文章出版社，2008.

［39］郭怡良. 肌肉骨骼触诊指引：扳机点、移转模式和牵张［M］. 台北：台湾爱思唯

尔有限公司，2011.

［40］ 王军，杨春. 筋膜学［M］. 乌鲁木齐：新疆人民出版总社，2015.

［41］ JEFFREY MAITLAND. 整脊快易通：软组织整脊法［M］. 萧宏裕，译. 新北：易利图书有限公司，2008.

［42］ LUIGI STECCO CARLA STECCO. 筋膜手法治疗内部功能失调主译［M］. 关玲，宋淳，周科华，译. 北京：人民卫生出版社，2017.

［43］ JANE JOHNSON. 姿势评估：治疗师操作指引［M］. 张均雅，译. 新北：合记出版社，2014.

［44］ DONALD A. NEUMANN. 肌肉骨骼功能能解剖学［M］. 刘颖，译. 北京：人民军医出版社，2014.

［45］ 孙伟. 关节外科诊治策略［M］. 北京：科学出版社，2018.

［46］ 戴红. 人体运动学［M］. 北京：人民卫生出版社，2012.

［47］ 陈文华. 软组织贴扎技术临床应用精要：肌内效贴即学即用图谱［M］. 上海：上海浦江教育出版社，2012.

［48］ 蔡忠宪. 贴贴就不疼：肌内效贴布帮你摆脱疼痛［M］. 吉林：吉林科技出版社，2016.

［49］ 王雪强. 关节松动术［M］. 北京：科学出版社，2018.

［50］ MCCARTY，R. E. 易化牵伸术：简便易学的PNF牵伸及力量训练［M］. 矫玮，译. 北京：人民体育出版社，2009.

［51］ DAVID J. MAGEE. 骨科检查评估［M］. 罗卓荆，译. 北京：人民军医出版社，2007.

［52］ THOMAS W. MYERS. Myofascial Meridians for Manual and Movement Therapists ［M］. Edinburgh London，New York，Oxford，Philacelonia，St. Louis，Sydney，Toronto：Churchill Livingstone，2009.

［53］ A. I. KAPANDJI. The Physiology of the Joints（Volume One-The Upper Limb）［M］. Churchill Livingstone. 2007.